Prof. Dr. Michael Hamm

Powerfood
für Spitzenleistung

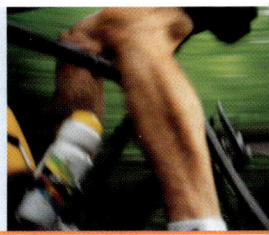

Alle Nährstoffe und ihre Funktionen
– damit Ihr Organismus garantiert
auf Hochtouren kommt

südwest

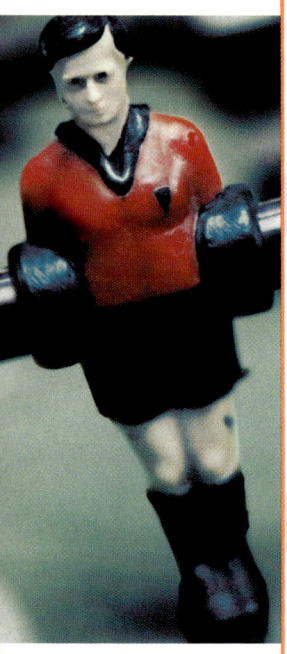

Der Input entscheidet über den Output – geben Sie Ihrem Körper, was er braucht.

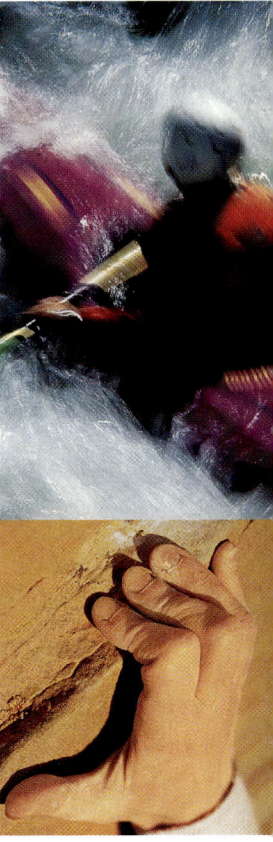

Kommen Sie auf Hochtouren: Fitnessfood gibt Power und ist gesund.

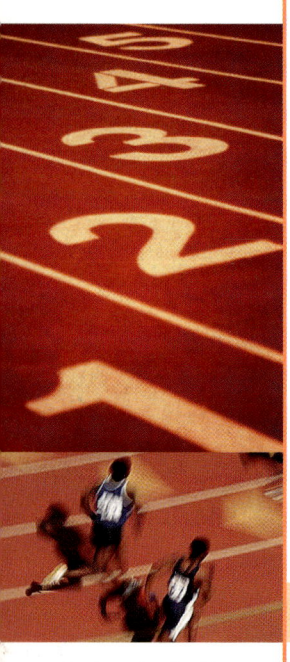

Essen wie die Sieger – gemäß dem idealen Energiekonzept für körperliche und geistige Fitness.

Geheimrezepte für mehr Leistung 140

Rezepte für die Topform 182

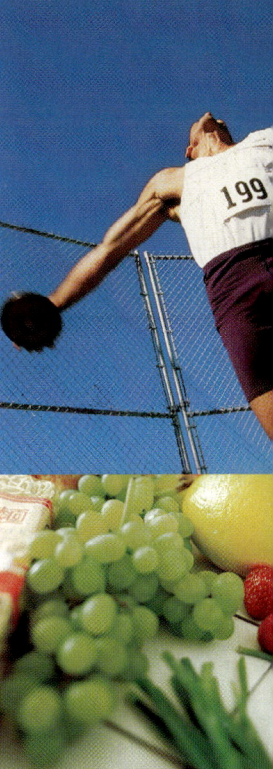

Gerichte mit dem FIT- und FUN-Faktor bringen pure Energie auf Ihren Teller.

Fit mit Hochleistungskost

Wie die Ernährung, so die Leistung – umgekehrt bestimmt aber auch die Leistung die Ernährung. Jede Leistung ist von einer adäquaten Energiezufuhr bzw. Ernährung abhängig. Dieser Nahrungsbedarf kann je nach Alter, Geschlecht und individuellen Leistungen (beispielsweise Berufsarbeit, Schwangerschaft und Stillzeit, sportliche Aktivitäten) erheblich schwanken. Kennzeichnend für unsere modernen Arbeits- und Lebensbedingungen ist der Rückgang körperlicher Arbeitsschwere durch vermehrten Einsatz von Maschinen und Computern. Gegenüber früheren Zeiten haben sich die Formen der Arbeitsbeanspruchungen und -belastungen vermehrt von muskulären auf geistig-nervliche verschoben. Diesen veränderten Bedingungen muss auch die Ernährung angepasst sein. Die Deckung der energetischen Bedürfnisse ist für den Auto fahrenden und sitzenden Schreibtischarbeiter längst kein Problem mehr. Demgegenüber steht ein Überangebot kalorienreicher Nahrung. Dadurch kommt es in vielen Fällen zu einem Missverhältnis zwischen Kalorienaufnahme und -bedarf und in der Folge zu Übergewicht.

Qualität statt Quantität

Essen und Trinken stehen heute – offensichtlich notwendiger denn je – unter dem Motto: Qualität statt Quantität. Leichtarbeit erfordert eine leichte Kost, die aber dennoch alle für die geistige und nervliche Fitness benötigten Nährstoffe in ausreichender Menge bereithalten muss. Der weitaus größte Teil der beruflichen Anforderungen fällt heute in den Bereich Leichtarbeit und mittelschwere Arbeit. Schwer- und Schwerstarbeit (u. a. verschiedene Tätigkeiten in der Landwirtschaft, Waldarbeit, Hochofen- und Stahlarbeit) sind, gemessen an der

Gesamtzahl der Berufstätigen, rar. Zur Kompensation des Rückgangs körperlicher Arbeitsschwere im Berufsleben wird Ausgleichssport in der Freizeit empfohlen. Die verschiedenen Disziplinen des Leistungs- und Hochleistungssports können wiederum den Bereichen körperliche Schwer- und Schwerstarbeit zugeordnet werden.

Ernährung nach individuellem Zuschnitt

Entsprechend der tatsächlichen Arbeitsleistung ergeben sich dann vor allem unterschiedlich hohe Empfehlungen für die Energiezufuhr. Die Unterschiede im Energieumsatz sind aber nur ein Aspekt der leistungsgerechten Ernährung. Ca. 50 Nährstoffe halten den Stoffwechsel in Schwung, sind Fitmacher für Körper und Geist, tragen zum Wohlbefinden bei und schützen unsere Gesundheit. Jeder, der fit sein möchte und beruflich fit und gesund bleiben muss, profitiert daher von seiner ganz persönlichen Leistungskost. Gehirnjogger können bei Marathonsitzungen ebenso wie Radrennfahrer oder Tennisprofis am besten mit Kohlenhydraten arbeiten, die Nervennahrung und Muskelbenzin zugleich sind.

»Powerfood für Spitzenleistung« spricht zwar überwiegend engagierte Fitness-, Breiten- und Leistungssportler/innen an, es gibt aber gleichzeitig viele Anregungen für die tägliche Routinekost, die Leistungsansprüchen und -zielsetzungen auf jeder Stufe gerecht werden muss. Nicht zuletzt ist sport- und leistungsgerechte Ernährung in qualitativer Hinsicht natürlich auch für jeden eine auf Dauer gesund erhaltende Kost.

Prof. Dr. Michael Hamm
Ernährungswissenschaftler an der
Fachhochschule Hamburg
und FIT FOR FUN-Ernährungsexperte

Um rundum fit zu sein, brauchen Sie keine komplizierten Spezialdiäten. Ernährung nach dem FIT FOR FUN-Konzept hilft nicht nur über Wettkampfhürden, sondern hält auch im weniger sportlichen Alltag leistungsfähig.

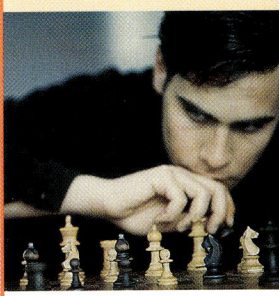

Leistung und Ernährung bedingen sich gegenseitig – ob man nun Gehirnjogger oder tatsächlich Sportler ist.

Durch vernünftige Zusammenstellung
der täglichen Mahlzeiten kann man
Kraft, Ausdauer und mentale Stärke
entscheidend beeinflussen.

Wie die Ernährung, so die Leistung

Dem Körper geben, was er braucht

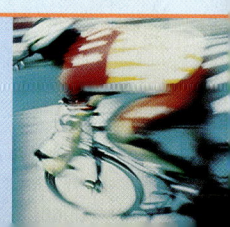

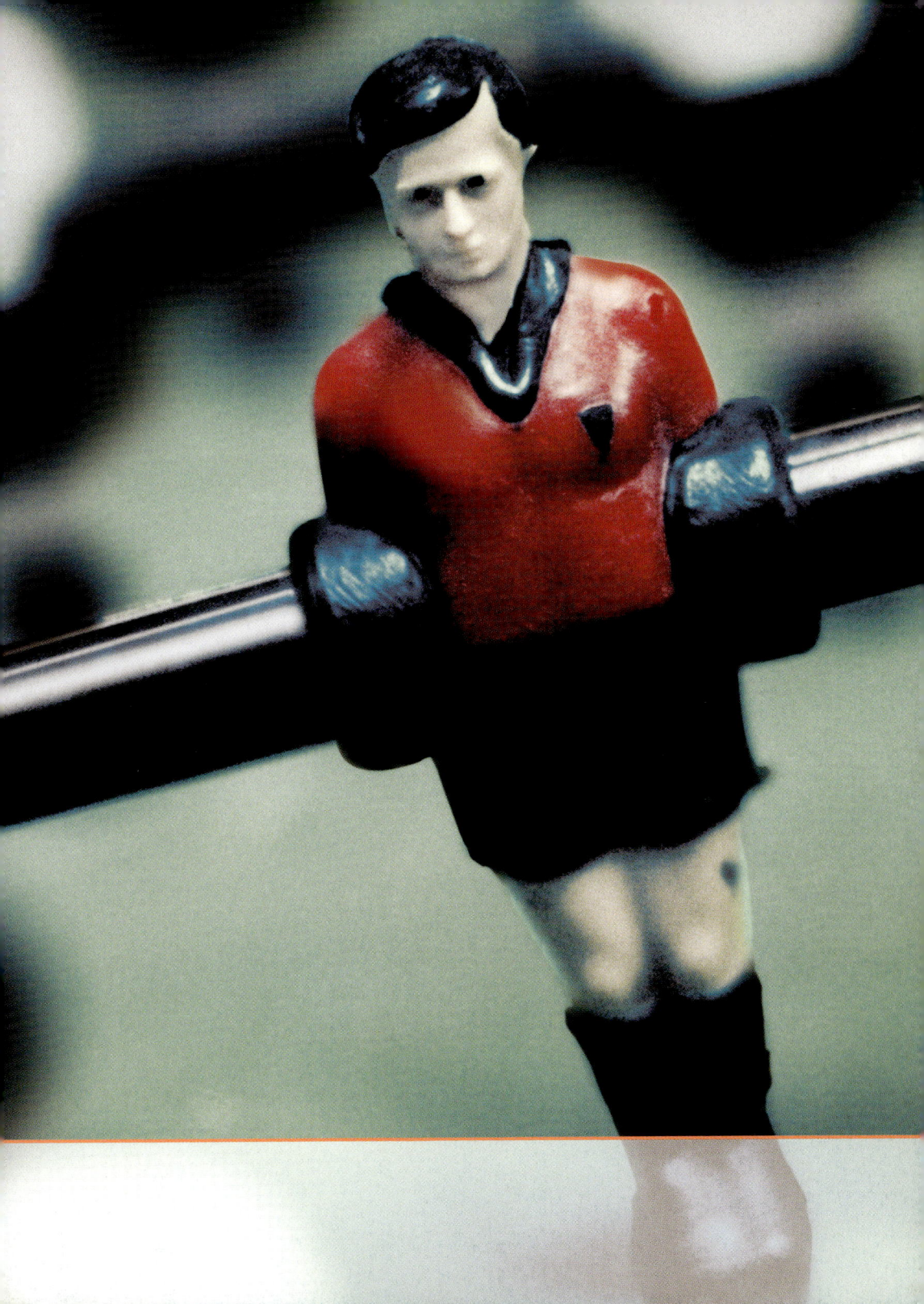

Die Basis für Erfolg im Sport

Die Ernährung ist die energetische und stoffliche Basis des Erfolgs, indem sie z. B. die für den Wettkampf benötigte Energie und während des Krafttrainings das Baumaterial für den Muskelzuwachs bereitstellt.

In den letzten Jahrzehnten haben die verbesserten Trainingsmethoden aufgrund neuer Erkenntnisse aus Sportmedizin, Biomechanik und Trainingswissenschaften erheblich dazu beigetragen, dass die Leistungskurve in nahezu allen Sportarten sprunghaft angestiegen ist. Unverzichtbar für eine optimale Mobilisierung biologischer Kapazitäten und bereits systematisch in das Erfolgsfaktorenkonzept mit einbezogen sind auch psychische (Motivation) und taktische Fähigkeiten. Lediglich die Ernährung als weitere physiologische Einflussgröße des individuellen Leistungsvermögens verblieb lange Zeit im Bereich der traditionsgebundenen und auf Erfahrung beruhenden Ess- und Zubereitungsgewohnheiten sowie persönlicher Neigungen.

Optimierung der Ernährung

Obwohl das genetische Potenzial sowie das physische und mentale Training entscheidend für die Gesamtleistungsentwicklung sind, trägt eine gezielte Ernährung ganz wesentlich zur optimalen Ausschöpfung der physiologischen Leistungsfähigkeit bei. Eine leistungsgerechte Ernährung ist auf jeder Stufe des Erfolgs wichtig: im Training, zur Vorbereitung und während des Wettkampfs sowie zur Regeneration, d. h. zur Wiederherstellung der Leistungsfähigkeit nach einem sportlichen Einsatz. Dem hohen Stellenwert der Ernährung als Erfolgsbaustein steht die Alltagssituation, d. h. die gewohnte Routinekost, gegenüber. Essen und Trinken sind für uns etwas Alltägliches und Selbstverständliches. Gerade weil dies so ist, machen sich viel zu wenig Aktive Gedanken darüber. Im Gegenteil – anstatt sich um das Einmaleins der täglichen Ernährung zu kümmern, setzen viele lieber auf vermeintlich leistungssteigernde Präparate und Geheimrezepte. Keine Einzelmaßnahme wird jedoch so viel Erfolg bringen wie eine

Optimierung der Gesamternährung. Bevor nicht das zurzeit allgemein ungünstige Kohlenhydrat-Fett-Verhältnis im Speiseplan korrigiert
wird, braucht man sich um die neuesten Leistungsförderer in Pillen-
form kaum Gedanken zu machen.

Nahrungsergänzungsmittel und Fitmacher aus der Apotheke dürfen
und können kein Alibi dafür sein, sich nicht mit den Grundlagen einer
vollwertigen Ernährung auseinander setzen zu müssen. Es klingt in
diesen Ausführungen bereits an, dass wohl in kaum einem Teilgebiet
der angewandten Ernährungslehre so erhebliche Wissensdefizite
und teilweise auch ein so ausgeprägter Aberglaube vorgefunden
werden können wie gerade im Bereich der Sporternährung.

> Je höher das Leis-
> tungsniveau ist,
> desto größere Be-
> deutung kommt der
> Ernährung zu. Das
> gilt im Prinzip für
> körperliche wie für
> geistige Leistungen.

Die Abstimmung auf den Energiebedarf

Jede Leistung ist zunächst von einer adäquaten Energiezufuhr abhängig. Der Energiebedarf überwiegt natürlich bei körperlichen Belastungen bei weitem den Energieumsatz bei Kopfarbeit. Während als
Richtwert für die tägliche Energiezufuhr bei körperlicher Leichtarbeit etwa 2200 Kilokalorien veranschlagt werden, liegt das Gros aktiver Sportler im Bereich von 3000 bis 4000 Kilokalorien. Extrem hohe
Energieumsätze von über 6000 Kilokalorien werden z. B. bei Etappenradrennen gemessen. Vorübergehend sind sogar 10 000 Kilokalorien und mehr möglich. Eine solche Leistung geht schließlich an
die Substanz, denn essen kann man so viel (Kalorien) nicht.

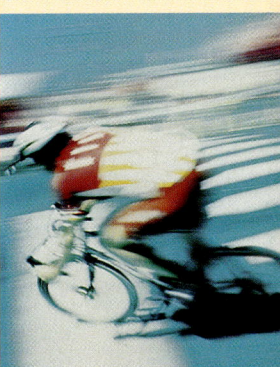

*Wer mehr will, muss
seinem Körper auch
mehr geben.*

Gesunde Kost schafft bessere Reserven

Im Leistungssport kommt es auf gut angelegte Energiereserven an.
Das Training sorgt für eine optimale Nutzung der vorhandenen Energieträger. Qualität und Quantität des Trainings werden wiederum

durch den Ernährungszustand – vor allem die Kohlenhydratspeicher – begrenzt. Sie reichen für höchstens zwei Stunden eines hochintensiven Trainings aus und brauchen normalerweise 24 bis 48 Stunden für eine vollständige Wiederauffüllung. Die Geschwindigkeit der Regeneration ist auch ernährungsabhängig und wird letztendlich zur leistungsbegrenzenden Größe im Hochleistungssport. Die richtige Energie in der richtigen Menge und zum richtigen Zeitpunkt ist jedoch nur die eine Seite der Medaille. Der biochemische Stoffwechselbetrieb braucht zum ökonomischen Treibstoff Kohlenhydrate zusätzlich Zündstoffe wie bestimmte Vitamine und Mineralstoffe. Als biologische Katalysatoren aktivieren und steuern sie die Vorgänge der Energiegewinnung und sind unverzichtbar für die einwandfreie Funktion von Muskeln und Nerven.

Aktive ernähren sich hochwertiger

Schon geringe Fehler in der Ernährung können große Auswirkungen auf die Trainings- und Wettkampfleistung haben und die Erfolgsaussichten eines harten Trainings deutlich beeinträchtigen. Neben der Quantität muss deshalb auch die Qualität der Nahrung stimmen. Gegenüber Personen mit verhältnismäßig geringem Energieumsatz haben aktive Sportler allerdings die besseren Chancen, sich vollwertig zu ernähren. Warum? Die Erfahrungen aus dem freiwilligen Großversuch der Bevölkerung mit Schlankheitsdiäten zeigen, dass bei einer zu starken Verknappung der Energiezufuhr (weniger als 1500 Kilokalorien täglich) die Versorgung mit bestimmten lebensnotwendigen Vitaminen und Mineralstoffen kritisch wird. Wenn dagegen im (Leistungs-)Sport aufgrund des erhöhten Energieumsatzes dem tatsächlichen Bedarf entsprechend mehr gegessen wird, kommt man gleichzeitig auch in den Genuss von mehr Vitaminen, Mineralstoffen und Proteinen – vorausgesetzt, der Speiseplan ist ausgewogen.

Eine strenge Diät macht schlapp und unkonzentriert – es fehlen einfach wichtige Nährstoffe. Das bessere Rezept heißt mehr körperliche Bewegung und gezielte Auswahl von Fitmachern für den Speisezettel.

Nährstoffmängel – schnell spürbar

Die Sporternährungswissenschaft geht dabei von der berechtigten Annahme aus, dass der Bedarf an Eiweiß (Protein) sowie Vitaminen und Mineralstoffen nicht überproportional zum Energiebedarf steigt. Im Klartext heißt das: adäquate Energiezufuhr mit der Nahrung gleich ausreichende Vitamin- und Mineralstoffaufnahme. Wenn allerdings auch Aktive den Gürtel enger schnallen und zu wenig essen, wird auch deren Nährstoffversorgung knapp. Sportler, die Höchstleistungen erbringen müssen, reagieren auf Nährstoffdefizite und Mangelsituationen viel empfindlicher im Vergleich zu Nichtaktiven, z. B. mit Muskelverkrampfungen, verzögerter Regeneration, Leistungsabfall, ausbleibendem Trainingserfolg und verstärkter Infektanfälligkeit. Davon betroffen sind Turnerinnen, Balletttänzerinnen, Jockeys und solche Leistungssportler, die in Gewichtsklassen kämpfen. Dadurch taucht ein spezielles Problem auf, nämlich das des »Gewichtmachens« oder »Abkochens« (siehe Seite 171).

Sporternährung im Wandel der Zeiten

Seitdem Menschen Sport treiben, versuchen sie, ihre Leistung neben geeigneten Trainingsmethoden durch eine besondere Ernährung zu steigern. Der Zusammenhang zwischen sportlicher Leistungsfähigkeit und Nahrungsaufnahme interessierte bereits die Teilnehmer der ersten Olympiaden im antiken Griechenland. Bei den Athleten der Antike stand dabei ein Ernährungsaspekt im Vordergrund: der höhere Energiebedarf infolge erhöhter körperlicher Aktivität. Sind es heute naturwissenschaftliche Erkenntnisse, an denen die Sporternährungswissenschaft ihre Empfehlungen ausrichtet, gründeten die Athleten der Antike ihre Vorstellung von richtiger Ernährung mehr auf Beobachtungen und mythische Vorstellungen.

Ein Gemisch aus mythischer Vorstellung und Gesundheitslehre stellt auch die uralte Gewohnheit der Massai dar, ihren Rindern regelmäßig Blut für einen stärkenden Trunk für die Krieger abzuzapfen.

Flink wie ein Fisch – stark wie ein Löwe

Laut Berichten war die Sportdiät im frühen Altertum zunächst vegetarisch. Bald setzte sich jedoch die Meinung durch, dass körperliche Arbeit zum einen eine große Menge an Nahrung, zum anderen eine fleischreiche Ernährung erfordere, da Fleisch Kraft und Energie verleihe. Bei der Zuteilung der Fleischnahrung spielten abergläubische Ernährungsriten eine Rolle.

Man ging recht bildhaft vor, sich die Wirkung bestimmter Nahrungsmittel vorzustellen. Das Fleisch kräftiger Tiere gab dem Ringer Kraft. Dem auf Schnellkraft angewiesenen Sprinter gab man Ziegenfleisch oder Fische, die in bewegter See gefangen wurden. Eine ähnliche Denkweise finden wir in der mythischen Vorstellung des afrikanischen Häuptlings, der das Herz des erlegten Löwen verzehrt, um sich dessen Kraft und Mut einzuverleiben.

In der Geschichte der Sportlerernährung finden sich Hinweise sowohl auf eine kohlenhydrat- als auch auf eine proteinbetonte Ernährungsweise.

Viel Fleisch für die Athleten

Insgesamt setzte sich bei den Sportlern der Antike die Fleischnahrung mehr und mehr durch. Von dem fünffachen Olympiasieger Milon von Croton in Kalabrien ist uns überliefert, dass er täglich 17 Pfund Brot, 17 Pfund Fleisch und zehn Liter Wein verzehrt haben soll. Nach dem Sieg bereicherte ein vierjähriger Ochse den Speisezettel des Spitzensportlers der alten Zeit, nachdem er den Ochsen auf den Schultern um die Laufbahn des Stadions getragen und mit einem Faustschlag zur Strecke gebracht hatte.

Auch in der heutigen Zeit tauchen solche Vorstellungen immer wieder auf, und es ist noch gar nicht so lange her, dass Straßenradsportler Hechtsuppe verlangten, um sich auf diese Weise einiges von der Schnelligkeit und Kraft des Hechts zu erwerben. Und wenn Ringer im antiken Olympia Stierhoden verspeisten oder Kälberblut tranken, so waren das Vorläufer von leistungssteigernden Maßnahmen, deren

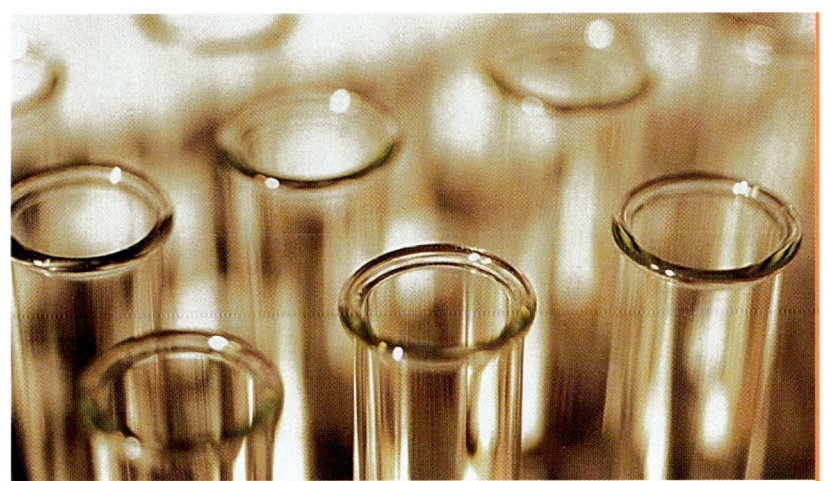

Einnahme und Anwendung in moderner Zeit durch die Entwicklung und Verarbeitung zu Medikamenten (z. B. anabole Hormone oder Käl- berblutinfusionen) »akzeptabler« gemacht wird. Was den Olympio- niken als legale Leistungssteigerung recht war, bewegt sich aller- dings heute auf der schmalen Gratwanderung zwischen begründeter ärztlicher Therapie und verbotenem Doping (anabole Steroide).

Galus, ein griechi- scher Arzt, schrieb im 2. Jahrhundert n. Chr. dazu: »Ein Mann, der Übungen treibt und sich nur von Gemüse und Gerstenschleim ernährt, würde schnell den ganzen Körper zugrunde richten und erschöpfen.«

Mehr Power aus pflanzlicher Stärke

Bei der geschichtlichen Betrachtung der Sporternährung finden wir nicht nur Hinweise auf den Fleischverzehr. Für typische Ausdauerleis- tungen bevorzugten die römischen Legionäre bekanntlich ihre tägli- che Ration an kohlenhydratreichem Getreidebrei. Vor langen Mär- schen sollen sich die Fußtruppen Cäsars sogar geweigert haben, Fleisch zu essen, da sie spürten, dass ihre Ausdauerleistungsfähig- keit dadurch litt. Die moderne Sportmedizin kann das bestätigen: Im Ausdauerversuch geben Testteilnehmer nach eiweiß- und fettreicher Kost vorschnell auf. Ihnen fehlen ganz einfach pflanzliche Kohlenhydrate, um länger durchhalten zu können. Eine kohlenhydratreiche Kost steigert den Gehalt an Glykogen (= tierische Stärke) in den Muskeln und macht sie so ausdauernder.

Kohlenhydrate für mehr Ausdauer

Die Vorteile einer kohlenhydratreichen Kost in Bezug auf die sportliche Leistungsfähigkeit sind unbestritten. Die folgende Grafik verdeutlicht den Zusammenhang von Kohlenhydratgehalt der Kost, Muskelglykogengehalt und Ausdauerleistungsfähigkeit. Das eindrucksvolle Ergebnis: Im Vergleich zu einer protein- und fetthaltigen Kost bringt eine kohlenhydratreiche Ernährung ein fast um 300 Prozent besseres Ergebnis im Ausdauertest. Daran sollten Steak- und Fastfoodesser denken!

Olympioniken glaubten an hohe Proteinzufuhr

Erst im 19. Jahrhundert begann die wissenschaftliche Erforschung der Sporternährung. Obwohl man den Kohlenhydratstoffwechsel als den energieliefernden Vorgang für die Muskelarbeit anerkannte, wird der Fleischnahrung in den englischen Sportbüchern der Zeit die größ-

In der Antike konnten sich die Wohlhabenden die teuren tierischen Produkte leisten und waren sicherlich auch aufgrund ihrer bequemeren Lebensweise vermehrt und vorzeitig von Krankheiten betroffen.

Muskelglykogen und maximale Arbeitszeit bei definierter Belastung und verschiedenen Kostformen (nach H.-A. Ketz: Ernährung und Leistung. Zeitschrift für Ernährungsforschung 21, 101/1976).

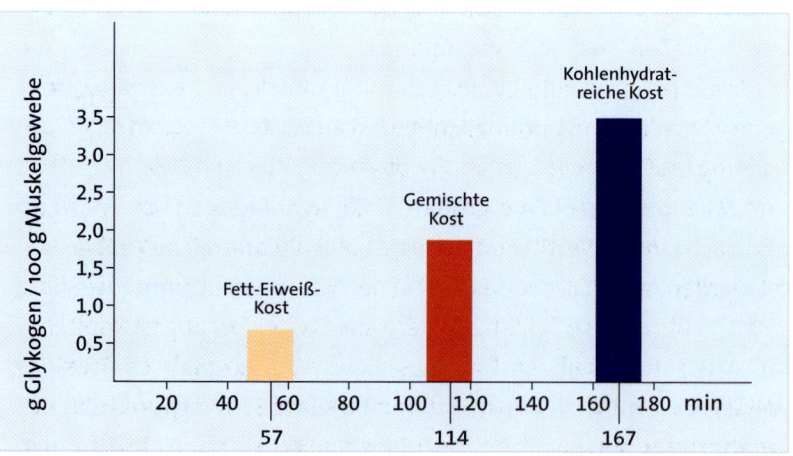

te Bedeutung für den Sportler zugesprochen. Übrigens auch eine Überzeugung, die besonders bei den Vorbereitungen auf die Olympiade 1936 und während der Spiele in Berlin vorherrschte. Von den Sportlern wurden große Mengen tierischer Proteine verzehrt, im Durchschnitt 200 bis 230 Gramm Eiweiß und 200 bis 270 Gramm Fett pro Tag. Die enormen sportlichen Leistungen wurden als Bestätigung für die Wichtigkeit des hohen Eiweißverzehrs für die Athleten gewertet. Auch bei den Olympischen Spielen von 1952 bis 1976 stand die hohe Eiweißzufuhr immer noch stark im Vordergrund der Sporternährung.

Ausgewogene Mischkost bedarfsgerecht variiert

Nachdem sich im Lauf des 20. Jahrhunderts in der Sportlerernährung sehr lange die so genannte Steakwelle hartnäckig gehalten hat, achtet man heute ganz unspektakulär auf eine ausgewogene Ernährung, die alle Nahrungsbestandteile (Kohlenhydrate, Fett, Eiweiß, Vitamine und Mineralstoffe) in der richtigen Menge enthält. Das Grundmuster der Sportlerernährung sollte heute kohlenhydratbetont, eiweißhochwertig und fettkontrolliert sein. Lebensmittel mit einer hohen Dichte an Vitaminen der B-Gruppe, Magnesium, Kalium, Eisen und Zink sind zu bevorzugen.

Die Ernährungsgrundlage des Leistungssportlers ist eine ausgewogene Mischkost mit pflanzlichen und tierischen Produkten. In der Trainingsaufbauphase spielt Eiweißreiches (Fleisch, Fisch, Ei, Milch und Milchprodukte) eine größere Rolle, wohingegen vor, während und nach einem Wettkampf auf eine kohlenhydratreiche Kost geachtet werden muss. Dieser Wechsel in der Nährstoffzusammensetzung sollte nicht radikal erfolgen, sondern jeweils flexibel abgestimmt darauf, was zum jeweiligen Trainings- bzw. Wettkampfabschnitt sinnvoll ist. Es geht also darum, je nach Bedarf Schwerpunkte in der Ernährung zu setzen, nicht aber einseitige Kostformen einzuführen.

Sportler profitieren durchaus von regelmäßiger Eiweißzufuhr in Form von magerem Fleisch oder Fisch. Nur sollte der Schwerpunkt der Ernährung nicht auf dem einseitigen Verzehr von tierischem Protein liegen, sondern auf dem ausgewogenen Verhältnis aller Nährstoffe.

Was unser Körper auch leistet, für ein reibungsloses Funktionieren aller Zellen ist immer eine ausreichende Nährstoffversorgung notwendig.

Bausteine für den Erfolg

Die Nährstoffe in Lebensmitteln

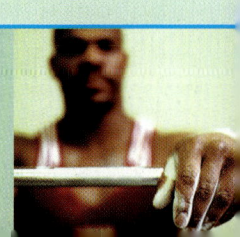

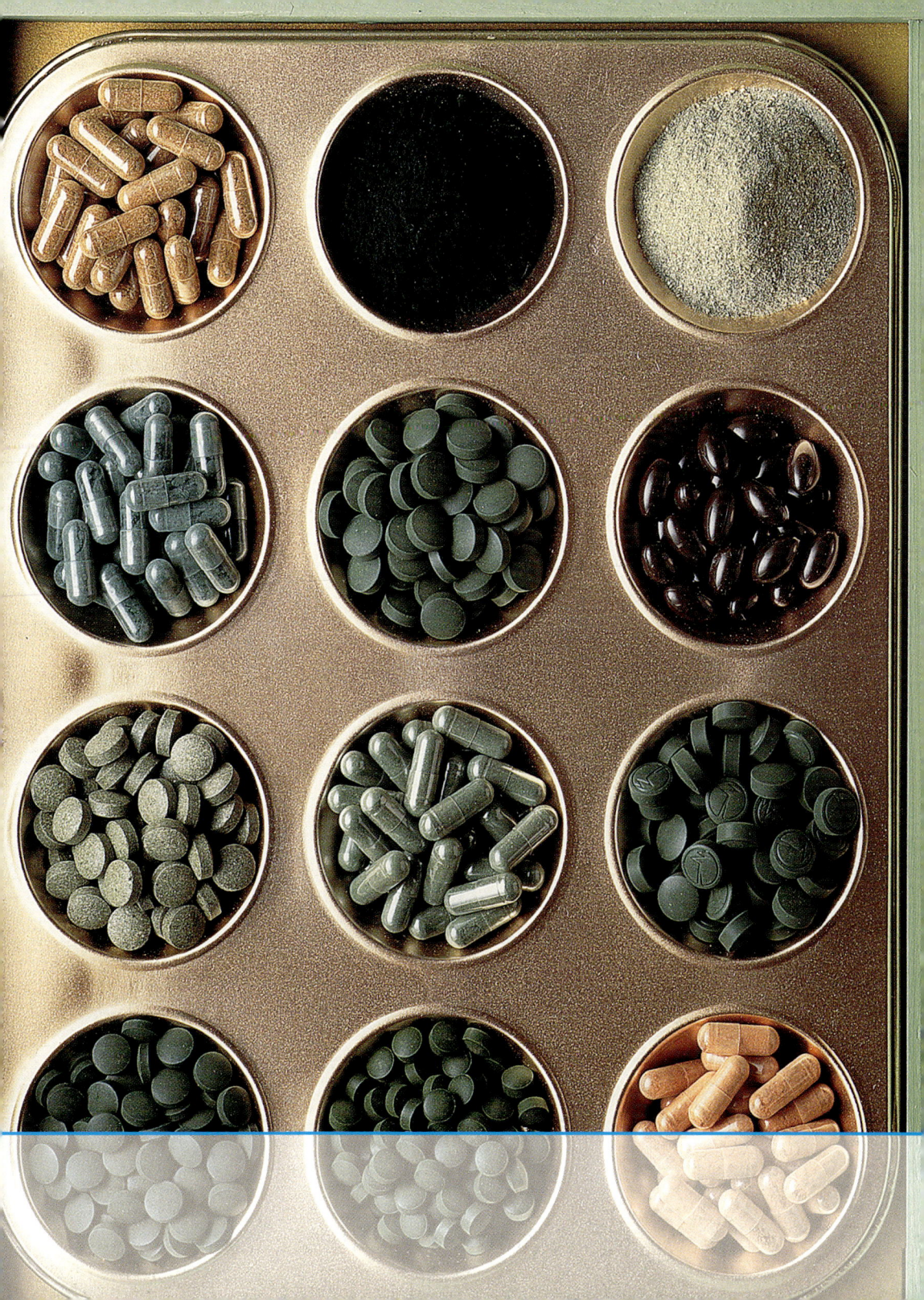

Nährstoffe in optimaler Kombination

Wir essen Lebensmittel und benötigen Nährstoffe für die verschiedenen Ernährungsaufgaben. Durch den Vorgang der Verdauung kann
sich der Körper die Nährstoffe aus den Lebensmitteln verfügbar
machen. Früher zählten nur die drei energiehaltigen Nahrungsbestandteile Kohlenhydrate, Fett und Eiweiß zu den Nährstoffen. Der
Begriff war eng an die Eigenschaft gekoppelt, Kalorien zu liefern.
Heute unterscheiden wir energieliefernde und nicht energieliefernde Nährstoffe. Die nicht energieliefernden Nährstoffe Vitamine und
Mineralstoffe sind essenziell, d. h., der Körper benötigt sie unbedingt
für bestimmte Stoffwechselfunktionen, kann sie aber nicht selbst
herstellen. Essenzielle Nährstoffe müssen also mit der Nahrung aufgenommen werden. Für Gesundheit, Fitness und Wohlbefinden benötigen wir täglich ca. 50 verschiedene Nährstoffe – von den essenziellen Aminosäuren bis zum Spurenelement Zink.

Kohlenhydrate – best energy

Sportler – allen voran die Tennisprofis – haben dazu beigetragen, den
guten Ruf der Kohlenhydrate als Fitmacher wiederherzustellen und
ihr schlechtes Image als Dickmacher abzubauen. Kohlenhydrate sind
der wichtigste Energiestoff für alle Sportler. Die Favorisierung der
Nahrungskohlenhydrate (Stärke und Zucker) als Hauptenergieträger
erfolgt nicht ohne Grund. Kohlenhydrate sind die bevorzugte Energiequelle für alle körperlichen und geistig-nervlichen Leistungen.
Muskeln, Gehirn und Nerven können gleichermaßen gut damit arbei-

ten. Kohlenhydrate können sowohl mit Sauerstoff (aerob) als auch ohne Sauerstoff (anaerob) zur Energiegewinnung herangezogen werden. Die Energieausbeute ist – bezogen auf den verbrauchten Sauerstoff bei Kohlenhydraten – größer als bei Fetten. Dieses Argument spricht für Kohlenhydrate als besonders ökonomische Energiequelle. Je größer die Belastungsintensität ist, desto größer ist der Kohlenhydratanteil an der Energiebereitstellung. Von Nachteil ist die relativ begrenzte Speicherfähigkeit von Kohlenhydraten im Organismus. Die Speicherform der Kohlenhydrate ist das Glykogen, die so genannte tierische Stärke, in Leber und Muskulatur. Es ist daher vorrangiges Ernährungsziel, durch eine kohlenhydratreiche und fettkontrollierte Kost für optimale Glykogenspeicher im Körper zu sorgen. Die zurzeit übliche kohlenhydratarme und fettreiche Routinekost ist dazu natürlich nicht geeignet.

Glykogen – ideale Energiereserve

Glykogen wird im menschlichen Körper in der Leber und in der Muskulatur gespeichert. Das Leberglykogen dient der Blutzuckerregulation, falls der Blutzucker zwischen den Mahlzeiten abfällt, und trägt damit auch zur Versorgung der Muskulatur bei. Die Aufrechterhaltung des Blutzuckers ist vor allem für eine kontinuierliche Versorgung der Gehirn- und Nervenzellen mit Glukose als Energiequelle wichtig. Bei länger dauernden sportlichen Einsätzen sorgen kohlenhydrathaltige Getränke für die Aufrechterhaltung des Blutzuckerspiegels. Das kommt der Konzentrations- und Koordinationsfähigkeit zugute. Das Muskelglykogen wird ausschließlich als Energielieferant im Muskel verwertet. Ein Erwachsener hat einen Muskelglykogenpool von ca. einem bis drei Gramm je 100 Gramm Muskelgewebe, das entspricht im Durchschnitt ca. 400 Gramm Glykogen.

Ein abfallender Blutzuckerspiegel macht sich sehr rasch unangenehm bemerkbar: Es treten Schwächegefühl und Schwindel auf, die Muskeln machen schlapp – und an körperliche Leistung ist nicht mehr zu denken.

Weltweit stellen
Kohlenhydrate über
50 Prozent der
benötigten Nah-
rungsenergie bereit.
Den Löwenanteil
der Basisenergie
liefern dabei stärke-
reiche Getreide-
produkte, sei es als
Brot, Brei oder Teig-
waren. Müsli und
Nudeln sind die
Symbole einer
modernen und
kohlenhydrat-
betonten Fitness-
ernährung.

Wichtig für alle Ausdauersportarten

Bei nicht ausreichenden Muskelglykogenvorräten muss die Energiegewinnung vorrangig aus der Fettsäureoxidation bestritten werden.
Fette sind zwar eine konzentrierte und in großen Mengen verfügbare Energiequelle, die Belastungsintensität muss bei dieser Art von
Energiegewinnung aber reduziert werden. Das macht sich z. B. subjektiv
mit zunehmendem Ermüdungsgefühl in der Muskulatur bemerkbar. Der
Rückgang der maximal möglichen Intensität betrifft alle Ausdauersportarten. Von großer Bedeutung sind daher gut angelegte Glykogendepots bei diesen Sportarten (z. B. Langlauf, Radrennen), bei Inter-
vallbelastung (z. B. im Spielsport) und bei intensivem, umfangreichem
Training. Vor allem die Menge des im Muskel mobilisierbaren Glykogens
ist im Wettkampf ohne Zweifel ausschlaggebend für die Leistungsfähigkeit, insbesondere das Sprintvermögen bei Zwischen- und Endspurts. Im Spielsport ermöglichen gut angelegte Glykogendepots eine
intensivere Spielbeteiligung in der zweiten Spielhälfte. Schließlich kann
man sein (Kraft-)Trainingspensum nur erfolgreich absolvieren, wenn
genügend Kohlenhydratenergie getankt wurde. Kohlenhydrate haben
in Bezug auf die für den Aufbau zuständigen Proteine sogar einen aus-
gesprochenen Spareffekt, d. h., Eiweiß wird geschont und nicht zur
Energiegewinnung abgebaut.

Mangel führt zu Konzentrationsfehlern

Das vorteilhafte Kohlenhydratenergiekonzept gilt aber auch für sportliche Einsätze mit hohen mentalen Anforderungen an die Konzentration und Koordination. Hohe mentale Belastungen bei verhältnismäßig geringem muskulärem Energiebedarf kommen beim
Motorsport, Schießen und Skispringen vor. Turnen, Gymnastik, Eiskunstlauf und Tanzsport stellen dagegen z. B. eine Kombination aus
kurzfristigen hochintensiven muskulären mit geistig-nervlichen Belas-

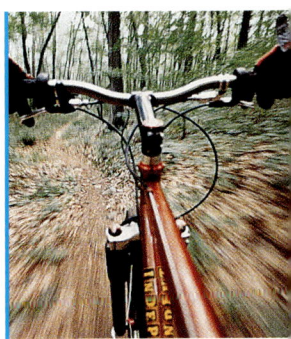

tungen dar. Ob mit mehr oder weniger Muskeleinsatz, Kohlenhydrate sind in jedem Fall gefragt, denn für Gehirn und Nervensystem sind
die Kohlenhydrate durch keinen anderen Energieträger ersetzbar. Im
Kohlenhydratmangel kann es daher zu Störungen der geistig-nervlichen Fitness kommen, z. B. zu Konzentrationsmangel und gehäuft
auftretenden Fehlern.

Die Gruppen der Saccharide

Kohlenhydrate bestehen aus einzelnen Bausteinen, den so genannten Sacchariden. Je nach deren Anzahl unterscheidet man drei Gruppen. Dabei sind die Ausdrücke in den Klammern die jeweiligen Fach-
bezeichnungen, aber die Namen »Traubenzucker«, »Fruchtzucker«,
»Haushaltszucker« und »Stärke« sind sicherlich geläufiger.

Nicht alle Saccharide sind süß

▶ *Einfachzucker (Monosaccharide):* Zu den Einfachzuckern zählen der
Traubenzucker (Glukose) und der Fruchtzucker (Fruktose). Ein weiterer Einfachzucker ist die Galaktose, ein Bestandteil des Milchzuckers.
Kombiniert man die verschiedenen Einfachzucker miteinander, so
entstehen alle weiteren Kohlenhydrate.

▶ *Zweifachzucker (Disaccharide):* Der wichtigste Zweifachzucker ist
die Saccharose, die uns als Haushaltszucker aus Zuckerrüben oder
Zuckerrohr bekannt ist. Saccharose ist eine Molekülverbindung aus
einem Teil Glukose und einem Teil Fruktose. Das Disaccharid Invert-
zucker im Honig besteht ebenfalls aus den Bausteinen Fruktose und
Glukose. Weitere Zweifachzucker sind der Malzzucker (Maltose) und
der Milchzucker (Laktose).

▶ *Vielfachzucker (Polysaccharide):* Wenn viele Einfachzucker zu langen Ketten verknüpft sind, spricht man von Polysacchariden. Das
wichtigste Nahrungspolysaccharid ist die Stärke, z. B. aus Getreide

*Ausreichend Glyko-
gen – wichtig nicht
nur für Radfahrer.*

Als Energiespender
mit Sofortwirkung
werden zucker-
reiche Schokoriegel
von der Werbung
angepriesen. Die
Süßigkeit kann zwar
kurzfristig einen
abgesunkenen Blut-
zuckerspiegel wie-
der anheben, ent-
hält aber zum Teil
auch relativ viel Fett.

Die nebenstehende Grafik zeigt den Aufbau der bedeutendsten Kohlenhydrate.

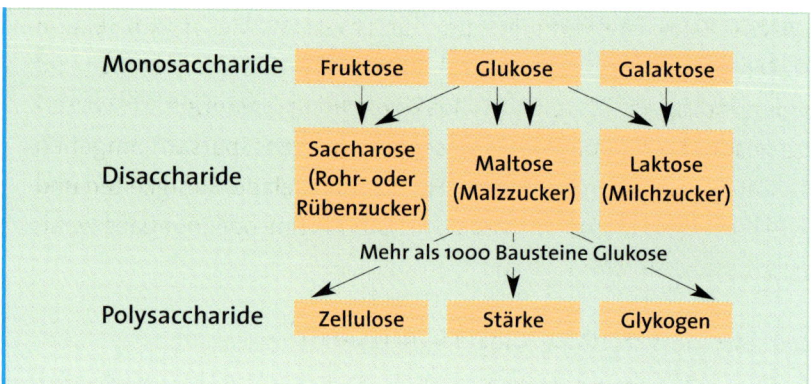

Von einer kohlenhydratbetonten Fitnessernährung profitieren auch Autofahrer während langer Touren und Gehirnjogger während anstrengender Marathonsitzungen im Büro oder auf Tagungen.

und Kartoffeln. Auch unverdauliche Kohlenhydrate wie die Ballaststoffe Zellulose und Pektin zählen zu den Polysacchariden.

Die Einfach- und Zweifachzucker schmecken süß, haben allerdings eine unterschiedliche Süßkraft. Diese ist am stärksten bei Fruktose und am geringsten bei Milchzucker. Als Oligosaccharide bezeichnet man kürzere Kohlenhydratketten mit drei bis etwa zehn Saccharidbausteinen. Maltodextrin ist ein Stärkeabbauprodukt mit wenigen Saccharidbausteinen (Glukose), das in der Sportlerernährung als Kohlenhydratzusatz eine besondere Rolle spielt.

Die Alternativen Stärke und Zucker

Zum Auffüllen der Glykogenspeicher sind Stärke und Zucker gleichermaßen geeignet. Der weitaus größte Anteil von Kohlenhydraten sollte jedoch in Form von Stärke – am besten im Verbund mit Ballaststoffen – aufgenommen werden. Solche Lebensmittel (Getreide, Kartoffeln, Hülsenfrüchte, Gemüse) versorgen uns außerdem mit Mineralstoffen, Vitaminen und Ballaststoffen. Sportler sollten sich deshalb mit Brot, Reis oder Nudeln, mit Gemüse und Kartoffeln satt essen.

Frisches Obst ist ebenfalls empfehlenswert, weil es neben seinem süßen Geschmack vitamin- und mineralstoffreich ist. Gemüse und Obst sind zusätzlich reich an bioaktiven Pflanzenstoffen, die wichtige gesundheitsfördernde Eigenschaften haben. Sparsam umgehen sollten wir dagegen mit Zucker, Honig, Marmelade, Süßigkeiten und zuckerreichen Getränken, weil sie meistens keine oder nur ganz wenige Vitamine und Mineralstoffe enthalten.

Sättigend und energiespendend

Die beste Sättigungswirkung haben stärke- und ballaststoffreiche Lebensmittel (so genannte komplexe Kohlenhydrate), die geringste Sättigungswirkung Zucker und zuckerreiche Produkte. In der täglichen Ernährung lassen sich die verschiedenen Kohlenhydrate auch gut kombinieren, z. B. Brot mit Konfitüre oder Haferflocken mit Obst oder Vollkornkekse zum Kohlenhydratgetränk. Als Energiespender vor, während sowie zum Auffüllen der Glykogendepots nach körperlichen Belastungen dienen leicht verdauliche, kohlenhydratreiche Getränke mit einem Kohlenhydratanteil von 20 bis 80 Gramm pro Liter (z. B. Maltodextrin, Saccharose, Fruktose, Glukose, lösliche Stärke – oft auch gemischt). Zum Vergleich dazu: Mischungen aus Apfelsaft und Mineralwasser im Verhältnis 1 : 3 bis 1 : 1 enthalten 30 bis 60 Gramm Kohlenhydrate pro Liter.

In jeder Trainingsphase wichtig

In der Praxis heißt es: vor, während und nach dem Sport genügend Kohlenhydrate aufnehmen. Dann werden optimale Glykogenspeicher in der Muskulatur angelegt, der Blutzuckerspiegel konstant gehalten und nach der Belastung die entleerten Glykogenspeicher wieder aufgefüllt. Wenn die Kohlenhydratreserve nicht vor dem nächsten Training regeneriert wird, muss die Intensität gesenkt werden.

Das »Muskelbenzin« der Tennisspieler und Radprofis braucht auch der Kopfarbeiter im beruflichen Alltag.

Kohlenhydrate sind also ein wichtiger Trainingspartner. Um die gewünschte Kohlenhydratbetonung zu erreichen, sind verschiedene Maßnahmen möglich und empfehlenswert:

▸ Vermehrter Verzehr kohlenhydratreicher und fettarmer Lebensmittel wie Getreideprodukte (Nudeln, Reis, Getreideflocken, Brot), Kartoffeln, Gemüse, Obst und Fruchtsäfte. Brot sollte fettarm belegt sein. Schmackhaft und kohlenhydratreich ist Brot mit Quark bestrichen und mit Apfel-, Bananen- oder Kiwischeiben belegt.

▸ Angebot kohlenhydratreicher Snacks bzw. Zwischenimbisse wie Obst, Vollkornkekse und kohlenhydratreiche Riegel auf der Basis von Getreide, Trockenfrüchten und Zuckern.

▸ Bereitstellen von kohlenhydratreichen Nachspeisen wie Fruchtkaltschalen, Obstsalat oder Pudding mit Fruchtsirup.

▸ Anreicherung von Getränken und Speisen mit Kohlenhydratkonzentraten bei hohen Energieumsätzen und intensivem Training.

Die Menge kann zum Problem werden

Bei hohen Energieumsätzen über 3500 Kilokalorien fällt die Umsetzung einer kohlenhydratreichen Ernährung in die Praxis allerdings nicht leicht. Eine einfache Rechnung zeigt, wo das Problem dabei liegt: Bei 55 Prozent der täglichen Energiezufuhr wären dies knapp 2000 Kilokalorien in Form von Kohlenhydraten. Geteilt durch vier (ein Gramm Kohlenhydrate entspricht vier Kilokalorien), errechnet sich bereits eine Kohlenhydratzufuhr von ca. 500 Gramm pro Tag. Kohlenhydratreiche Lebensmittel wie Getreide, Kartoffeln, Hülsenfrüchte, Obst und Gemüse haben aber bekanntlich ein großes Nahrungsvolumen. Der Magen kann mit der Aufgabe überfordert sein, die erforderlichen Riesenportionen zu verarbeiten. Zur Lösung dieses Mengenproblems sind neben einer verteilten Energiezufuhr dann durchaus hoch konzentrierte Kohlenhydratprodukte eine gute Alter-

Bei den herkömmlichen Ernährungsgewohnheiten kommen Kohlenhydrate schlecht weg. Oft sind es statt der gewünschten 50 bis 60 Energieprozente nur 40 bis 45 Prozent der täglichen Kalorien.

Energiebedarf pro Person und Tag in Kilokalorien und prozentualer Anteil der Kohlenhydrate

Lebensmittelgruppe (essbarer Anteil)	1600–1800 55 %	2000–2200 55 %	2400–2600 55 %	2800–3000 50 %
Brot	225 g	300 g	350 g	400 g
Mehl/Nährmittel	15 g	15 g	20 g	20 g
Kartoffeln	200 g	250 g	300 g	300 g
Gemüse	200 g	200 g	300 g	300 g
Obst	200 g	250 g	200 g	200 g
Zucker/Maltodextrine	15 g	20 g	30 g	30 g
Marmelade/Honig	15 g	15 g	20 g	30 g
Gehalt an Kohlenhydraten im Durchschnitt	190 g	255 g	315 g	345 g

Quelle: Aign, W., Ellermeyer, K.: Die neuen Empfehlungen für die Nährstoffzufuhr. In: Ernährungslehre und -praxis, Ernährungs-Umschau Nr. 11 (1985), B 51

native im Sinn einer Nahrungsergänzung. Was die neue »Mengenlehre« für kohlenhydratreiche Lebensmittel in der täglichen Ernährung bedeutet, zeigt die obenstehende Aufstellung.

Süßes hilft bei hohem Energiebedarf

So lassen sich kohlenhydratreiche Lebensmittel austauschen:

▸ 50 Gramm Brot gegen zwei bis drei Esslöffel Getreideflocken
▸ 100 Gramm Kartoffeln (ca. zwei Stück geschält) entsprechen ca. 30 Gramm Reis oder Nudeln (Trockengewicht)

Werden mehr als 3000 Kilokalorien umgesetzt und wird auch ein höherer Kohlenhydratanteil (55 bis 60 Prozent) angestrebt, so müssen in der Ernährung des Sportlers zusätzlich vermehrt Zucker, Malto-

Vollkornprodukte und Naturreis liefern nicht nur Kohlenhydrate, sondern auch viele andere wichtige Nährstoffe, die bei weißem Mehl und poliertem Reis verloren sind. Auch junge Kartoffeln kann man gründlich geschrubbt mit der Schale genießen.

dextrin (natürliches Kohlenhydrat aus Getreidestärke), lösliche Stär-
ken, Honig, Apfeldicksaft, Rübenkraut etc. sowie Trockenfrüchte und
Obstsirup eingesetzt werden. Diese Produkte sind notwendig, damit
die Nahrungsmenge nicht zu groß wird. Machen Sie einmal eine
Überschlagsrechnung hinsichtlich Ihrer Kohlenhydratlage.

Kohlenhydrate für Fortgeschrittene

Während in der alltäglichen Normalkost (Basis- und Trainingsernährung) hauptsächlich langsam verfügbare und ballaststoffreiche Koh-
lenhydratquellen mit einem niedrigen glykämischen Index, wie z. B.

Anteil von Kohlenhydraten in Lebensmitteln

In 100 Gramm verzehrbarem Anteil der folgenden Nahrungsmittel
sind enthalten:

Weißbrot	48 g	Erbsen, grün, gekocht	10 g
Roggenmischbrot	46 g	Möhren, gekocht	6 g
Weizenvollkornbrot	41 g	Tomaten, roh	3 g
Weizenbrötchen	48 g	Apfel, roh	6 g
Knäckebrot	66 g	Banane	19 g
Kräcker	70 g	Erdbeeren	6 g
Obstkuchen	37 g	Kiwi	10 g
Russisch Brot	88 g	Apfelsaft	12 g
Müslikeks	60 g	Limonaden	12 g
Vollkornzwieback	56 g	Honig	81 g
Müslimischung	67 g	Gummibärchen	76 g
Haferflocken	61 g	Konfitüre	66 g
Nudeln/Eierteigwaren	67 g	Vollmilchschokolade	56 g
Reis (Parboiled)	78 g	Haushaltszucker/	
Kartoffeln, gekocht	15 g	Maltodextrin/Stärke	100 g

Vollkornprodukte, gefragt sind, sollten kurz vor und während eines Wettkampfs gegessene Lebensmittel wenig Ballaststoffe enthalten und eher einen höheren glykämischen Index aufweisen. Was bedeutet das eigentlich?

Ursprünglich zur Ernährungsplanung für Diabetiker entwickelt, gewinnt der glykämische Index in der Sporternährung zunehmend an Bedeutung. Stark vereinfacht ist diese Rechengröße ein Maß dafür, wie stark der Blutzucker nach Aufnahme einer kohlenhydratreichen Mahlzeit ansteigt. Das Kohlenhydrat, das den größten Anstieg des Blutzuckers auslöst, ist Glukose selbst, d. h. Traubenzucker. Der Glukose wird deshalb ein glykämischer Index von 100 zugeordnet. Alle anderen Lebensmittel haben je nach Kohlenhydratart (Glukose oder Fruktose), Verarbeitungsgrad (ganze Körner oder Mehl) und physikalischen Eigenschaften (z. B. Partikelgröße und Quellung der Stärkekörner) sowie in Abhängigkeit vom gleichzeitigen Vorkommen von Ballaststoffen, Fett und Eiweiß einen niedrigeren glykämischen Index. So lassen Weißbrot und gekochte Kartoffeln den Blutzucker ebenfalls stark ansteigen, während die fetthaltige Schokolade ähnlich wie Vollkornbrot eine geringere Blutzuckerreaktion auslöst. Sportlich Aktive sollten aber nicht auf Fett zur Dämpfung des Blutzuckeranstiegs setzen, sondern in ihrer Basiskost Gemüse, Vollkorn und Hülsenfrüchte einplanen. Neben einem gleich bleibenden Blutzuckerspiegel profitieren sie bei diesen Lebensmitteln zusätzlich vom deutlichen Nährstoffplus an Vitaminen und Mineralstoffen.

Bei einem niedrigen GLYX verläuft der Blutzuckeranstieg gemäßigter – ein Vorteil für Figurbewusste. Energielevel und Leistung werden konstant gehalten, überschießende Insulinreaktionen und Heißhunger dagegen vermieden. Sportler sprechen in diesem Zusammenhang von Kohlenhydraten mit Langzeitwirkung.

Im Wettkampf belasten Ballaststoffe

Die Vorteile einer ballaststoffbetonten Ernährung mit niedrigerem glykämischem Index in der alltäglichen Ernährung erfahren gewisse Einschränkungen in der Wettkampfsituation. Ballaststoffe verzögern nämlich die Magenentleerung und den Vorgang der Kohlenhydrat-

Traubenzucker hat einen GLYX von 100.

verdauung bzw. -aufnahme im Darm. Außerdem wird das Volumen des Magen-Darm-Inhalts erhöht. Diese Eigenschaften, die für die Sättigungswirkung ballaststoffreicher Kost verantwortlich sind, können während intensiver Körperarbeit in gewisser Weise auch nachteilig sein. Kurz vor und während entsprechender Anstrengungen sind daher leicht verdauliche Kohlenhydrate wie Maltodextrin und lösliche Stärke – am besten in flüssiger Form – die bessere Lösung.

Bei Getränken den Zweck berücksichtigen

Allerdings gilt es, auch bei der Getränkezusammensetzung hinsichtlich Art und Menge der Kohlenhydrate einige Spielregeln zu beachten. Steht bei lang dauernden Einsätzen der möglichst rasche Wasserersatz im Vordergrund, so darf die Konzentration der Kohlenhydrate nicht zu hoch sein (< zehn Prozent Zucker oder < 15 Prozent Maltodextrin). Hohe Zuckerkonzentrationen im Getränk verzögern ebenfalls die Magenentleerung. Soll das Getränk dagegen mehr der Energiebereitstellung bei Langzeiteinsätzen oder zur Wiederauffüllung entleerter Kohlenhydratspeicher unmittelbar nach einer Belastung dienen, so kann die Konzentration an Kohlenhydraten auch höher sein, wobei ca. 20 Prozent Maltodextrin oder lösliche Stärke ebenso möglich sind wie unverdünnte Fruchtsäfte. In der Praxis fährt man insgesamt mit Zusätzen von Maltodextrin oder löslicher Stärke im Getränk recht gut, weil diese Kohlenhydratkomponenten die Magenentleerung weniger stark verzögern und man so auch mehr Energie zuführen kann im Vergleich zu Glukose- oder Saccharosezusätzen im Getränk. Diese wären in einer Konzentration von 10 bis 20 Prozent stark hypertonisch mit entsprechend verlangsamter Magenentleerung.

Vollkornprodukte, Hülsenfrüchte, Gemüse und fruchtzuckerhaltiges Obst haben einen relativ niedrigen GLYX und sind deshalb die Basislebensmittel für eine kohlenhydratbetonte Sportlerernährung, die anhaltend sättigt und länger fit hält.

Superkompensation durch »carbohydrate loading«

Kohlenhydratreiche Kost vermehrt die körpereigenen Kohlenhydratspeicher in Form des Leber- und Muskelglykogens. Für eine Wiederauffüllung entleerter Speicher werden mindestens 24 Stunden veranschlagt. Eine fettreiche Kost und Alkohol verzögern den Erholungsvorgang dagegen auf zwei bis drei Tage.

Darauf sollte man auch im Freizeit- und Breitensportbereich achten. Für Leistungssportler steht jedoch mehr auf dem Spiel. Wenn die muskulären Kohlenhydratspeicher erschöpft sind, kann quasi nur mit halber Kraft weitergemacht werden. Entsprechend ausgeklügelt sind deren Strategien, ihre Kohlenhydratreserven durch Diätmaßnahmen zu erhöhen. Wissenschaftler fanden heraus, dass eine vorausgegangene Entleerung der Glykogenspeicher durch ein erschöpfendes Training einen Reiz darstellt, bei entsprechend hohem Kohlenhydratangebot mit der Nahrung die Speicher über ihren normalen Gehalt hinaus aufzufüllen. Diesen Vorgang nennt man Superkompensation bzw. Kohlenhydrataufladung. Eine verkürzte Minimalvariante davon ist die Nudelparty am Vorabend eines Marathonlaufs.

Platz schaffen für neue Reserven

Im Prinzip handelt es sich um ein kombiniertes Trainingsernährungsschema nach dem Motto: Zunächst trainieren und die Kohlenhydratspeicher entleeren, dann kohlenhydratreich essen (bei reduziertem Training) und die Speicher für die nächste Belastung optimal füllen. In der Zwischenzeit wurden verschiedene Fassungen der Kohlenhydratsuperkompensation entwickelt und angewendet, wobei sich eine vereinfachte Form besonders bewährt hat. Ca. sieben Tage vor einem entscheidenden Wettkampf wird das Training von Tag zu Tag reduziert und die Kohlenhydrataufnahme von etwa 50 Prozent auf

Ballaststoffe sorgen für einen dosierten Energienachschub, indem sie eine verzögerte Zuckerfreisetzung aus kohlenhydrathaltigen Lebensmitteln bewirken. Der Zucker gelangt so Schritt für Schritt ins Blut, und der Mensch wird kontinuierlich mit Energie versorgt.

70 Prozent der Kalorienaufnahme gesteigert. Bei der klassischen Form der Saltin-Diät hat man durch zwischengeschaltete Fett-Eiweiß-Tage bei fortgesetztem Training den Nachholbedarf für die Kohlenhydrateinlagerung in die Muskulatur noch zusätzlich forciert. Allerdings wird diese extreme Form der Superkompensation nicht von allen vertragen, weil der abrupte Kostwechsel Magen und Darm belastet und manchmal aufs Gemüt schlägt.

Nützlich nur bei längerer Belastung

Von Nutzen sind derart maximal gefüllte Glykogenreserven jedoch nur bei hohen Belastungsintensitäten von mehr als 70 Prozent VO_2max (= maximale Sauerstoffaufnahme), die länger als 90 Minuten dauern. Die starke Anreicherung der Kohlenhydrate in der Muskulatur ist deshalb vor allem sinnvoll für länger dauernde Belastungen wie Straßenradrennen, Langstreckenläufe, Skilanglauf und lang währende Ballspiele wie Tennis. Andernfalls besteht die Gefahr, dass z. B. die Laufgeschwindigkeit bzw. -intensität durch fehlende Kohlenhydrate am Ende eines Wettkampfs nicht mehr aufrechterhalten werden kann. Bei Turnieren oder »Englischen Wochen« mit einer dichten Folge von Spielen ist eine kohlenhydratreiche Ernährung geradezu Voraussetzung für die Aufrechterhaltung der Form.

Essen Sie grundsätzlich ballaststoffbetont. Unmittelbar vor, während und nach sportlichem Einsatz sind in Abhängigkeit der Belastungsdauer kohlenhydrathaltige Getränke eine zusätzliche Möglichkeit, den Kohlenhydrathaushalt zu stabilisieren.

Eisschnelllauf stellt hohe Anforderungen an Schnelligkeit, Kraft, Konzentration und Koordination. Kohlenhydrate sind auch in diesem Fall »best energy«.

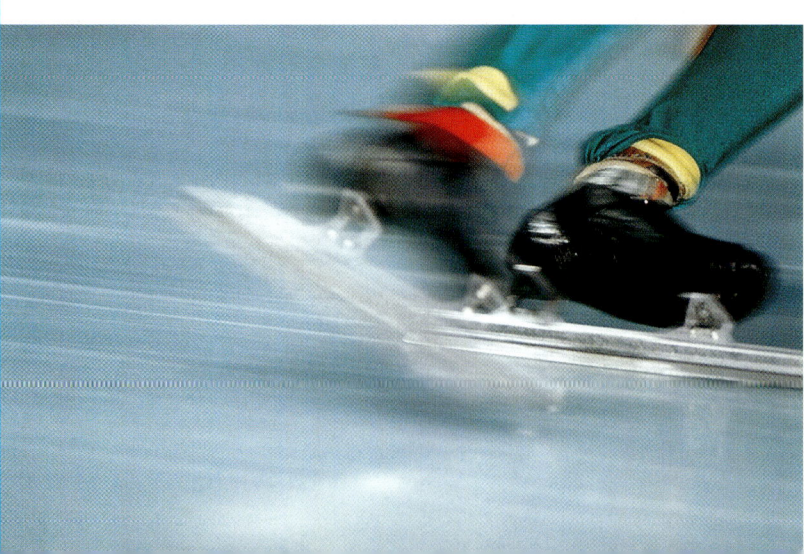

FETT IST NICHT
GLEICH FETT

Kein Geheimrezept für den Dauergebrauch

Bei sportlichen Belastungen mit geringerer Intensität und Einsatz-
dauer reichen die normal gefüllten Glykogenspeicher aus, die durch
die Allgemeinempfehlung von 50 bis 60 Energieprozent Kohlenhydrate in der Ernährung erreicht werden können. Die geschilderte Kohlenhydrataufladung im Sinn der Superkompensation ist wenigen
wichtigen Wettkampfeinsätzen (etwa zwei- bis dreimal im Jahr) vorbehalten. Umso wichtiger ist die tägliche Kohlenhydratoptimierung,
indem man einfach das Verhältnis der Makronährstoffe zugunsten der
Kohlenhydrate bei gleichbleibender Energieaufnahme verschiebt.
Die Kohlenhydratsituation verbessert sich automatisch, wenn es beispielsweise gelingt, die Kohlenhydrataufnahme von 45 auf 55 Energieprozent zu erhöhen und die Fettzufuhr von 40 auf 30 Energieprozent zu senken.

Fette – die Kraftreserve

Fette stellen auch beim schlanken Sportler das größte Energiereser-
voir im menschlichen Organismus dar und haben von allen Energie-
trägern in der Nahrung die höchste Energiedichte. Ein Kilogramm
Körperfettgewebe entspricht einem Energiepotenzial von ca.
7000 Kilokalorien. Für Sportler wird allgemein empfohlen, die Fettaufnahme auf 25 bis 30 Prozent der Energiezufuhr zu begrenzen. Tatsächlich werden aber heute im Durchschnitt 40 bis 45 Energieprozent in Form von Nahrungsfetten aufgenommen. Eine gewisse
Ausnahme von der Empfehlung kann bei körperlicher Schwerarbeit
und bei sehr hohen Energieumsätzen im Kraftausdauersport gemacht
werden. Die Fettaufnahme kann in diesen Fällen bis zu 35 Prozent
der anteiligen Energiebereitstellung ausmachen, um das Nahrungs-

Von besonderer
Bedeutung ist die
optimale Anlage der
Glykogenspeicher
für lang dauernde,
hochintensive Wett-
kampfeinsätze und
täglich wiederkeh-
rende Trainingsbe-
lastungen. Werden
die Verluste nicht
von Tag zu Tag aus-
geglichen, nehmen
die Speicher und
damit die Leistung
stetig ab.

So viel Energie enthalten die Makronährstoffe

▸ 1 g Kohlenhydrate	liefert	4 kcal / 17 kJ
▸ 1 g Fett	liefert	9 kcal / 38 kJ
▸ 1 g Eiweiß	liefert	4 kcal / 17 kJ

Im Vergleich dazu:

▸ 1 g Alkohol	liefert	7 kcal / 30 kJ

Aus chemischer Sicht gibt es keinen prinzipiellen Unterschied zwischen den verschiedenen Fettarten. Bausteine sind immer ein Teil Glyzerin und drei Teile Fettsäuren. Die Qualität des Fetts hängt von der Zusammensetzung dieser Fettsäuren ab.

volumen in akzeptablen Grenzen zu halten. Ein höherer Fettanteil in der Ernährung geht jedoch auf Kosten der für die sportliche Leistungsfähigkeit insgesamt wichtigeren Nahrungskohlenhydrate und einer optimalen Glykogenspeicherung. Schon allein aus diesem Grund sind Fette nur die an zweiter Stelle stehende Energiequelle.

Die Qualität der Fettsäuren entscheidet

Die Fettqualität ergibt sich im Wesentlichen aus der Fettsäurenzusammensetzung. Wir unterscheiden:

▸ Gesättigte Fettsäuren
▸ Einfach ungesättigte Fettsäuren
▸ Mehrfach ungesättigte Fettsäuren

Von den »genehmigten« 30 Prozent Fettkalorien sollten nicht mehr als zehn Prozent gesättigte Fette aus tierischen und festen sowie gehärteten Pflanzenfetten aufgenommen werden. 10 bis 13 Prozent Fett sollten einfach ungesättigt sein. Hier schneiden Oliven- und Rapsöl am besten ab. Der verbleibende Rest von sieben bis zehn Prozent entfällt auf die mehrfach ungesättigten Fettsäuren, die in Pflanzenölen (Sonnenblumenkern-, Soja- und Maiskeimöl) und im Fett von Kaltwasserfischen (Makrele, Hering und Lachs) enthalten sind.

Der tägliche Löffel Pflanzenöl

Ein Teil der mehrfach ungesättigten Fettsäuren zählt zu den lebensnotwendigen Nährstoffen. Hauptvertreter dieser essenziellen Fettsäuren ist die zweifach ungesättigte Linolsäure aus den genannten Pflanzenölen. Wir benötigen täglich sieben bis zehn Gramm
essenzielle Fettsäuren. Diese Menge entspricht einem bis eineinhalb Esslöffeln Pflanzenöl. Zusätzlich sollten etwa zweimal wöchentlich Seefisch (Hering, Makrele, Lachs, Sardine, Thunfisch)
auf den Tisch kommen. Die mehrfach ungesättigten Fettsäuren im Fisch werden als Omega-3-Fettsäuren
bezeichnet.

Omega-Fettsäuren schützen
Herz und Kreislauf

Während die Aufnahme großer Mengen an Fett mit
vorwiegend gesättigten Fettsäuren den Cholesterin-
gehalt im Blut und dadurch das Risiko für Herz-Kreislauf-
Erkrankungen sehr deutlich erhöht, gelten die ungesättigten Fettsäuren als Herz-Kreislauf-Schutzfaktoren. Ernährungswissenschaftler
unterscheiden bei den ungesättigten Fettsäuren wiederum drei verschiedene Arten:

▸ Omega-9-Fettsäuren (Ölsäure)
▸ Omega-6-Fettsäuren (Linolsäure)
▸ Omega-3-Fettsäuren (aus Fisch-, Lein- und Rapsöl)

Omega-9- und Omega-6-Fettsäuren können vorwiegend erhöhte
Cholesterinwerte senken. Hoch ungesättigte Omega-3-Fettsäuren
senken dagegen vor allem erhöhte Blutfettwerte (Triglyzeride),
verbessern die Fließeigenschaften des Bluts und tragen zur Gesunderhaltung der Blutgefäße bei. Außerdem können sie entzündungs-
lindernd wirken.

Eine einfache
Grundregel in
Bezug auf Fette lau-
tet: Pflanzliche Fette
sind tierischen vor-
zuziehen (eine Aus-
nahme sind dabei
Meeresfische).

Hochwertige Fette sparsam einsetzen

Grundsätzlich zu beachten ist, dass ein hoher Fettgehalt die Verweildauer der Speisen im Magen erhöht. Deshalb sollte eine wettkampfvorbereitende Mahlzeit fettarm, leicht verdaulich und kohlenhydratbetont sein. An Sporttagen hat sich das Milchfett (Butter) als besonders leicht verdaulich und gut bekömmlich erwiesen. Eine Scheibe Brot, dünn mit Butter oder Frischkäse bestrichen, ist ein vorzüglicher Energiespender für Ausdauerleistungen. Folgende Empfehlungen tragen zu einer fettbewussten Ernährung bei:

▸ Sparsamer Umgang mit sichtbarem Fett (z. B. Streichfett bei Wurst und Käse als Brotbelag weglassen, im Tontopf oder Wok garen etc.)

▸ Weniger fettreiche Fastfoodgerichte und Snacks: Verhältnismäßig hohe Fettenergieanteile – auf den ersten Blick nicht immer ersichtlich – stecken in folgenden Speisen und Lebensmitteln: Bratwurst, Pommes frites mit Mayonnaise, Nüsse, Chips, Gebäck, Kuchen und Schokolade

▸ Bei den eiweißhaltigen Lebensmitteln magere bzw. fettarme Produkte bevorzugen: Mageres Fleisch, fettarmer Käse (< 30 Prozent Fett in der Trockenmasse), fettarmer Aufschnitt, Hüttenkäse und Speisequark mit bis zu 20 Prozent Fett versorgen den Organismus mit tierischem Eiweiß ohne Fettbelastung

Fettreich zu essen, verbessert natürlich keineswegs die Nutzung der Fette als Energiequelle. Die hochwertige Qualität und die wohldosierte Menge von Pflanzenölen sind dagegen sehr wohl entscheidend.

Glykogen sparen im Ausdauertraining

Regelmäßiges Ausdauertraining erhöht die Fähigkeit der Skelettmuskulatur, Fett als Energiequelle zu nutzen. Dadurch werden die muskeleigenen Glykogenvorräte nicht so schnell aufgebraucht, was den Zeitpunkt der Erschöpfung hinauszögern kann. Die Energiefreisetzung aus Fetten erfolgt zwar langsamer als aus Kohlenhydraten, und Fette verbrauchen für ihre Verbrennung auch mehr Sauerstoff als Kohlenhydrate. Dieser Nachteil wirkt sich aber bei Belastungen

Fett und Eiweiß in Lebensmitteln

Lebensmittel	Verzehrbarer Anteil in Gramm	Eiweiß in Gramm	Fett in Gramm
Bierschinken	100	16,5	12,0
Brathähnchen, gegrillt	100	21,0	5,6
Bratwurst	100	12,0	37,0
Brot	100	6,0–9,0	1,0
Brühwurst	100	13,0–16,0	10,0–20,0
Buttermilch	100	4,0	1,0
Camembert, 45 % Fett i. Tr.	100	22,5	20,5
Corned beef und magerer Schinken	100	20,0–25,0	5,0–10,0
Eierteigwaren, roh	100	11,0–15,0	3,0
Emmentaler, 45 % Fett i. Tr.	100	28,0	30,0
Erbsen, grün (frisch oder tiefgekühlt)	100	5,0–6,0	1,0
Erdnüsse, geröstet und geschält	100	26,0	49,0
Fleischwurst	100	11,0	25,0
Gouda, 45 % Fett i. Tr.	100	24,0	25,5
Hering in Sauce	100	12,0–17,0	15,0
Hühnerei (Gesamtinhalt)	48	6,1	5,5
Kabeljau, Scholle, Seefisch	100	16,0–19,0	1,0
Kartoffelchips	100	5,0	40,0
Kartoffeln, gekocht	100	2,0	–
Leberwurst	100	12,4	30,0
Leberwurst, mager	100	17,0	20,0
Makrele, geräuchert	100	18,0–21,0	11,0–20,0
Mettwurst, einfach	100	14,0	35,0
Milch, teilentrahmt, fettarm	100	4,0	1,5
Pommes frites	100	4,0	12,0
Putenbrust	100	24,0	1,0
Thunfisch in Öl *	100	23,0	21,0
Reis, roh	100	7,0	1,0
Rind (Roastbeef)	100	22,0	4,5
Rinderfilet	100	21,0	4,0
Schokolade, Vollmilch	100	8,0	30,0
Schweinefilet	100	22,0	2,0
Schweinekotelett	100	20,0	5,0–9,0
Speisequark, mager	100	17,0	1,0
Vollmilch, 3,5 % Fett	100	3,5	3,5

* Nach Herstellerangaben haben Thunfischkonserven in Wasser durchschnittlich nur ca. 1 g Fett.

von geringer bis mittlerer Intensität im Bereich von < 65 bis 70 Prozent der maximalen Sauerstoffaufnahmefähigkeit nicht aus, da hierbei genügend Sauerstoff zur Verfügung steht.

Der Sportmediziner Peter Konopka führt dazu aus: »Wenn man z. B. im lockeren Sauerstofflauf unterhalb von 50 bis 60 Prozent VO_2max unterwegs ist, so können bei mehrstündiger Muskelarbeit bei entsprechend Ausdauertrainierten sogar 70 bis 90 Prozent des Energiebedarfs aus dem Fettstoffwechsel bestritten werden.« Umgekehrt muss der Untrainierte, dessen Fettstoffwechsel ebenfalls weniger gut trainiert ist, bereits bei geringerer Belastungsintensität einen größeren Anteil der Energie aus dem Kohlenhydratabbau bereitstellen. Damit werden die Speicher auch schneller geleert.

Trainierte Muskeln speichern mehr Fett

Im Klartext bedeutet der Glykogenspareffekt durch das Training des Fettstoffwechsels – Sportwissenschaftler sprechen vom Training der Grundlagenausdauer – einen deutlichen Vorteil für den Leistungssportler: Die so gesparten Kohlenhydrate stehen dann für hochintensive Belastungsspitzen wie Zwischen- und Endspurts zur Verfügung. Obwohl Ausdauersportler im Vergleich zu inaktiven Personen bekanntlich weniger Fettgewebe besitzen, haben sie mehr Fett in den Muskeln, und zwar ca. zweieinhalbmal mehr als in nicht ausdauertrainierten Muskeln.

An sich ist der intramuskuläre Fettgehalt in Form kleiner Fetttropfen im Vergleich zum Gesamtkörperfett äußerst gering. Eine anteilige Vergrößerung dieses Fettspeichers im Muskel bedeutet allerdings eine erhöhte Verfügbarkeit von Fettsäuren als Energiequelle. Fazit: Ausdauersportler profitieren von einer kohlenhydratbetonten und fettkontrollierten Ernährung sowie von dem glykogensparenden Effekt des Fettstoffwechseltrainings.

Ernährungsziel Nummer eins in der Hochleistungskost ist eine optimale Anlage der Glykogenspeicher. Mit einem leistungsfähigen Fettstoffwechsel werden diese Kohlenhydratvorräte vor einem frühzeitigen Aufbrauchen bewahrt.

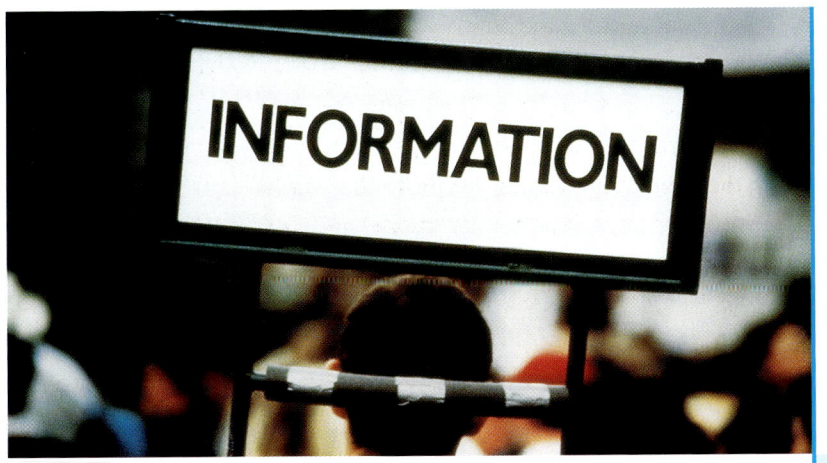

MCT und CLA –
was bedeutet das?
Wer sich über die
aktuellen Erkennt-
nisse aus der Ernäh-
rungswissenschaft
informiert, kann
davon nur profi-
tieren.

Neues aus der Forschung – Spezialfette

Damit sind nicht die Fettersatzstoffe der modernen Lebensmittel-
technologie gemeint, die sorgloses Genießen ohne Reue ermöglichen
sollen, sondern zwei ganz spezielle Fett- bzw. Fettsäurenprodukte,
die mit den Buchstaben MCT und CLA abgekürzt werden. Was heißt
das eigentlich?

MCT verkürzt den Verdauungsprozess

MCT ist eine Abkürzung des englischen Begriffs »medium chain triglycerides«, auf Deutsch mittelkettige Triglyzeride. Auch diese Fette
weisen den typischen Grundaufbau (siehe Randspalte Seite 36) auf.
Allerdings haben die im Fettmolekül enthaltenen Fettsäuren nur eine
mittlere Kettenlänge im Bereich von sechs bis zehn Kohlenstoff(C)-Ato-
men. Neben dem Sättigungsgrad der Fettsäuren ist also auch deren
Kettenlänge (= Anzahl der Kohlenstoffatome) von Bedeutung. Langkettige Fettsäuren (long chain triglycerides = LCT) enthalten mehr
als zwölf C-Atome. So weit zur Fettchemie. Was bedeutet das für die

Die Tatsache, dass
mit zunehmender
Ausdauerleistungs-
fähigkeit die Fähig-
keit des Muskels zur
Fettverbrennung
zunimmt, darf nicht
mit einem Freibrief
für eine fettreiche
Sportlerernährung
verwechselt
werden.

Untersuchungen belegen, dass einfach ungesättigten Fettsäuren aus Oliven- und Rapsöl sowie mehrfach ungesättigten Fettsäuren aus dem Fett (Fischöl) von Kaltwasserfischen besondere Gesundheitsschutzwirkungen zukommen.

Ernährung? MCT-Fette sind ein diätetisches Lebensmittel und für Diätpatienten mit Störungen der Fettverdauung von Vorteil, weil sie im Gegensatz zu den üblichen Nahrungsfetten auch ohne Gallensäuren rasch und vollständig verwertet werden können. Stark vereinfacht kann man von einer Verkürzung des Verdauungsprozesses sowie von einer erleichterten Verwertung sprechen.

Schnelle Energie ohne Speckansatz

Es wird berichtet, dass MCT-Fette auch während Belastungen rasch oxidiert (= verbrannt) werden und so ein schnell verfügbares Energiesubstrat bei lang dauernden Ausdauerbelastungen mit geringerer Intensität darstellen können. MCT-Fette liefern wie die gängigen Nahrungsfette ebenfalls mehr – etwa doppelt so viel – Energie wie Kohlenhydrate, sollen aber im Gegensatz zum normalen Fett ähnlich schnell Energie liefern wie die Kohlenhydrate. Dadurch könnten die Glykogenreserven im Muskel geschont und möglicherweise auch einem Proteinabbau zur Energiegewinnung vorgebeugt werden (so genannter antikataboler bzw. proteinsparender Effekt). Bodybuilder schwören zum Teil auf MCT-Fett, weil damit nicht wie beim satten Fettgehalt der Routinekost der Fettansatz gefördert wird, sondern im Gegenteil bei deren Verstoffwechselung im Körper noch eine leichte Wärmeentstehung (»Thermogenese«) bewirkt werden soll, die als energieverschwenderische Reaktion gilt.

Nur in kleinen Mengen einsetzen

Alles in allem machen MCT-Fette aber nicht die Vorteile einer kohlenhydratbetonten und fettkontrollierten Sporternährung wett. Sie können versuchsweise einen Teil des normalen Nahrungsfetts ersetzen und wirken am besten in Kombination mit Kohlenhydraten. Ein Minimum an hochwertigen Pflanzenölen darf allerdings nicht fehlen, weil darin die lebensnotwendigen mehrfach ungesättigten Fettsäuren enthalten sind, die alle langkettig sind. Wer sich zum teilweisen LCT-MCT-Austausch entschließt, sollte wissen, dass MCT-Öle und Speisefette anfangs sehr vorsichtig und einschleichend dosiert werden müssen. Ansonsten kann es zu Übelkeit, Bauchschmerzen und Durchfall kommen. Probieren geht bekanntlich über Studieren. Doch (zu) viel hilft auch in diesem Fall nicht viel, zumal große MCT-Fettmengen die Aufnahme der fettlöslichen Vitamine A, D, E und K zum Teil erschweren sollen.

Die konjugierte Linolsäure CLA

Die Abkürzung CLA stammt aus dem Englischen und bedeutet »conjugated linoleic acid«. Die in pflanzlichen Ölen vorkommende, bereits bekannte, zweifach ungesättigte Linolsäure ist essenziell. Bei der konjugierten Linolsäure handelt es sich um ein Derivat (Abkömmling) der Linolsäure, wobei eine Doppelbindung im Molekül so verschoben wird, dass sie in Konjugation (Verknüpfung) mit der zweiten steht. Besonders in Produkten von Wiederkäuern wie Rindfleisch und Milch findet sich CLA in größeren Mengen, da diese über Mikroorganismen im Magen-Darm-Trakt verfügen, die Linolsäure aus ihrer Pflanzenkost in die konjugierte Form umwandeln können.

Fettsäure soll Schutzwirkung haben

Interessanterweise soll diese Fettsäure aus tierischen Lebensmitteln eine Schutzwirkung im Hinblick auf die Tumorentstehung und die Arteriosklerose haben. Die Übertragbarkeit der Forschungsergebnisse aus Tierversuchen auf den Menschen sind Gegenstand der aktuellen Forschung. Bereits bei ausgewogener Ernährung mit Milch, Milchprodukten und Rindfleisch in vernünftigen Mengen soll eine wirksame vorbeugende Dosis erreicht werden können.

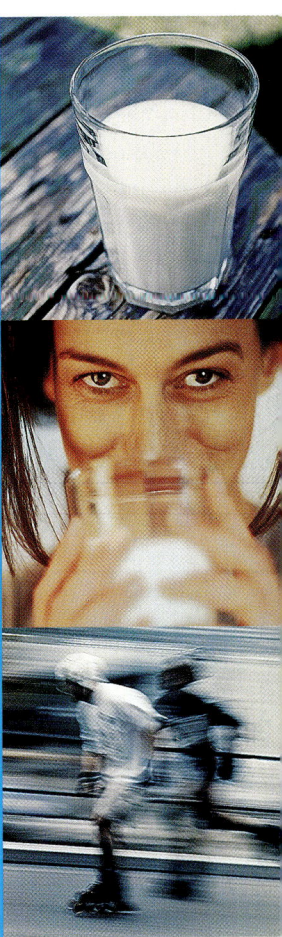

Die Milch machts! Das Milchfett gilt als leicht verdaulich und enthält u. a. die Linolsäurevariante CLA.

Das Thema »CLA« bewegt auch Kraftsportler, zumal eine erste Testreihe mit einem CLA-haltigen Triglyzerid dieser Substanz eine verstärkte Reduktion der passiven Körpermasse, besonders durch Abbau des Taillenfetts, und eine erhebliche Steigerung der Leistungsfähigkeit, z. B. beim Bankdrücken, attestiert. Ist CLA der neue Leistungsförderer? Eine vorsichtige Antwort auf diese Frage soll im Kapitel »Geheimrezepte für mehr Leistung« (siehe Seite 140ff.) gegeben werden.

Ebenso interessant wie die sonstigen Wirkungen von CLA scheint der Schutzeffekt von konjugierter Linolsäure im Hinblick auf die Vorbeugung von Krebs- und Herz-Kreislauf-Erkrankungen zu sein.

Lezithin – die Nervennahrung

Lezithine zählen zu den fettähnlichen Substanzen (Phospholipide) und sind sowohl in Nahrungsmitteln als auch im menschlichen Körper weit verbreitet. Das cholinhaltige Lezithin (Phosphatidylcholin) ist das wichtigste Phospholipid der meisten Zellmembranen. Es gibt viele Studien an Menschen und Tieren über den Einfluss von Cholin und Lezithin auf die Lern- und Gedächtnisleistungen – allerdings mit teilweise widersprüchlichen Ergebnissen. Lezithin verkürzt angeblich die Erholungszeit. Die dazu vorliegende relevante Studie wurde 1960 an sechs Sportstudenten und mit der damals vorhandenen Untersuchungstechnik durchgeführt. Kontrollierte Studien im Doppelblindtestverfahren liegen dagegen nicht vor.

Das Cholin im Lezithin

Alle Phospholipide können im Körper aus entsprechenden Nahrungsbestandteilen synthetisiert werden. Die Bedeutung des Lezithins liegt vermutlich vor allem im Cholinanteil und im Fall der pflanzlichen Lezithine im Gehalt an essenziellen und mehrfach ungesättigten Fettsäuren begründet. Cholin ist allerdings ein Nahrungsbestandteil, dessen essenzieller Charakter für den Menschen seit langem diskutiert wird.

Es fehlen jedoch bisher Beweise für den Vitamincharakter des Cholins beim Menschen. Tatsache ist, dass Cholin Vorstufe des Nervenbotenstoffs Azetylcholin ist und in Zellmembranphospholipiden eingebaut wird.

Membranphospholipide mit hohem Gehalt an mehrfach ungesättigten Fettsäuren haben Einfluss auf die Zellmembranfluidität, wodurch diese durchlässiger, flexibler werden. Altersbedingte Verhärtungen der Membranen von Synapsen, die der Nervenimpulsübertragung dienen, sollen durch Cholin bzw. Lezithingaben vermindert werden. Dieser Zusammenhang ist deshalb so wichtig, weil alle Zellfunktionen wie Stoffaustausch sowie Informationsweitergabe und -speicherung im Zentralnervensystem behindert werden, wenn die Zellmembranfluidität reduziert ist.

Cholin ist vor allem in Nahrungsmitteln wie Eidotter, Leber, Bierhefe und Weizenkeimen enthalten. In Kombination mit magnesium- und Vitamin-C-reicher Ernährung hilft es auch bei Konzentrationsstörungen und beruhigt die Nerven.

Der Einfluss auf die sportliche Leistungsfähigkeit

Bei Prüfung der Muskelfunktion zeigten sich bei Probanden einer Cholinmangelgruppe früher Ermüdungserscheinungen im Vergleich zu Personen mit einer ausreichenden Cholinzufuhr. In Abhängigkeit der ausgeübten Sportart findet eine unterschiedliche Abnahme der Cholinkonzentration im Plasma statt, z. B. bei Marathonläufern um 40 Prozent. Eine Arbeitsgruppe des Kieler Ernährungswissenschaftlers Feldheim (1993 und 1994) zeigte, dass zwischen Belastungsintensität und Ausmaß des Cholinabfalls ein Zusammenhang besteht, der sich durch Cholin oder Lezithin verhindern lässt. Das Absinken der Cholinkonzentration trifft aber nur bei Ausdauersportarten zu.

Meist ausreichend in der Nahrung vorhanden

Bei ausgewogener gemischter Kost enthält die Nahrung wahrscheinlich genügend Lezithin und Cholin, so dass Anzeichen einer nicht ausreichenden Versorgung wohl nur bei starker körperlicher

Belastung sichtbar werden. Die Lezithinaufnahme mit der Nahrung wird in Deutschland derzeit mit 1,5 Gramm pro Tag angenommen. Dazu tragen hauptsächlich Fleisch und Fleischwaren sowie der Einsatz von Lezithin als Emulgator für Lebensmittel bei. Konkrete Anhaltspunkte für eine Zufuhrempfehlung bei Normalpersonen und Leistungssportlern sind daraus zurzeit nicht abzuleiten. Mit einer bedarfsangepassten Ernährung erhöht sich bei gesteigertem Energieumsatz sicherlich auch die Cholin- bzw. Lezithinaufnahme mit der Ernährung. Mit handelsüblichen Lezithinpräparaten werden zusätzlich Mengen von mehreren 100 Milligramm bis zu 15 Gramm pro Tag aufgenommen.

Das rasch entflammbare »Superbenzin« Glukose, das von Muskel-, Gehirn- und Nervenzellen gleichermaßen gut genutzt werden kann, wird in Form von Glykogen in Leber und Muskulatur gespeichert.

Phosphatidylserin hemmt Stresshormone

Das Übertrainingssyndrom wird mit einer Vielzahl von hormonellen Veränderungen und einer schleichenden Glykogenverarmung in Verbindung gebracht. Oftmals lassen sich erhöhte Kortisol- und Stresshormonwerte im Wettkampftraining mit sehr hohem Trainingsumfang feststellen. In diesem Zusammenhang konnte eine italienische Arbeitsgruppe 1992 zeigen, dass sich durch Phosphatidylseringaben die Ausschüttung von Stresshormonen nach körperlicher Belastung verringern lässt.

Phosphatidylserin wird im Bereich von 300 bis 800 Milligramm dosiert. Phosphatidylserin ist wie Phosphatidylcholin ein Bestandteil der Zellmembran und in besonders hoher Konzentration im Gehirn vorhanden. In der populärwissenschaftlichen Literatur wird Phosphatidylserin bereits als Kortisolantagonist mit antikataboler Wirkung bezeichnet. Lezithin kann allerdings bei sehr hoher Dosierung (> 50 Gramm) zu Magen-Darm-Störungen führen. Bei hoher Phosphatidylserinaufnahme am Abend (> 600 Milligramm) kann es zu Schlafstörungen kommen.

Die Dosierung ist noch unklar

Für eine zusätzliche Aufnahme von Lezithinpräparaten im Leistungssport gibt es zwar Anhaltspunkte, aber noch keine überzeugenden Daten, was die konkrete Dosierung betrifft. Auch für die Verabreichung von isolierten Phospholipidfraktionen wie Cholin oder Phosphatidylserin liegen zunächst nur interessante Hinweise im Bereich der wissenschaftlichen Diskussion und weiterer Prüfung vor. Eine Vernachlässigung der beschriebenen Substanzgruppe ist allerdings auch nicht gerechtfertigt.

Proteine – die Bodybuilder

Die hohe Wertschätzung von Proteinen als Aufbaunahrung erfolgt nicht unberechtigt. Proteine sind Grundbausteine sämtlicher Lebewesen: »Ohne Eiweiß kein Leben.« Aus dieser Tatsache leitet sich auch die wissenschaftliche Bezeichnung »Protein« ab, was so viel wie das Erste, das Wichtigste bedeutet. Es verwundert also nicht, dass kein Nahrungsbestandteil in der Geschichte der Sportlernahrung so viel Aufmerksamkeit gefunden hat wie das Protein. Man spricht sogar von einem Proteinmythos, der in der täglichen Ernährungspraxis zu einer Überschätzung der tatsächlich benötigten Eiweißmengen in der Kost von körperlich Aktiven führte und in Form des legendären Sportlersteaks mitunter den Blick für die Notwendigkeit und die Vorteile einer kohlenhydratbetonten Leistungsernährung verstellte.

Kein anderer Nährstoff hat im Hinblick auf das Leistungsvermögen so viel Beachtung gefunden wie die Gruppe der Nahrungsproteine. Protein ist gleich Kraft – diese einfache Formel bestimmt bis heute die Vorstellungen einer leistungsgerechten Ernährung von Schwerarbeitern und Sportlern.

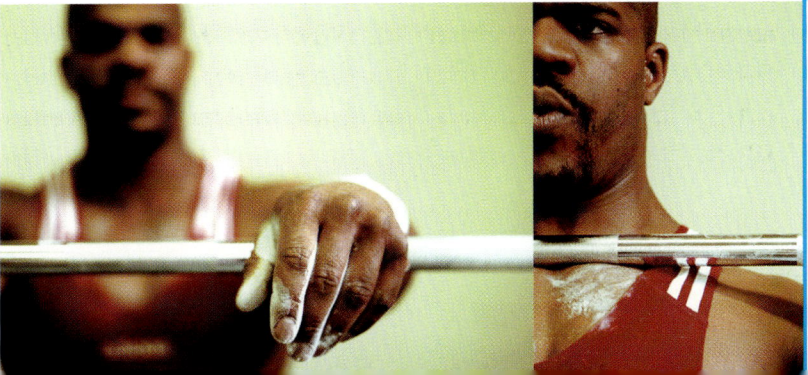

Muskelbaustein und Funktionsstoff

Nahrungsproteine erfüllen im Wesentlichen zwei Aufgaben, sind also doppelt wirksam: Einmal als Aufbaustoffe für zahlreiche anabole Vorgänge, und zum anderen können sie auch zwecks Energiegewinnung abgebaut werden (kataboler Stoffwechsel). Anabol und katabol sind die beiden Stoffwechselwege, die ständig ablaufen, um altes Material abzubauen und durch neues zu ersetzen. Diese Stoffwechselprozesse laufen verstärkt ab bei sportlichen Belastungen. Ein anaboler Vorgang ist beispielsweise das Aufbautraining. Der katabole Prozess der Energiebereitstellung aus Proteinabbau dagegen findet bei lang dauernden Belastungen wie Marathon oder Straßenradrennen statt. Aber auch bei einer Ernährung, die viel mehr Eiweiß zuführt, als zum Aufbau benötigt wird, kommt es zur energetischen Nutzung von Protein.

Die empfohlene tägliche Durchschnittszufuhr an Eiweiß liegt für 19- bis 65-jährige Männer bei 50 bis 70 Gramm, bei Frauen bei 45 bis 55 Gramm. Schwangere und Stillende haben einen erhöhten Bedarf.

Proteine im Detail

Es gibt fast nichts im menschlichen Organismus, was nicht in irgendeiner Weise mit Proteinen zu tun hat: Als Beispiele seien Muskeln, Haut, Enzyme, bestimmte Hormone, Überträgerstoffe im Nervensystem, der Blutfarbstoff, Transportproteine und die Abwehrkörper unseres Immunsystems genannt. Bei optimaler Eiweißzufuhr sind Muskel- und Bindegewebe weniger verletzungsanfällig und heilen im Fall eines Sportunfalls schneller.

Der Eiweißbestand des Körpers unterliegt einem ständigen Auf-, Ab- und Umbau. Diese Prozesse halten sich bei einem gesunden Erwachsenen insgesamt im Gleichgewicht. Wir sprechen dabei von einer Substanz- und Funktionserhaltung. Aufgabe der Ernährung ist es, dem Körper zum Erhalt dieses Gleichgewichts oder im Fall eines Aufbautrainings zur Vergrößerung der Muskelmasse genügend Eiweißstoffe zur Verfügung zu stellen. Die Nahrungsproteine, die wir mit eiweißhaltigen Lebensmitteln, wie beispielsweise Käse, Fisch, Brot und Nudeln, aufnehmen, werden im Magen-Darm-Trakt verdaut und ihre Bausteine, die Aminosäuren, anschließend zum Aufbau körpereigener Proteine verwendet. Im Grunde genommen haben wir also keinen Protein-, sondern einen Aminosäurenbedarf.

Der tägliche Eiweißbedarf

Die Deutsche Gesellschaft für Ernährung empfiehlt für Erwachsene mit leichter körperlicher Arbeit eine Proteinzufuhr mit der üblichen Mischkost in Höhe von 0,8 Gramm Eiweiß pro Kilogramm Körpergewicht. Diese Menge ist gewissermaßen ein Spitzenwert, denn sie enthält bereits Sicherheitszuschläge. Man kann also auch davon ausgehen, dass damit bereits ein geringfügiger Mehrbedarf von Freizeitsportlern abgedeckt ist. In diesem Zusammenhang sollte auch bedacht werden, dass die tatsächliche Proteinzufuhr in Deutschland die Empfehlungen um etwa 50 Prozent übersteigt. Die Eiweißaufnahme liegt bei 1,2 bis 1,4 Gramm Protein pro Kilogramm Körpergewicht. Mehr Protein dürfen auch Sportler in den seltensten Fällen benötigen. Umgekehrt kann man feststellen: Das Gros der Deutschen isst mehr als genug Eiweiß und müsste sich eigentlich durch Sport diesen Luxuskonsum erst verdienen.

Proteinzufuhr im Leistungssport

Es ist offensichtlich, dass Muskelaufbautraining den Proteinbedarf erhöht. Allerdings werden aufgrund von wissenschaftlichen Untersuchungen heute erheblich niedrigere Proteinzufuhren für Kraftsportler empfohlen als vor zehn Jahren. Lagen die empfohlenen Pro-

Wer mehr Energie umsetzt und dementsprechend auch mehr isst, nimmt automatisch mehr Protein auf. Der Proteinbedarf steigt nicht überproportional zum Energiebedarf. Eine zu geringe Proteinversorgung im Sport kann eher auftreten, wenn z. B. aus Gewichtsgründen zu wenig gegessen wird.

teinmengen damals noch bei drei bis vier Gramm pro Kilogramm Körpergewicht, so reduzierten die meisten Sporternährungsexperten nun ihre Empfehlungen auf Werte unter zwei Gramm Eiweiß pro Kilogramm Körpergewicht. Eine internationale Konsensuskonferenz zu Fragen der Sportlerernährung kam übereinstimmend zu folgendem Ergebnis: Im Kraftsport reicht eine Proteinzufuhrempfehlung im Bereich von 1,1 bis 1,7 Gramm pro Kilogramm Körpergewicht aus. Voraussetzung für die vernünftig kalkulierten neuen Proteinmengen ist allerdings eine genügend hohe Kohlenhydratzufuhr im Krafttraining. Wenn die Energie zur Absolvierung des Trainingspensums durch Kohlenhydrate als Energiequelle bereitgestellt wird, braucht auch der Aufbaustoff Protein nicht unnötig und unökonomisch als »Brennstoff« verheizt zu werden. Kohlenhydrate haben einen eiweißsparenden Effekt!

Auch Ausdauersport erhöht den Eiweißbedarf

Bei hohen Energieanforderungen im Ausdauersport werden neben den primären Energiequellen Kohlenhydrate und Fette auch vermehrt Proteine zur Energiegewinnung herangezogen. Man hat einmal ausgerechnet, dass bei einem Marathonlauf etwa 20 bis 30 Gramm Aminosäuren energetisch verstoffwechselt werden. Der Proteinbedarf im Ausdauersport ist daher erhöht. Die Zufuhrempfehlungen bewegen sich in einem Bereich von 1,2 bis 1,4 Gramm Eiweiß pro Kilogramm Körpergewicht.

Keine übertriebenen Mengen nötig

Ein einfaches Rechenbeispiel zeigt, dass es nicht nötig ist, die durchschnittlichen prozentualen Eiweißzufuhrempfehlungen in Höhe von zwölf Prozent der Energiezufuhr im Leistungssport anzuheben. Zwölf Energieprozent Proteine bei einem Energieumsatz von 2000 Kilokalorien (Bedarf bei körperlicher Leichtarbeit) bedeutet

Für die tatsächliche Proteinzufuhr durch ein Nahrungsmittel ist nicht nur dessen Eiweißgehalt, sondern auch die Qualität des betreffenden Eiweißes von Bedeutung. Mit die höchste Eiweißqualität haben z. B. Eier, Sojaprodukte sowie Harzer Käse.

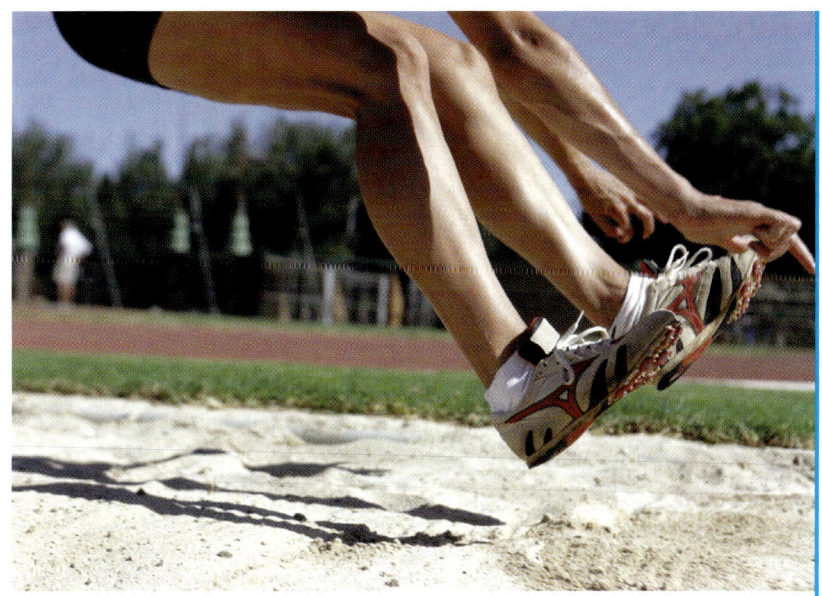

Leistungssportler brauchen hochwertige Eiweiße. Gut sind Kombinationen aus tierischen und pflanzlichen Produkten, wobei der pflanzliche Anteil überwiegen sollte.

240 Kilokalorien aus Eiweiß = 60 Gramm Protein (ein Gramm Eiweiß entspricht vier Kilokalorien). Diese 60 Gramm entsprechen knapp 0,8 Gramm Eiweiß pro Kilogramm Körpergewicht bei 80 Kilogramm Körpergewicht. Verdoppelt sich der Energieumsatz durch Leistungssport auf 4000 Kilokalorien, entspricht dies 480 Kilokalorien aus Eiweiß = 120 Gramm Protein. Ein 80 Kilogramm schwerer Sportler nimmt dann bereits 1,5 Gramm Eiweiß pro Kilogramm Gewicht auf.

Bedingt durch eine höhere Energiezufuhr im Sport nehmen die meisten Athleten ohnehin Eiweißmengen von 1,2 bis 2,0 Gramm pro Kilogramm Körpergewicht auf.

Zu viel Eiweiß hat auch Nachteile

Dies kann vor allem im Kraftsport und dort insbesondere in der Phase des Kraftaufbautrainings der Fall sein. Ein überreichliches Eiweißangebot aus der Nahrung, das über den Bedarf in der anabolen Phase hinausgeht, kann zu katabolen Zwecken verwendet werden. D. h.: Überschüssiges Eiweiß, welches nicht zum Aufbau benötigt wird,

Ohne ausreichende
Flüssigkeitszufuhr
(mindestens zwei
bis drei Liter pro
Tag) besteht bei
hoher Protein-
aufnahme im Sport
die Gefahr einer
Mehrbelastung der
Nieren. Ein
Zusammenhang mit
einer langfristig
möglichen Nieren-
schädigung wird
diskutiert.

wird als Brennstoff verheizt. Der physiologisch sinnvolle Bereich der Eiweißzufuhr von etwa 1,0 bis 1,5 Gramm Protein pro Kilogramm Körpergewicht bietet noch am ehesten die Chance, dass das Nahrungseiweiß seiner Zweckbestimmung entsprechend genutzt wird. Bei der energetischen Verwendung von Eiweiß muss bedacht werden, dass Proteine im Vergleich zu Kohlenhydraten eine unökonomische Energiequelle sind.

Reichlich trinken ist Pflicht

Im Unterschied zu Kohlenhydraten und Fetten, die rückstandslos zu Wasser und Kohlendioxid (CO_2) verbrennen, muss die stickstoffhaltige Aminogruppe der Eiweißbausteine als Harnstoff entgiftet und mit dem Urin ausgeschieden werden. Untersuchungen haben gezeigt, dass Bodybuilder mit hohem Eiweißkonsum mehr als doppelt so viel Harnstoff produzieren wie eine Vergleichsgruppe. Entsprechend muss mehr getrunken werden, weil die Nieren solche Substanzen am besten gut verdünnt ausscheiden können. Wenn die tägliche Urinmenge nicht entsprechend ansteigt, weil zu wenig getrunken wird, resultiert daraus eine stärkere Belastung der Nieren. In jedem Fall gilt: Bei höherer Proteinzufuhr ist ausreichend Trinken Pflicht, damit die Nieren gut durchspült werden. Man kann für diese Wasseraufnahme bei erhöhter Eiweißaufnahme im Krafttraining durchaus 0,7 bis 1,0 Liter Wasser mehr einplanen, unabhängig davon, wie viel man zusätzlich durch Schwitzen während des Krafttrainings verliert.

Den Stoffwechsel nicht unnötig belasten

Bei der Frage nach den Nachteilen einer (zu) hohen Proteinaufnahme muss noch auf einen anderen Aspekt hingewiesen werden. Unerwünschte Begleiter einer proteinreichen Kost – mit Ausnahme von Proteinkonzentraten – sind vor allem bei bevorzugter Aufnahme tierischer Produkte gesättigte Fettsäuren, Cholesterin und Purine (Harn-säurebildner). Um diese stoffwechselbelastenden Stoffe in akzeptablen Grenzen zu halten, empfiehlt sich einmal mehr, den Eiweißkonsum auf ein sinnvolles Maß zu beschränken. Hinzu kommt, dass bei Einschränkung tierischer zugunsten pflanzlicher Proteine sich nicht nur die Zufuhr der unerwünschten Proteinbegleitstoffe verringert, sondern vor allem die Zufuhr an leistungsfördernden Kohlenhydraten verbessert wird.

Pflanzliche und tierische Proteine

Wichtig ist es, dem Sportler den Wert pflanzlicher Eiweißquellen in seiner Ernährung schmackhaft zu machen. Das Eiweiß aus Brot, Haferflocken, Müslimischungen, Nudeln, Reis und Kartoffeln

▸ Ist von wenig Fett begleitet

▸ Liefert gleichzeitig Kohlenhydrate und Ballaststoffe, bioaktive sekundäre Pflanzenstoffe sowie Vitamine (Vitamin-B-Gruppe, C und E) und Mineralstoffe (Magnesium und Kalium)

▸ Ergibt mit geringen Zulagen tierischer Proteine biologisch hochwertige Eiweißmischungen mit allen vom Körper benötigten essenziellen Aminosäuren

Der Vorteil der tierischen Proteine – fettarme Produkte sind zu bevorzugen – ergibt sich aus dem begleitenden Gehalt von Kalzium (Milch- und Milchprodukte), Eisen, Zink und Selen (Fleisch) sowie Jod und Zink (Seefisch). Tierische Proteinträger enthalten zudem praktisch alle Vertreter der Vitamin-B-Gruppe.

Die unverzichtbaren Aminosäuren

Eigentlich haben wir gar keinen Eiweißbedarf, sondern nur einen Bedarf an Eiweißbausteinen. Aminosäuren sind die Bausteine von Nahrungseiweißstoffen und Körperproteinen. Jedes Nahrungseiweiß

In der Praxis ist nicht so sehr die biologische Wertigkeit eines Proteins auschlaggebend, sondern die richtige Kombination durch eine ausgewogene Ernährung.

wird im Lauf der Verdauungsvorgänge zu Aminosäuren abgebaut und dann im Organismus wieder nach seinem spezifischen Bauplan zu körpereigenem Eiweiß aufgebaut. So entsteht aus Milcheiweiß Muskeleiweiß. Die biochemische Zwischenstufe des Eiweißstoffwechsels sind die Aminosäuren. Einige Aminosäuren müssen unbedingt mit der Nahrung aufgenommen werden. Sie werden deshalb als essenziell (lebensnotwendig) bezeichnet. Andere können im Körper aus Nahrungsbestandteilen gebildet werden. Sie sind nicht essenziell.

Die Erforschung der Aminosäuren als leistungsbeeinflussende (ergogene) Substanzen ist längst nicht abgeschlossen und eröffnet ein interessantes wissenschaftliches Aufgabenfeld (siehe Seite 147ff.).

Das Wichtigste zu Aminosäuren

▶ Die etwa 20 verschiedenen Aminosäuren werden in essenzielle und nicht essenzielle eingeteilt.

▶ Zu den essenziellen gehören Valin, Leuzin, Isoleuzin, Threonin, Methionin, Phenylalanin, Tryptophan, Lysin und Histidin.

▶ Histidin wurde lange Zeit nur für Kinder als essenziell angesehen (semiessenzielle Aminosäuren).

▶ Glutamin und Arginin gehören zu den Aminosäuren, die vom Organismus aus Vorstufen synthetisiert werden können. Sie sind unter speziellen Bedingungen und besonderen Belastungsphasen essenziell. Man bezeichnet sie daher auch als konditionell essenziell.

▶ Freien und höher dosierten Aminosäuren schreibt man spezifische Stoffwechseleffekte zu, so z. B. Arginin und Ornithin: Steigerung der Wachstumshormonsynthese; Tryptophan (Serotonin): Beeinflussung psychischer Vorgänge; Tyrosin: hormonartige Wirkstoffe mit belebender und antriebssteigernder Wirkung; Valin, Leuzin und Isoleuzin, kurz BCAA genannt: antikatabole Wirkung.

Für Wachstum, körperliche und geistige Fitness sind Aminosäuren unverzichtbar.

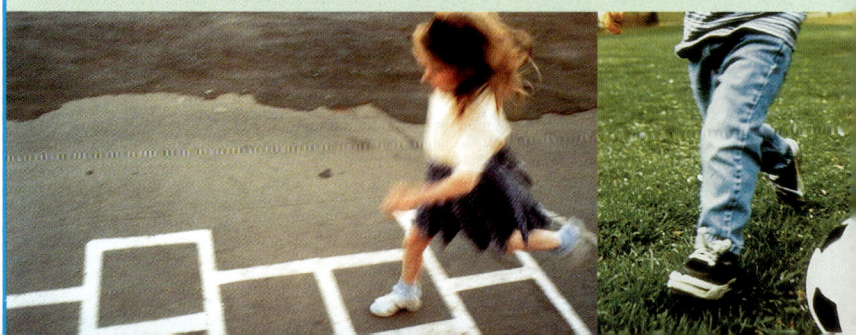

Eiweiß in der Nahrung

Mit einer gemischten Kost lässt sich der Bedarf an den essenziellen Aminosäuren am besten decken. Bei der Betrachtung der Aminosäurenzusammensetzung einzelner Lebensmittel lässt sich zwar ein Vorteil tierischer Proteinträger (Fleisch, Fisch, Milch, Ei) gegenüber den pflanzlichen Eiweißquellen (Getreide, Hülsenfrüchte) erkennen; in der Praxis verzehrt aber ein Sportler normalerweise weder ausschließlich Fleisch noch Getreideprodukte.

In der gemischten Ernährung stammen die Eiweißbausteine aus pflanzlichen und tierischen Lebensmitteln, so dass stets eine komplette Mischung vorliegt, wie sie für den Aufbau von Körpereiweiß benötigt wird. Je ähnlicher ein Nahrungseiweiß oder die Kombination von Nahrungseiweißen in der Aminosäurenzusammensetzung dem Körperprotein ist, desto besser ist die Mischung als Aufbaunahrung geeignet.

Biologische Wertigkeit und Ergänzungswirkung

Nach der klassischen Definition versteht man unter biologischer Wertigkeit (BW) die Menge Körpereiweiß, die durch 100 Gramm eines Nahrungsproteins ersetzt werden kann. Als Bezugswert für die biologische Wertigkeit (BW = 100) dient Volleiprotein. Andere tierische Lebensmittel, wie z. B. Fleisch, Fisch und Milch, liegen im Bereich von 80 bis 90. Bei den pflanzlichen Eiweißen wird die biologische Wertigkeit mit 60 bis 80 angegeben. Als relativ hochwertige Proteinquellen sind hier Soja, Reis, Hafer, Sesam, Roggen und Kartoffeln zu nennen. Neuere Untersuchungsmethoden schreiben vor allem dem Sojaeiweiß eine dem tierischen Eiweiß (Rindfleisch und Milch) durchaus vergleichbare Proteinwertigkeit zu. Die Betrachtung der biologischen Wertigkeit darf aber nicht zu einer einseitigen Bevorzugung bestimmter Lebensmittelgruppen und damit zu einseitiger Ernäh-

Wir leben bekanntlich nicht von Kalorien allein. Neben den energieliefernden Makronährstoffen wie Kohlenhydraten, Fett und Protein benötigen wir auch funktionsfördernde Mikronährstoffe.

rung führen. In der gemischten Kost ergänzen sich die pflanzlichen und tierischen Eiweißlieferanten in der Aminosäurenzusammensetzung so, dass es zu keinen Versorgungslücken kommt. Biologisch hochwertige Proteinkombinationen sind:

▸ Getreide mit Milchprodukten oder Ei, z. B. Brot mit Käse, Haferflocken mit Milch oder Eierteigwaren

▸ Kartoffeln mit Ei, Fleisch, Fisch oder Milch

▸ Hülsenfrüchte und Getreide, z. B. Bohnen und Mais

Vitamine und Mineralstoffe

Vitamine und Mineralstoffe sind nicht energieliefernde Nährstoffe. Sie müssen regelmäßig mit der Nahrung aufgenommen werden, damit es nicht zu Leistungsabfall und spezifischen Mangelerscheinungen kommt. Als Bestandteile oder Aktivatoren von Enzymen (körpereigenen Biokatalysatoren) fungieren sie im Energiestoffwechsel als »Zündstoffe« und sind an materiellen Umsetzungen unseres Körpers im Baustoffwechsel beteiligt. Außerdem schützen sie die Gesundheit insbesondere bei hohen Belastungen.

Fit und gesund mit Vitaminen

Bei einer gesunden Ernährung darf keiner der insgesamt 14 Vitaminfaktoren fehlen. Ihrer Funktion nach können wir Vitamine in Regler- und Schutzstoffe einteilen. So sind B-Vitamine als Koenzymbestandteile an wichtigen Stoffwechselreaktionen beteiligt. Vitamin B1 ist das Energievitamin, weil es in den Kohlenhydratstoffwechsel eingreift. Vitamin B6 gilt als Schlüsselvitamin des Proteinstoffwechsels. Ebenfalls eine zentrale Bedeutung im Kohlenhydrat-, Fett- und Pro-

Ähnlich wie bei den Kohlenhydraten und Proteinen schrieb man dem Vitamin B1 einen besonderen Stellenwert für Ausdauersportler und dem Vitamin B6 für Kraftsportler zu. Natürlich brauchen beide Gruppen beide B-Vitamine u. a. m.

teinhaushalt haben Niazin, Vitamin B2 und Pantothensäure. Vitamin B12 und Folsäure sind wichtig für die Blutbildung, während Biotin für Haut, Haare und Nägel Kosmetik von innen ist.

Die Einteilung wasserlöslich – fettlöslich

Vitamine werden bekanntlich in wasser- und in fettlösliche Verbindungen eingeteilt. Die meisten werden mit Buchstaben und Fachbegriffen gekennzeichnet, einige tragen nur ihren Fachnamen.

► *Fettlösliche Vitamine:* Vitamin A oder Retinol (Vorstufe Karotin), Vitamin D oder Kalziferol, Vitamin E oder Tokopherol, Vitamin K oder Phyllochinon

► *Wasserlösliche Vitamine:* Vitamin B1 oder Thiamin, Vitamin B2 oder Riboflavin, Niazin, Vitamin B6 oder Pyridoxin, Pantothensäure, Biotin, Folsäure, Vitamin B12 oder Kobalamin, Vitamin C oder Askorbinsäure

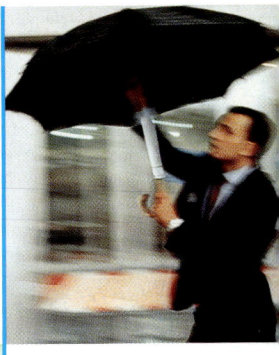

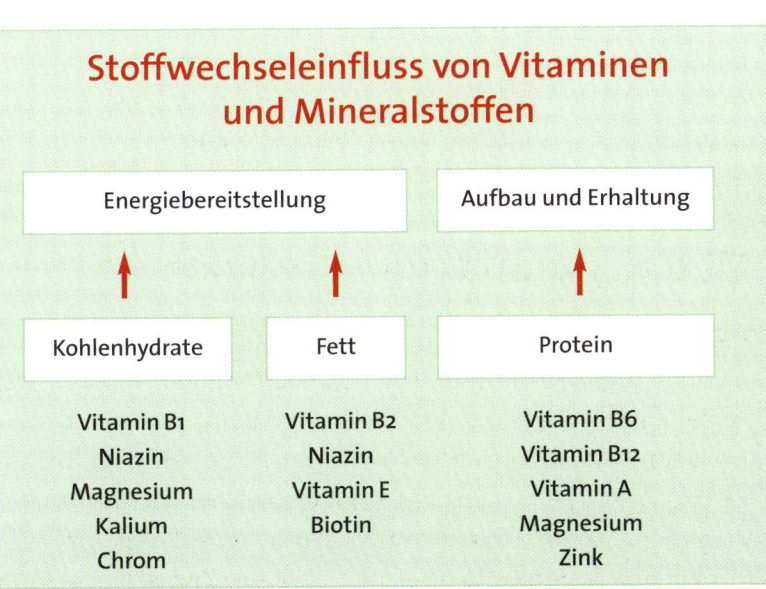

Stoffwechseleinfluss von Vitaminen und Mineralstoffen

Energiebereitstellung		Aufbau und Erhaltung
↑	↑	↑
Kohlenhydrate	Fett	Protein
Vitamin B1	Vitamin B2	Vitamin B6
Niazin	Niazin	Vitamin B12
Magnesium	Vitamin E	Vitamin A
Kalium	Biotin	Magnesium
Chrom		Zink

Die nebenstehende Übersicht zeigt, welche (ausgewählten) Mikronährstoffe in den Stoffwechsel der Makronährstoffe eingreifen.

Oben: Vitamine sind wichtige Schutzstoffe für unsere Gesundheit.

Die große Gruppe der B-Vitamine bildet zusammen mit Vitamin C – jenem Allroundkönner für Immunsystem, Abwehr von freien Radikalen, Eisenverwertung, Bindegewebe – die Fraktion der wasserlöslichen Vitamine. Die vier fettlöslichen Vitamine A, D, E und K sind in dieser Reihenfolge zuständig für die gesunde Haut und Schleimhautfunktion sowie Sehleistung, Kalziumstoffwechsel und Knochenbildung, die Abwehr freier Radikale (Antioxidanzienwirkung) sowie die Blutgerinnung. Eine nahrungsbedingte Unterversorgung mit diesen Vitaminen kann leicht zu einer Leistungsbegrenzung und zur erhöhten Krankheitsanfälligkeit führen.

Sportler sollten sich an den empfohlenen Referenzwerten für die Nährstoffzufuhr (siehe nächste Seite unten) orientieren.

Ein Mangel wirkt sich bei Sportlern übrigens viel schneller leistungsmindernd aus als im Vergleich zu Nichtaktiven. Auch die Trainingsleistung und die Fähigkeit zur Regeneration können sich verschlechtern.

Achtung: Wasserlösliche Vitamine sind empfindlich bei der Lagerung und Nahrungszubereitung. Sie können ausgelaugt werden und werden zum Teil durch Sauerstoff, Hitze und Lichteinflüsse zerstört.

Sport führt auch zu oxidativem Stress

Mit oxidativem Stress ist ein Ungleichgewicht von freien Radikalen gegenüber den antioxidativen Schutzmechanismen im Körper gemeint. Intensiver Sport, schädigende UV-Strahlen und Sauerstoffverbindungen, bestimmte Schadstoffe durch Abgase, Zigarettenrauch, Zerstörung der Ozonschicht etc. können die Bildung freier Radikale fördern, die zell- und muskelschädigende Wirkungen entwickeln, wenn sie nicht durch Antioxidanzien (z. B. Vitamin E, C, Karotinoide und das Spurenelement Selen) abgefangen werden.

Neben den aus der Nahrung oder Nahrungsergänzungspräparaten stammenden antioxidativen Vitaminen und Spurenelementen üben körpereigene, also im Organismus gebildete antioxidative Schutzsysteme, ebenfalls eine Abwehrfunktion gegenüber freien Radikalen aus.

58

Bei durchtrainierten Athleten nimmt die Aktivität im Stoffwechsel gebildeter Antioxidanzien (u. a. Enzyme) deutlich zu. Zumindest was den Ansturm freier Radikale betrifft, befinden sich durchtrainierte gegenüber untrainierten Menschen im Vorteil. Die Gewöhnung an ein regelmäßiges Training schützt die Sportler gegenüber möglichen zell- und muskelschädigenden Reaktionen. Dennoch werden heute für Nichtsportler und Aktive gleichermaßen höhere Zufuhrempfehlungen für bestimmte antioxidative Schutzstoffe aus der Nahrung, insbesondere die Vitamine E und C, ausgesprochen.

Vitamin E und C gegen freie Radikale

Diese Mengen werden zur Abwehr des oxidativen Stresses auch sportlich Aktiven empfohlen:

▸ Vitamin E: 20 bis 30 Milligramm; im Leistungssport sogar 100 Milligramm und mehr. Vitamin-E-Dosierungen bis zu 200 Milligramm gelten als physiologisch. Bei höheren Dosierungen ist ein Arzt zu befragen.

Obst und Gemüse sind mehr als große Vitamin- und Mineralstoffpillen. Ihr gesundheitliches Plus besteht im gleichzeitigen Gehalt gesundheitsfördernder sekundärer Pflanzenstoffe. Deshalb können sie nicht vollständig durch Vitamin- und Mineralstoffpräparate ersetzt werden.

Empfohlene Referenzwerte an Mikronährstoffen

Vitamin A	0,8–1,0 mg	Kalzium	1000 mg
Beta-Karotin	2–4 mg	Magnesium	300–350 mg
Vitamin B1(Thiamin)	1,2 mg	Eisen	10–15 mg
Vitamin B2 (Riboflavin)	1,4 mg	Zink	7–10 mg
Vitamin B6 (Pyridoxin)	1,5 mg	Jod	150–200 µg
Niazin	16 mg		
Pantothensäure	6 mg		
Folsäure	400 µg		
Vitamin B12	3 µg	*Schätzwerte*	
Vitamin C	100 mg	Selen	30–70 µg
Vitamin E	14 mg	Chrom	30–100 µg

▸ Vitamin C: 150 bis 300 Milligramm; im Leistungssport sogar 500 bis 1000 Milligramm in bestimmten Belastungssituationen, auch hier eventuell mit dem Arzt sprechen.

Die Schutzvitamine werden in ihrer vorbeugenden Wirkung unterstützt durch so genannte bioaktive Pflanzenstoffe. Dazu gehören die großen Gruppen der Karotinoide und Flavonoide aus Früchten und Gemüsen. Wer viel Vollkornprodukte, Gemüse und Obst isst, wählt so gleichzeitig eine Fitnessernährung für Herz und Kreislauf.

Der Bedarf steigt proportional zur Leistung

Wer körperlich viel leistet, hat natürlich auch einen Mehrbedarf an diesen lebensnotwendigen Reglerstoffen und Hochleistungselementen. Allerdings kann man davon ausgehen, dass der Bedarf an Vitaminen und Mineralstoffen – ebenso wie der an Protein – nicht überproportional zum Energiebedarf steigt. Wer bedarfsgerecht und ausgewogen isst, dürfte deshalb kaum Probleme mit einer ausreichenden Nährstoffversorgung haben.

Mangelkandidaten sind eher diejenigen, die aus Gewichtsgründen zu wenig essen oder die es im Alltag einfach nicht schaffen, sich vollwertig zu ernähren. Dies ist allerdings kein sportspezifisches Problem. Bereits vorhandene Nährstoffdefizite und/oder sehr hohe Leistungsanforderungen können eine gezielte Nahrungsergänzung erforderlich machen, die jedoch im Allgemeinen das zwei- bis dreifache der empfohlenen Tagesdosis nicht überschreiten sollte. Vorsicht ist vor einer Überdosierung an Vitamin A und Vitamin D geboten.

Ein Zuviel kann auch schaden

Als Folge einer überhöhten Zufuhr – insbesondere so genannter Megadosen – können bei einzelnen Vitaminen Hypervitaminosen (Überdosierungserscheinungen) auftreten.

Bei Langzeiteinnahme hoher Vitamin-A-Mengen können Kopf-schmerzen, Hautveränderungen, Haarausfall, Erbrechen, Leberver-größerung und schmerzhafte Skelettveränderungen auftreten. Bei Erwachsenen sollten Tagesdosen von 15 Milligramm (50 000 I. E.) nur aufgrund einer ärztlichen Verordnung über längere Zeit gegeben werden. Insbesondere während der Schwangerschaft muss in den ersten sechs Monaten vor einer zu hohen Vitamin-A-Aufnahme vor-sorglich gewarnt werden. Das Provitamin A (Beta-Karotin) kann allerdings keine Vitamin-A-Hypervitaminose auslösen.

Auch beim fettlöslichen Vitamin D sind Überdosierungserscheinun-gen bekannt. Kalkablagerungen in den Organen und bleibende Nierenschäden können die unangenehmen Folgen davon sein. Überdosierungserscheinungen beim Erwachsenen werden bei chro-nisch verabfolgten Dosen von mehr als 500 Mikrogramm täglich beob-achtet. Bei dem fettlöslichen Vitamin E gelten Dosierungen bis zu 200 Milligramm pro Tag als physiologisch.

Auch wasserlösliche Vitamine nicht überdosieren

Lange Zeit hatte man angenommen, dass Überdosierungserschei-nungen nur bei den fettlöslichen Vitaminen auftreten könnten. Durch die Verfügbarkeit sehr hoher Einzeldosen (Megadosen) bei den was-serlöslichen Vitaminen muss aber auch bei diesen bislang als harm-los geltenden Vitaminfaktoren mit Nebenwirkungen und nicht nur mit einer vermehrten Harnausscheidung der über den Bedarf zugeführ-ten Vitamine gerechnet werden.

So können Megadosen an B-Vitaminen bei Langzeitverabreichung Juckreiz, Empfindungsstörungen der Haut, allergische Symptome bis zu Akneerscheinungen verursachen. Insbesondere sollten die Vit-amine B6 und Niazin auf Dauer nicht zu hoch dosiert werden. In

Bei breitensport-lichen Aktivitäten (z. B. Joggen, Tan-zen, Tennis, Radfah-ren) werden durch-schnittlich bis zu 2000 Kilokalorien pro Woche zusätz-lich benötigt. Es ist kein Problem, den erhöhten Energie-bedarf durch Lebensmittel auf Basis einer vollwerti-gen Ernährung zu decken. Das betrifft auch die Referenz-werte für Vitamine und Mineralstoffe.

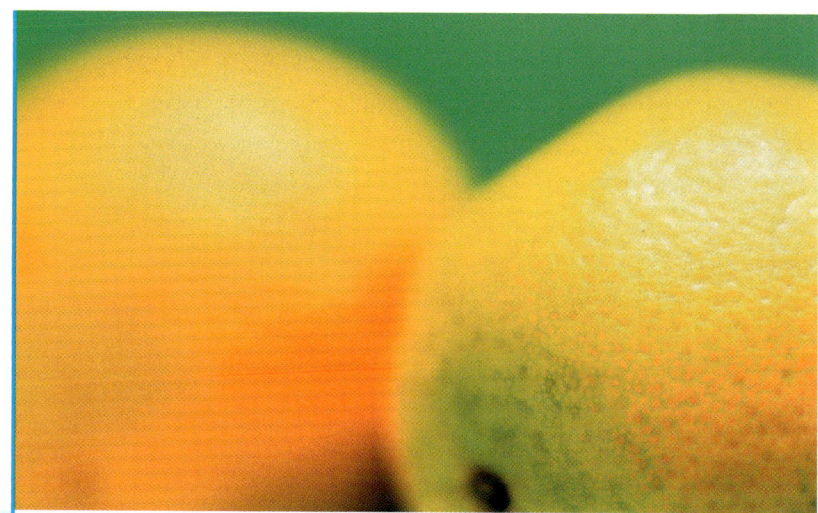

Frisch gepresste Fruchtsäfte sind natürliche Vitaminbomben – und schmecken außerdem unwiderstehlich gut.

Ein großes Glas Orangensaft deckt den normalen Vitamin-C-Bedarf zu 100 Prozent, ein Glas Grapefruitsaft zu 120 Prozent und ein Glas Mandarinensaft zu 75 Prozent.

extremer Einzeldosierung (mehr als drei bis fünf Gramm pro Tag) kann Vitamin C kurz dauernde Durchfälle auslösen oder sich der Säurecharakter (Askorbinsäure!) bei empfindlichen Personen negativ bemerkbar machen. In diesen Fällen kann man auf mit Kalzium gepuffertes Vitamin C (Ca-Askorbat) zurückgreifen. Es empfehlen sich aber ohnehin nicht große Einzeldosen, sondern eine Einnahme über den Tag verteilt. So wird der Körper gleichmäßig mit diesem wichtigen Vitamin versorgt.

Mineralstoffe –
die Hochleistungselemente

Mineralstoffe sind anorganische Mikronährstoffe, die im Körper in unterschiedlichen Mengen vorhanden sind und auch mit der Nahrung in unterschiedlichen Mengen zugeführt werden müssen. Demzufolge sprechen wir von Mengen- und Spurenelementen.

Für sportlich Aktive spielen Magnesium und Eisen eine große Rolle – einmal zur Sicherung eines guten Zusammenspiels von Nerven und Muskeln und zum anderen als Aufbauelemente für den Blutfarbstoff und damit den Sauerstofftransport im Körper.

Nicht alle sind essenziell

Mineralstoffe sind chemische Elemente und ihre anorganischen Verbindungen. Sie stellen Bau- und Reglersubstanzen für den menschlichen Organismus dar und sind beteiligt an der Reizbildung, Reizbeantwortung und an der Muskelkontraktion. Die lebensnotwendigen Mengen- und Spurenelemente müssen mit der Nahrung aufgenommen werden. Kalzium (Ca), Phosphor (P), Natrium (Na), Chlorid (Cl), Kalium (K), Magnesium (Mg) und Schwefel (S – aus schwefelhaltigen Aminosäuren stammend) sind für den Menschen essenziell.

Meist reichen winzige Mengen

Bei den Mineralstoffen unterscheidet man nach ihrem Gehalt zwischen Mengenelementen, deren Konzentration mehr als 50 Milligramm pro Kilogramm Körpergewicht (= 0,005 Prozent) beträgt, und Spurenelementen, deren Gehalt im Körper unterhalb dieser Grenze liegt. Eisen liegt mit 0,007 Prozent nach dieser Definition im Grenzbereich zwischen Mengen- und Spurenelement, wird aber heute überwiegend den Spurenelementen zugeordnet.

Entsprechende Unterschiede ergeben sich auch im Bedarf an Mengen- und Spurenelementen. Während die erste Gruppe im Mehrerehundert-Milligramm bis Mehrere-Gramm-Bereich liegt, benötigen wir von den Spurenelementen nur wenige Milligramm- bzw. Mikrogrammmengen. Lebensnotwendige, mit der Nahrung aufzunehmende Spurenelemente sind: Eisen (Fe), Jod (J), Zink (Zn), Fluorid (F), Selen (Se), Kupfer (Cu), Mangan (Mn), Chrom (Cr), Molybdän (Mo) und Kobalt (Co).

Mineralstoffe sind aus folgenden Quellen gut für den Organismus verfügbar: Kalzium aus Milch, Eisen und Zink aus Fleisch, Kalium aus Obst und Gemüse, Magnesium aus Mineralwasser. Vitamin C verbessert die Eisenverwertung aus pflanzlichen Quellen.

Kalzium – der Knochenfestiger

Das Mineral ist der wichtigste Knochen- und Zahnbaustein. Eine ausreichende Kalziumversorgung in jungen Jahren ist zusammen mit körperlicher Aktivität der beste Schutz vor Osteoporose (= Knochenschwund) im Alter.
Nahrungsquellen: Milch und fettarme Milchprodukte

Magnesium – das Hochleistungselement

Magnesium aktiviert mehr als 300 Enzyme des Energie- und Proteinstoffwechsels. Es sorgt für ein optimales Zusammenspiel von Nerv und Muskel und schützt somit vor Muskelverkrampfungen.
Nahrungsquellen: Gemüse, Vollkornprodukte und entsprechende Mineralwässer sowie spezielle Präparate und Sportlergetränke

Kalium – der Muskelfitmacher

Kalium ist der Gegenspieler von Natrium bei der Regulation des Wasserhaushalts. Ebenfalls wichtig ist es für die Muskelfunktion und die Glykogenspeicherung in der Muskulatur.
Nahrungsquellen: Obst, Säfte und Gemüse sowie Kartoffeln

Eisen – der Sauerstofftransporteur

Eisen ist wichtig für die Bildung des Blutfarbstoffs Hämoglobin und damit für den Sauerstofftransport. Frauen und Ausdauersportler, vor allem, wenn sie sich vegetarisch ernähren, müssen auf eine ausreichende Eisenversorgung achten. Eisen aus Fleisch ist besonders gut verfügbar und verbessert sogar die Ausnutzung pflanzlichen Eisens, wenn man beispielsweise Fleisch zusammen mit Gemüse isst. Pflanzliches Eisen wird auch mit Hilfe von Vitamin C besser für den Körper verfügbar, z. B. Vollkornprodukte mit Obst oder Gemüse.
Nahrungsquellen: rotes Fleisch, Leber, Vollkornbrot, Gemüse

Zink und Selen – die Schutzelemente

Beide Spurenelemente sind wichtig für das Immunsystem. Zink aktiviert zahlreiche Enzyme, u. a. die der Proteinbiosynthese. Selen ist wie das Vitamin E ein wichtiges Antioxidanz und schützt die Zelle vor freien Radikalen.

Nahrungsquellen: Fisch, Meeresfrüchte, Fleisch, Vollkornprodukte

Jod – der Stoffwechselaktivator

Jod ist Bestandteil der Schilddrüsenhormone und damit zuständig für eine gesunde Schilddrüsenfunktion. Jod ist in unserer Ernährung ein kritischer Nährstoff, weil er in natürlicher Form bei uns zu wenig vorhanden ist.

Nahrungsquellen: Meeresfisch, Jodsalz

Chrom – der Kohlenhydratfaktor

Wichtig für die Insulinwirkung und damit die Kohlenhydratverwertung in der Zelle. Es wird auch als Glukosetoleranzfaktor bezeichnet. Bei Ausdauersportlern, Übergewichtigen und Diabetikern ist die Chromversorgung unter Umständen besonders zu beachten. Es gibt wenig Angaben über die Chromgehalte der Lebensmittel und die Versorgung der Bevölkerung.

Nahrungsquellen: Fleisch, Bierhefe, Käse, Vollkornprodukte

Deutschland gehört zu den Jodmangelgebieten Europas. Deshalb muss Jod bewusst in ausreichender Menge zugeführt werden. Brot, das mit Jodsalz hergestellt wird, ist z. B. eine gute Quelle.

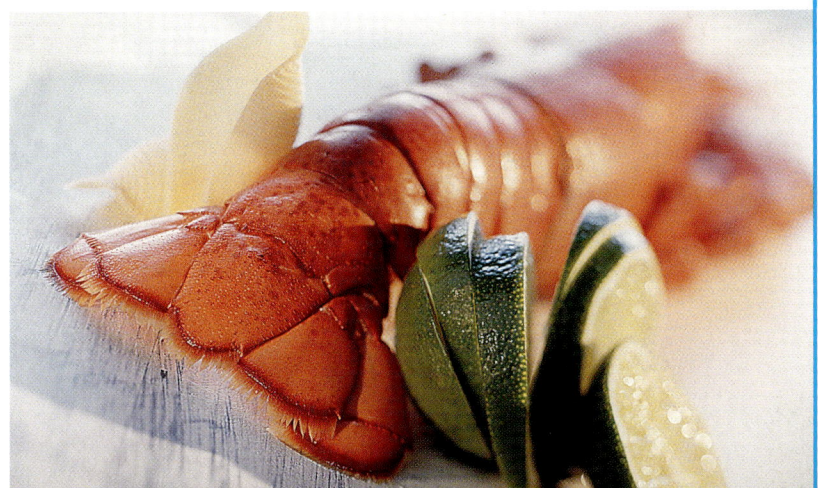

Fisch und Meeresfrüchte liefern reichlich Mengen- und Spurenelemente, die für das Aufrechterhalten verschiedener Körperfunktionen unentbehrlich sind.

Fitnessfood gibt Power
und ist gesund. Setzen Sie auf
Abwechslung beim Essen.
Dann stimmt auch der Genuss.

Fitnessfood

So kommt man
auf Hochtouren

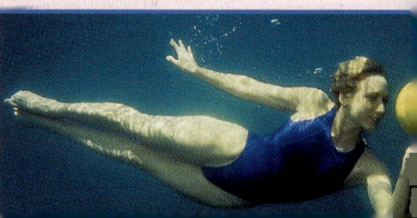

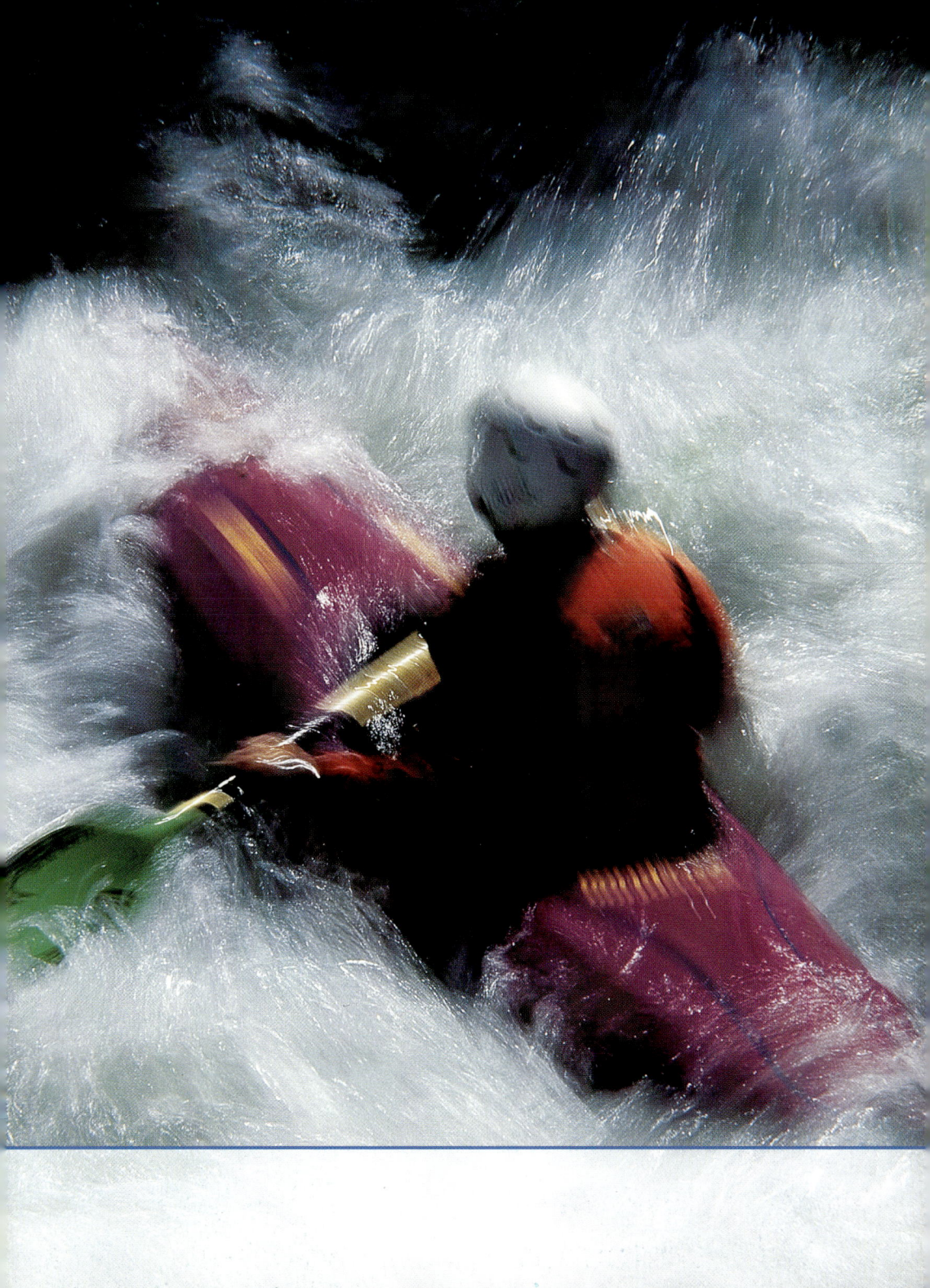

Beim Einkaufen gilt:
Achten Sie auf eine
hohe Qualität der
angebotenen Nah-
rungsmittel – denn
schon am Regal
entscheidet sich,
welche Nährstoffe
Ihr Körper am Ende
erhält – und natür-
lich auch, wie viel
von den zahlreichen
Zusatzstoffen, dar-
unter Farbstoffe,
Bindemittel, Konser-
vierungsstoffe etc.

Die Lebensmittelpyramide

Fitnessernährung fängt mit der richtigen Lebensmittelauswahl an und umfasst den Einkauf und die richtige Zubereitung sowie die Bestellung im Restaurant. Wenn Ernährungswissenschaftler von einer ausgewogenen und vollwertigen Ernährung sprechen, haben sie das Modell der Lebensmittelpyramide vor Augen. Das solide und breite Fundament stellen die stärkereichen Lebensmittelgruppen Getreide, Getreideprodukte und Kartoffeln dar. An zweiter Stelle stehen die ebenso wichtigen Obst- und Gemüsegruppen. Die Basis Ihrer Ernährung stimmt, wenn Sie aus diesen Fitmachergruppen nach Herzenslust genießen. Je weiter man zur Pyramidenspitze kommt, desto sparsamer sollten wir mit diesen Lebensmitteln umgehen.

Nicht auf die Spitze treiben

Die oberen Etagen der Pyramide sind also nicht Hauptbestandteile, sondern die Ergänzung einer kohlenhydratbetonten Basiskost. Es ist empfehlenswert, täglich Milch und fettarme Milchprodukte zu verzehren. Darüber hinaus sind jeweils zwei Fleisch-, Fisch- und Eigerichte ein guter Anhaltspunkt für den wöchentlichen Speiseplan. An der Spitze der Pyramide steht, was man nur mit Augenmaß essen sollte, also Fettreiches und Süßes sowie Kombinationen aus beidem. Verbote gibt es natürlich nicht, nur der wohlgemeinte Ratschlag zur richtigen Mengenlehre im täglichen Energiefahrplan. Treiben Sie es also nicht auf die Spitze! Natürlich entscheidet auch die Verarbeitung oder Zubereitung über den Fitnessfaktor der jeweiligen Lebensmittel. Bevorzugen Sie also bei Getreide Produkte aus dem vollen Korn und beim Käse Sorten mit weniger Fett (z. B. 30 Prozent Fett in der Trockenmasse statt 50 Prozent Fett). Wählen Sie Pellkartoffeln statt Pommes frites oder Obstkuchen ohne Sahne statt Buttercremetorte.

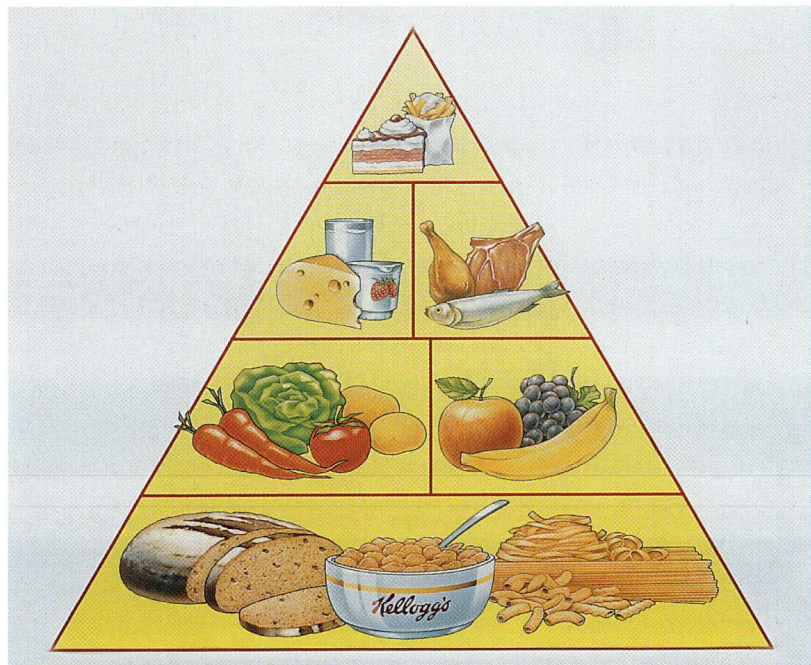

Die Basis gesunder Ernährung bilden Getreideerzeugnisse wie Brot, Nudeln, Reis oder Müsli. Obst und Gemüse stehen an zweiter Stelle, es folgen Milchprodukte, Fisch, Fleisch und Geflügel und zuletzt Süßes und Fetthaltiges.

Essen und Trinken – beides muss stimmen

Sportlich Aktive werden im klassischen Modell der amerikanischen Lebensmittelpyramide die Getränke vermissen. Dabei müssen wir bekanntlich mehr trinken (mindestens zwei Liter pro Tag) als essen. Zwar ist die Trinkmilch bereits in der entsprechenden Lebensmittelgruppe enthalten, ebenso wie Säfte zur Obst- und Gemüsegruppe zählen können. Zusätzlich sind bei sportlichen Aktivitäten magnesiumreiches Mineralwasser, verdünnte Säfte (z. B. Apfelsaft im Verhältnis 1 : 2 mit Mineralwasser gemischt) sowie schwach gesüßte Teegetränke zu empfehlen.

Eine Fruchtsaftschorle ist ein idealer Mix aus energiespendenden Zuckern, den Muskelfitmachern Kalium und Magnesium sowie Natrium für den Wasserhaushalt.

Koffein- und alkoholhaltige Getränke sind als Durstlöscher und Wasserersatz bei schweißtreibenden Einsätzen wenig geeignet, da sie u. a. die Nieren zur vermehrten Wasserausscheidung anregen. Manchmal liest man auch die Empfehlung, koffeinhaltige Getränke nicht in die Wasserbilanz mit einzuberechnen. Machen Sie es zumindest wie die Bewohner in südlichen Ländern, die zum Espresso zusätzlich ein großes Glas Wasser trinken. In jedem Fall ist auch beim Trinken mehr Abwechslung angebracht.

Ernährung nach der Lebensmittelpyramide

Die Lebensmittelpyramide ist ein anschauliches Modell, das leicht erkennen lässt, welche (mengenmäßige) Bedeutung die einzelnen Lebensmittelgruppen bei der täglichen Ernährungsgestaltung haben. So wird schnell deutlich, dass ca. zwei Drittel der Nahrung aus Getreide, Kartoffeln, Gemüse und Obst bestehen sollten.

Die unterschiedlichen Stufen und Segmente der Lebensmittelpyramide entsprechen in etwa folgenden Lebensmittelgruppen, die zur Deckung des Energie- und Nährstoffbedarfs eines Erwachsenen benötigt werden, der ca. 2200 bis 2400 Kilokalorien bzw. 9000 bis 10 000 Kilojoule umsetzt.

Täglich empfohlene Lebensmittelmengen

Kohlenhydratreiche Basis

▸ 5 bis 6 Scheiben Brot (250 bis 300 Gramm)
1 Scheibe Brot kann gegen 30 Gramm Getreideflocken (2 Esslöffel) ausgetauscht werden.
▸ Zusätzlich: 1 Portion Reis oder Nudeln (ca. 70 bis 90 Gramm Trockengewicht) oder 1 Portion Kartoffeln (ca. 250 bis 300 Gramm = 4 bis 6 mittelgroße Kartoffeln)

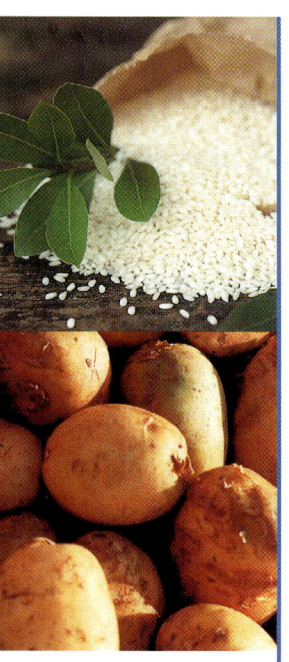

Reis und Kartoffeln sind gute Kohlenhydratlieferanten.

Wer auf Fleisch als Proteinquelle ganz verzichten möchte, kann es durch Soja, Sojaprodukte, andere Hülsenfrüchte oder Getreidegerichte austauschen.

Vitamin- und mineralstoffreiche Fitmacher

▸ Mindestens 2 Portionen Gemüse (250 bis 300 Gramm), davon
1 Portion als Rohkost und 1 Portion schonend gedünstet
▸ Zusätzlich: wöchentlich 1 bis 2 Hülsenfruchtgerichte (z. B. Linsen,
Erbsen oder Bohnen) sowie mindestens 2 Portionen Obst der Saison
(250 bis 300 Gramm); eventuell zusätzlich hochwertigen Fruchtsaft

Eiweiß- und mineralstoffreiche Ergänzungen

▸ 1/4 Liter Milch oder Sauermilchprodukte
▸ Zusätzlich: 1 bis 2 Scheiben Käse (< 40 Prozent Fett i. Tr.) oder
100 Gramm Magerquark
▸ Zusätzlich wöchentlich: 1 bis 2 Portionen Seefisch (à 150 Gramm),
2 bis 3 Portionen Fleisch (à 120 Gramm), 2 bis 3 Eier, 3- bis 4-mal 1 Portion Wurst (à 30 bis 40 Gramm)

Fette und Süßes

▸ 1 Esslöffel Öl (z. B. Olivenöl) und 2 Teelöffel Streichfett (hochwertige Pflanzenmargarine oder Butter)
▸ Für Zucker, Honig, Marmelade und Süßigkeiten bleibt ein Spielraum von etwa 40 bis 50 Gramm pro Tag.

Durstlöscher

▸ 1 1/2 bis 2 Liter Getränke; am besten Wasser, Mineralwasser, verdünnte Obstsäfte, Gemüsesäfte, Buttermilch, Früchtetee, grüner Tee;
Sportlergetränke: hypoton bis isoton

Den Basisplan aufstocken

Sportler, die mehr Energie umsetzen, können durch mehr Brot, Reis,
Nudeln oder Getreideflocken sowie Bananen leicht ihre Kohlenhydratenergiezufuhr anheben und im Fall von Krafttrainingseinheiten

Anstelle von mit
Süßstoff gesüßten
Getränken empfeh-
len sich in der Fit-
nessernährung mit
Wasser oder Mine-
ralwasser verdünnte
Säfte. Ein solches
natürlich leichtes
Getränk ist auch ein
guter Durstlöscher
am Arbeitsplatz.

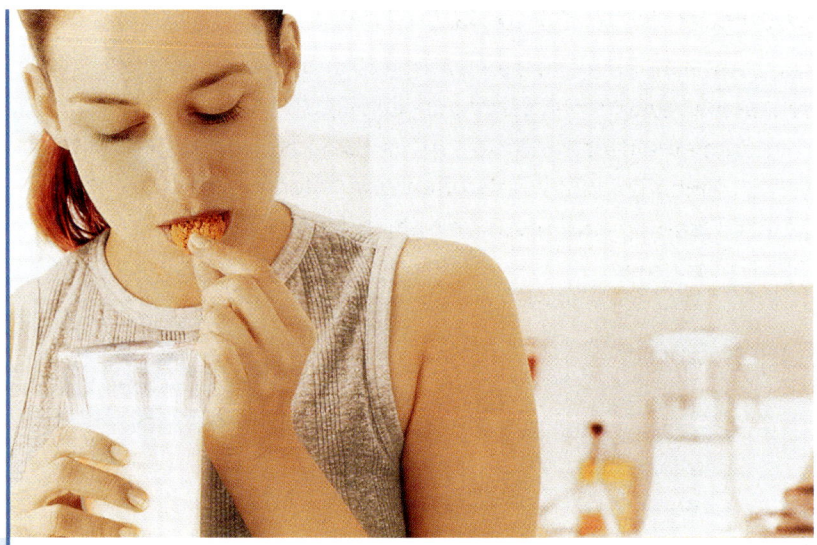

Ein Glas Milch und ein Vollkornkeks sind beispielsweise eine »legitime« Zwischenmahlzeit.

Fruchtsäfte, entweder gekauft oder besser frisch gepresst und mit Mineralwasser verdünnt, stillen den Durst auf die gesunde Art und versorgen den Körper gleichzeitig mit wertvollen bioaktiven Substanzen.

zusätzliches Eiweiß durch proteinhaltige Nachtische oder Zwischenmahlzeiten (z. B. Quark- und Joghurtspeisen oder Milchmixgetränke) aufnehmen.

Natürlich eignen sich Desserts und Zwischenmahlzeiten wie Obstsalat, Fruchtkaltschalen, Milchreis mit Zucker und Zimt oder Grießpudding mit Fruchtsauce auch zur vermehrten Bereitstellung von Kohlenhydratenergie bei allen Ausdauerleistungen.

Die Bausteine eines Speiseplans

Auch für Sportler ist eine ausgewogene Mischkost mit pflanzlichen und tierischen Lebensmitteln der beste Fitmacher. Während pflanzliche Produkte in erster Linie Kohlenhydrate, Ballaststoffe und Vitamine bereitstellen, sind die tierischen Nahrungsprodukte vor allem hochwertige Eiweiß- und Mineralstofflieferanten. Erst die richtige Mischung versorgt uns mit den ca. 50 benötigten Nährstoffen.

Die Formel für Nährstoffdichte

Ganz entscheidend für den Nährwert und Fitnessfaktor der verschiedenen Lebensmittel ist deren jeweilige Nährstoffdichte. Dieser moderne Qualitätsmaßstab sagt etwas aus über das Verhältnis von Vitaminen und Mineralstoffen zum Kaloriengehalt des betreffenden Nahrungsmittels. Diese Nährstoffdichte wird mit folgender Formel berechnet:

$$\text{Nährstoffdichte} = \frac{\text{Lebensnotwendiger Nährstoff in Milligramm}}{\text{1000 Kilokalorien bzw. 1000 Kilojoule}}$$

Je höher die Nährstoffdichte ist, desto besser eignet sich das Lebensmittel zur Versorgung mit einem bestimmten Vitamin und/oder Mineralstoff. Lebensmittel mit einer niedrigen Nährstoffdichte wurden früher laienverständlich mit dem Begriff »leere Kalorien« bezeichnet. Damit war vor allem der weiße Zucker, also normaler Haushaltzucker, gemeint.

Gemüse und Obst haben dagegen eine hohe Nährstoffdichte, d. h., bei verhältnismäßig geringem Energiegehalt sind sie reich an Vitaminen und Mineralstoffen. Spitzenreiter hinsichtlich der Nährstoffdichte sind Brokkoli, Grünkohl, Feldsalat, grüne Bohnen, Spinat, Erbsen, Paprika und einheimische Beerenfrüchte.

Sportler, die sich nicht nur kohlenhydratbetont oder eiweißhochwertig ernähren wollen, sollten deshalb zusätzlich darauf achten, von welchen Mikronährstoffen in welcher Menge die Makronährstoffe begleitet sind. Bei den auf der folgenden Seite genannten Lebensmitteln stimmt die Nährstoffdichte. Sie versorgen uns mit lebenswichtigen Nährstoffen, machen satt und sind arm an Fett – also der ideale Mix aus viel Vitaminen und Mineralstoffen sowie wenig Fett.

Jahrzehntelang galten Ballaststoffe als überflüssig, buchstäblich als »Ballast« für den Körper. Seit einigen Jahren ist aber bekannt, dass diese unverdaulichen Pflanzenstoffe vielmehr vor Krankheiten schützen, wie z. B. Verstopfung, Darmerkrankungen, Übergewicht, ja sogar vor Dickdarmkrebs.

Die nebenstehende Übersicht zeigt, welche Lebensmittel welche Nährstoffe liefern. Nach dieser Übersicht folgen die Details zu den einzelnen Lebensmittelgruppen.

Superfood von A bis Z und seine Nährstoffe

Äpfel	Vitamin C, Kalium, Ballaststoffe
Aprikosen	Beta-Karotin, Vitamin C, Kalium, Eisen
Brokkoli	Beta-Karotin, Vitamin C, Kalium, Kalzium, Magnesium
Buttermilch	Eiweiß, Kalzium, Vitamin B2
Erbsen, frisch oder tiefgefroren	B-Vitamine, Kalium, Magnesium, Eisen
Erdbeeren	Vitamin C, Kalium, Eisen, Karotinoide
Feldsalat	Kalium, Beta-Karotin, Vitamin C
Grüne Bohnen	B-Vitamine, Vitamin C, Kalium, Magnesium
Grünkohl	Vitamin C, Beta-Karotin, Eisen, Kalium, Kalzium, Magnesium
Haferflocken (Vollkorn)	Eiweiß, Ballaststoffe, B-Vitamine, Vitamin E, Magnesium, Zink, Eisen
Joghurt (fettarm)	Eiweiß, Kalzium, Vitamin B2
Kabeljau	Eiweiß, Phosphor, Kalium, Vitamin B6, Jod
Kartoffeln	Stärke, Vitamin C, Kalium, Magnesium
Kohl	Vitamin C, Folsäure, Kalium, Eisen
Lauch (Porree)	Vitamin C, Folsäure, Kalium, Kalzium
Magerquark	Eiweiß, Vitamin B2, Kalzium, Zink
Möhren	Beta-Karotin, Vitamin C, Kalium, Magnesium
Orangen	Vitamin C, Kalium, Folsäure
Paprika	Vitamin C, Beta-Karotin, Kalium, Eisen
Putenschnitzel	Eiweiß, B-Vitamine, Kalium, Zink, Eisen
Rinderfilet	Eiweiß, B-Vitamine, Eisen, Zink
Rote Bete	Vitamin C, Folsäure, Eisen, Kalium
Sojadrink	Eiweiß, B-Vitamine, Magnesium, Kalium
Spargel	Kalium, Vitamin C, Folsäure, Magnesium, Eisen
Tomaten	Vitamin C, Karotinoide, Kalium, Folsäure
Vollkornbrot	Stärke, Ballaststoffe, B-Vitamine, Magnesium
Vollkornreis	Stärke, Kalium, B-Vitamine, Ballaststoffe
Vollkornnudeln	Stärke, Ballaststoffe, B-Vitamine, Kalium, Magnesium
Weizenkeime	Stärke, Eiweiß, essenzielle Fettsäuren, Vitamin E, Magnesium, B-Vitamine

Was die Lebensmittel enthalten

Kohlenhydrate (Stärke und Zucker)

Aufgabe im Körper: Energielieferanten
Lebensmittelbeispiele: Getreide und Getreideprodukte (Brot, Müsli, Nudeln, Reis, Haferflocken, Gebäck), Kartoffeln, Obst, Zucker, Konfitüre, Honig

Fette

Aufgaben im Körper: Energielieferanten, Versorgung des Organismus mit fettlöslichen Vitaminen, z. B. A, D und E, sowie mit einfach und mehrfach ungesättigten Fettsäuren
Lebensmittelbeispiele: Butter, Margarine, Pflanzenöl, Sahne, Crème fraîche, Mayonnaise, fetthaltige Fischarten, fette Käse- und Wurstsorten, Nüsse

Wer eine spezifische Unverträglichkeit gegenüber Weizen, Roggen, Gerste, Dinkel, Grünkern und Hafer aufweist, kann auf so genannte glutenfreie Getreide wie Reis, Mais, Hirse und Buchweizen ausweichen.

Eiweiß (Protein)

Aufgaben im Körper: Baustoff, Versorgung des Organismus mit lebensnotwendigen Aminosäuren, im Leistungssport auch zusätzlicher Energielieferant
Lebensmittelbeispiele: Fleisch und Fleischwaren, Milch, Joghurt, Quark, Käse, Fisch, Ei, Hülsenfrüchte, Getreide, Kartoffeln

Vitamine, Mineralstoffe und Spurenelemente

Aufgaben im Körper: Stoffwechselsteuerung, Gesundheitsschutz, Baustoffe
Lebensmittelbeispiele: Obst, Gemüse, Kräuter, Vollkornprodukte, Fleisch und Geflügel (Eisen, Zink und Selen), Fisch (Jod, Zink und Selen), Meeresfrüchte, Milch und Milchprodukte, Eier, Sesam und Sonnenblumenkerne, Nüsse

Ballaststoffe

Aufgaben im Körper: Sättigung, Stoffwechselregulation und Gesund-
erhaltung der Darmfunktion
Lebensmittelbeispiele: Vollkornprodukte, Hülsenfrüchte, Gemüse,
Obst, Haferkleie, Leinsamen

Wasser

Aufgaben im Körper: Herz-Kreislauf- und Nierenfunktion, Wärmeregulation
Lebensmittelbeispiele: Getränke, Suppen, wasserreiche Lebensmittel,
z. B. Obst und Gemüse

Sekundäre Pflanzenstoffe
(Farb-, Geschmacks- und Duftstoffe)

Aufgaben im Körper: Anregung der Verdauungsorgane, Stärkung des
Immunsystems, Gesundheitsschutz
Lebensmittelbeispiele: Gemüse, Obst, Kräuter, Getreide, Hülsenfrüchte,
grüner Tee, Gemüse- und Obstsäfte, Rotwein

Lebensmittelwarenkunde

Nicht alle Lebensmittel sind für eine Hochleistungskost gleichermaßen gut geeignet. Verbote gibt es zwar eigentlich keine, satt essen
sollte man sich allerdings mit Lebensmitteln, die eine hohe Nährstoffdichte aufweisen.

Getreide und Getreideprodukte

Den höchsten Fitnessfaktor unter den Getreideerzeugnissen haben
Vollkorngetreide und Vollkornprodukte. Je geringer der Verarbeitungsgrad und der Zusatz von Zucker, Salz und Fett, desto höher ist ihr

Die wertvollen Inhaltsstoffe von Getreide wie Vitamine, Mineralstoffe und Ballaststoffe finden sich überwiegend in den Randschichten der Körner. Es ist daher Verschwendung, dass bei herkömmlichen »weißen« Getreideprodukten wie Mehl, Reis, Nudeln oder Brot sowohl die Randschichten als auch der Keim entfernt werden.

Wert. Ausmahlungsgrad und Typenzahl bestimmen beim Mehl den Fitnessfaktor. Je höher der Ausmahlungsgrad (d. h. vom vollen Korn werden möglichst viele Bestandteile vermahlen), desto höher sind die Typenzahl und damit der Mineralstoff- und Ballaststoffgehalt eines Mehls. Ein Weizenmehl der Type 1050 hat also eine höhere Nährstoffdichte im Vergleich zur Type 550. Bei Vollkornmehl steht auf der Packung keine Typenzahl, da hier alle Bestandteile des Korns enthalten sein müssen.

Ein selbst gemachtes Müsli aus Vollkornweizenflocke oder Vollkornhaferflocken mit frischem Obst und fettarmem Joghurt hat mehr Vitamine und Mineralstoffe als ein Fertigmüsli mit hohem Zuckeranteil. Probieren Sie doch auch einmal die vielen Vollkornbrotsorten aus. Es muss ja nicht immer grobkörniges Roggenvollkornbrot sein. Feinkrumiges Weizenvollkornbrot ist sehr bekömmlich, ebenso wie die verschiedenen Vollkornknäckebrote. Und denken Sie an den Fitnesstipp Nummer eins: Das Brot dicker schneiden und dünner (= fettärmer) belegen!

Mangold ist eine delikate Variante zu seinem Verwandten, dem Spinat.

Gemüse

Wenn Sie diejenigen Gemüsearten mit hoher Nährstoffdichte suchen, so halten Sie sich am besten an die leichten und knackigen Blattgemüse wie Spinat, römischen Salat, Feldsalat, Brunnenkresse oder Mangold. Sie haben allesamt wenig Kalorien und einen besonders hohen Fitnessfaktor.

Den Blattgemüsen folgen die Kohlgemüse, zu denen beispielsweise Brokkoli, Blumenkohl, Grünkohl und Rosenkohl zählen, aber auch ein so beliebtes Gemüse wie der Spargel. Sie enthalten sehr viel Vitamin C und sekundäre Pflanzenstoffe (u. a. Karotinoide und Flavonoide) sowie Ballaststoffe, Kalium, Magnesium und Kalzium. Zu den Spitzenreitern gehören auch Rettich, Paprika sowie Möhren und die

Statt überlagertem Gemüse aus dem Supermarkt ist Tiefkühlware die vitaminfrischere Alternative. Beim Gemüseeinkauf sollten Sie sich am jahreszeitlichen Angebot orientieren. Gemüse der Saison schneidet hinsichtlich Geschmack und Nährwert am besten ab.

stark wasserhaltigen Tomaten, Kürbisse und Okras, die ebenfalls einen hohen Gehalt an Karotinoiden und Vitamin C sowie an Ballaststoffen aufweisen.

Hülsenfrüchte

Sie sollten viel häufiger in den Speiseplan aufgenommen werden, als es zur Zeit üblich ist. Früher wurde wenigstens einmal wöchentlich ein Eintopf mit Hülsenfrüchten gegessen. Auch in der Fitnessküche sollten öfter Erbsen, Bohnen, Linsen oder andere Hülsenfrüchte auf dem Speiseplan stehen, denn sie stellen eine gute Alternative zum Fleisch dar. Sie sind eiweiß- und ballaststoffreich, zudem versorgen sie uns mit wertvollen Vitaminen und Mineralstoffen. Den höchsten Nährwert haben Sojabohnensprossen (Keimlinge), Bohnen und Erbsen. Aber auch Linsen und Tofu, Sojadrinks und -desserts sind sehr wertvoll. Keines dieser pflanzlichen Produkte enthält Cholesterin. Neuere Untersuchungen bestätigen zudem dem Sojaeiweiß eine dem tierischen Eiweiß vergleichbar hohe biologische Wertigkeit. Der Fettanteil in Sojaprodukten zeichnet sich durch einen günstigen Gehalt von einfach und mehrfach ungesättigten Fettsäuren aus. Allerdings muss bei Hülsenfrüchten auf die persönliche Verträglichkeit geachtet werden. Dies gilt besonders in der Wettkampfsituation.

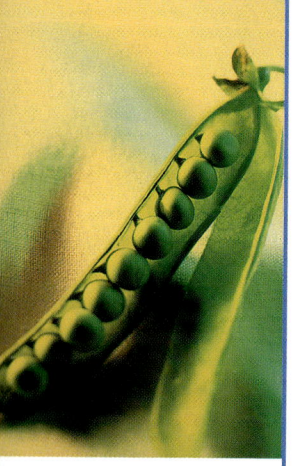

Erbsen enthalten wichtige Nährstoffe und lassen sich ausgesprochen vielseitig zubereiten.

Obst

Früchte sind wie Gemüse sehr wasserreich, so dass ein hoher Obstverzehr zur Deckung des Flüssigkeitsbedarfs beitragen kann. Die erfrischende Wirkung von Früchten hängt auch mit ihrem Gehalt an Fruchtsäuren und fruchteigenen Zuckern zusammen. Frisches Obst ist für viele der Inbegriff einer gesunden und vitaminreichen Ernährung. So enthalten tropische Früchte, Südfrüchte und einheimisches Obst – allen voran Erdbeeren und Johannisbeeren – viel Vitamin C und verschiedene Karotinoide, von denen einige Vorstufen von Vitamin A (Provitamin A) sind. An Mengen- und Spurenelementen sind Kalium, Magnesium und zum Teil auch Eisen vorhanden.

Reifes Obst ist das klassische Lebensmittel zum Rohverzehr. Früchte können aber auch tiefgefroren werden. Trockenobst ist dagegen vor allem eine konzentrierte Kohlenhydrat-, Ballaststoff- und Kaliumquelle. Der Fitnessfaktor von rohem Obst wird durch Einkochen und Zuckerzusätze (Kompott, Obstkonserven, Konfitüre etc.) gemindert. Für Sportler sind Bananen die Favoriten beim Obstverzehr – und das nicht ohne Grund. Sozusagen praktisch verpackt bieten sie vor allem Zucker und Stärke als Energiespender, versorgen mit B-Vitaminen, Kalium und Magnesium und sind gut magenverträglich – also ein optimaler Pausensnack. Obstsalate sind ideale kohlenhydratreiche Nachtische und in der Kombination mit Joghurt oder Quark eine kleine Fitmachermahlzeit, die nicht belastet.

Milchprodukte und Eier

Milch und fettarme Milchprodukte sollten ein wichtiger Bestandteil unserer täglichen Ernährung sein, vor allem bei der Versorgung mit hochwertigem Eiweiß, dem Knochen- und Zahnbaustein Kalzium sowie wichtigen Vitaminen wie dem Vitamin B2, das auch für den Energiestoffwechsel eine große Bedeutung hat.

Da Fett und Cholesterin negativ bewertet werden, schneiden fettarme Milchprodukte wie Magermilch, Magermilchpulver und -joghurt recht gut ab. Für Kinder und schlanke Erwachsene ist allerdings Vollmilch oder Joghurt mit 3,5 Prozent Fett eine gute Quelle für die beiden fettlöslichen Vitamine A und D.

Käse ist im Durchschnitt fettärmer als Wurst. Wer weichen Käse wählt, kann ohne weiteres auf Streichfett verzichten. Bei Käse wird der Fettgehalt prozentual als Fett in der Trockenmasse angegeben. Da Käse

In Untersuchungen wurde festgestellt, dass durch Schälen und Kochen viele der bioaktiven Substanzen in Obst und Gemüse verloren gehen. Mit Ausnahme von Auberginen, grünen Bohnen, Kartoffeln und Holunder lassen sich alle Obst- und Gemüsearten unerhitzt verzehren.

im Durchschnitt (Frischkäse mehr, Hartkäse weniger) zu 50 Prozent aus Wasser besteht, kann man die angegebene Prozentzahl in etwa halbieren und erhält so den absoluten Fettgehalt. Beispiel: Ein Schnittkäse mit 45 Prozent Fett in der Trockenmasse enthält ca. 22 Gramm Fett pro 100 Gramm.

Eier sind nährstoffreich. Während Vitamine und Mineralstoffe ebenso wie Fett und Cholesterin im Eidotter konzentriert sind, ist das Eiklar vor allem eiweißreich.

Fleisch und Fisch

Diese Lebensmittelgruppe liefert hochwertiges Eiweiß, wichtige B-Vitamine sowie neben Mineralstoffen wertvolle Spurenelemente wie Eisen, Zink und Selen (Fleisch) sowie Jod und Zink (Seefisch). Fettarme Produkte (mageres Rind- und Schweinefleisch, Geflügelfleisch und fettarme Fische, z. B. gedünstet oder gegrillt) schneiden, was die Nährstoffdichte betrifft, sehr günstig ab – übrigens auch Muscheln, Innereien und frei lebendes Wild, die jedoch wegen ihres Cholesterin- und möglichen Schadstoffgehalts (Kontamination) nur mit Einschränkungen verzehrt werden sollen. Wurst rangiert auf der Skala weiter unten, abhängig vom Fett- und Kochsalzgehalt. Essen Sie insgesamt weniger Wurst, und machen Sie Fleisch eher zur Beilage einer Mahlzeit mit reichlich Gemüse.

Richtiges Timing von Essen und Trinken

Morgens und tagsüber (zu) wenig, abends gut und reichlich, das ist sowohl für Gehirnjogger als auch für sportlich Aktive der falsche Essrhythmus. Natürlich sollte man sich bei der Mahlzeitenplanung keinen allzu strengen Regeln unterwerfen und versuchen, auf seine Bedürfnisse zu hören. Es ist aber leicht einsichtig, dass weder ein

Innerhalb eines ausgewogenen Speiseplans dürfen wir uns alles schmecken lassen, aber von allem das persönlich richtige Maß halten. Dann ist die Ernährung vollwertig und bedarfsangepasst.

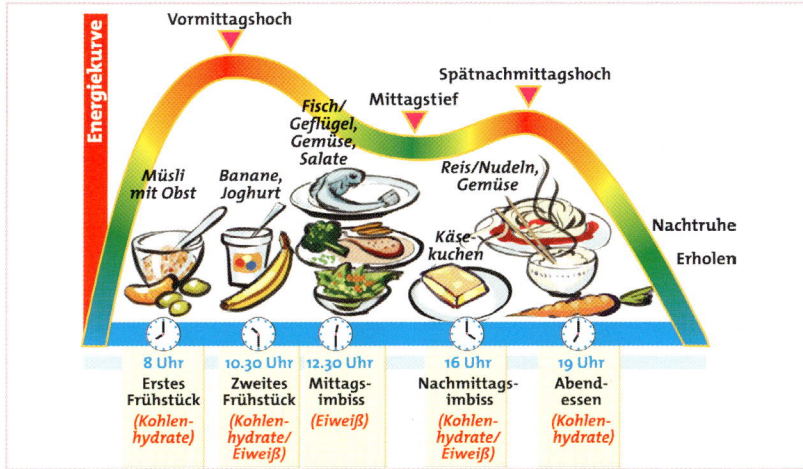

Die nebenstehende Grafik zeigt, wie die Energiekurve beim Fünf-Mahlzeiten-Modell verläuft (aus FIT FOR FUN, Heft 2/1998).

hungrig-knurrender noch ein überfüllter Magen zu Höchstleistungen beflügelt. Ein voller Bauch studiert bekanntlich nicht gern, und Sport treiben fällt dann ebenfalls schwer.

Orientierung für körperlich Aktive – insbesondere mit höherem Energiebedarf – ist das so genannte Fünf-Mahlzeiten-Modell. Die über den Tag verteilte Nahrungsaufnahme unterstützt den Verlauf der persönlichen Leistungskurve, die zwei Hochphasen am Vormittag und Nachmittag hat und Tiefpunkte jeweils zum Mittag und spät in der Nacht aufweist.

So verläuft die Fitnesskurve günstig

▶ *Morgens:* kohlenhydratbetontes Frühstück für die Startenergie

▶ *Vormittags:* Kohlenhydrat-Protein-Snack für ein besseres Durchhaltevermögen

▶ *Mittags:* leicht, proteinhochwertig, kohlenhydrathaltig, Fett mit Augenmaß, hohe Nährstoffdichte – das beugt dem Mittagstief vor und hält das Leistungsvermögen in der zweiten Tageshälfte stabil

Mit halb leerem Tank lässt sich keine Leistung bringen. Für das Auffüllen sorgen die verschiedenen Tagesmahlzeiten. Bei hohen Energieumsätzen im Leistungssport schützt die richtige Portionierung vor Überlastung und Völlegefühl.

▸ *Nachmittags:* kohlenhydratbetonter Snack – macht fit für den Sport nach der Arbeit
▸ *Abends:* leicht, kohlenhydratbetont, hohe Nährstoffdichte für die Regeneration und einen erholsamen Schlaf

Bei Bedarf mehr Zwischenmahlzeiten

Bei sehr hohen Energieumsätzen im Leistungs- und Hochleistungs-sport kann es sinnvoll sein, zwei zusätzliche Zwischenmahlzeiten ein-zuplanen, um die Energie zu verteilen und den Körper nicht mit allzu großen Portionen zu belasten. In diesem Zusammenhang wird deut-lich, dass für die körperliche (und geistige) Leistungsfähigkeit jede Tagesmahlzeit wichtig ist und eine jeweils spezielle Aufgabe erfüllt. Die Stichworte sind: Initialzündung, Energienachschub und Auftan-ken (Regeneration).

Eng verbunden mit dem Mineralstoff-haushalt ist der Wasserhaushalt, der für die Leistungs-fähigkeit besonders wichtig ist. Trinken für den Sieg: Wasser ist auch ein wichti-ges Kühlmittel bei Höchstleistungen.

Wasser ist Leben

Wasser ist nach Sauerstoff das zweitwichtigste Element zum Leben. Alle Lebensvorgänge auf der Erde sind zwingend von Wasser abhängig. Ein Mensch kann bereits nach wenigen Tagen ohne Wasserzufuhr sterben, während er wesentlich länger ohne feste Nahrungs-zufuhr überlebt.

Das Lebenselixier Wasser ist also nicht nur men-genmäßig unser wichtigstes Lebensmittel – immer-hin benötigen wir täglich mindestens eineinhalb Liter Trinkflüssigkeit. Wasser wird sowohl in Form von Getränken als auch über die feste Nahrung auf-genommen.

Die Funktion von Wasser im Körper

Wasser ist auch Hauptbestandteil des menschlichen Körpers. Am wasserreichsten sind Gehirn, Leber, Muskelzellen und die Haut. Es ist bekannt, dass fast die Hälfte des gesamten Wasserbestands im Muskelgewebe vorliegt, denn je höher die Stoffwechselleistung einer Zelle, desto höher ist ihr Wassergehalt und damit -bedarf.

Aktive Muskeln brauchen mehr Wasser. Der Wassergehalt des menschlichen Körpers beträgt je nach Lebensalter und Körperzusammensetzung zwischen 50 und 70 Prozent des jeweiligen Körpergewichts. Mit zunehmendem Alter oder Körperfettanteil sinkt der Wassergehalt.

Lösungs- und Kühlmittel

Wasser hat viele lebenswichtige Aufgaben. Es ist vor allem Lösungsmittel und macht dadurch den Transport von Substanzen und Stoffwechselreaktionen im Körper erst möglich. Wasser ist ferner ein wirksames Hilfsmittel bei der Temperaturregulierung, denn durch Wasserverdunstung (Schweißsekretion) wird Wärme nach außen abgeführt und einer leistungsmindernden oder gar lebensgefährlichen Erhöhung der Körpertemperatur vorgebeugt.

Der Wasserbedarf eines Menschen resultiert im Wesentlichen aus dem Bedarf für die Wärmeregulation und jenem für die Ausscheidung von Stoffwechselendprodukten und Salzen über die Nieren. Die Ausscheidungsprodukte müssen in einer bestimmten Konzentration in Wasser gelöst sein, damit die Nieren sie ausscheiden können. Ist der Körper ausreichend mit Wasser versorgt, funktioniert das optimal. Ein dunkler Urin zeigt an, dass zu wenig getrunken wurde.

Kein Nährstoffdefizit macht sich so schnell leistungsmindernd bemerkbar wie ein Mangel an Wasser. Sich nur auf den Durst zu verlassen, ist auch nicht immer günstig, weil sich dann bereits Flüssigkeitsverluste ergeben haben, die dann während einer langen Belastung unter Umständen nicht schnell genug aufgefüllt werden können.

Um existieren zu können, ist der Mensch auf das Lebenselixier Wasser angewiesen.

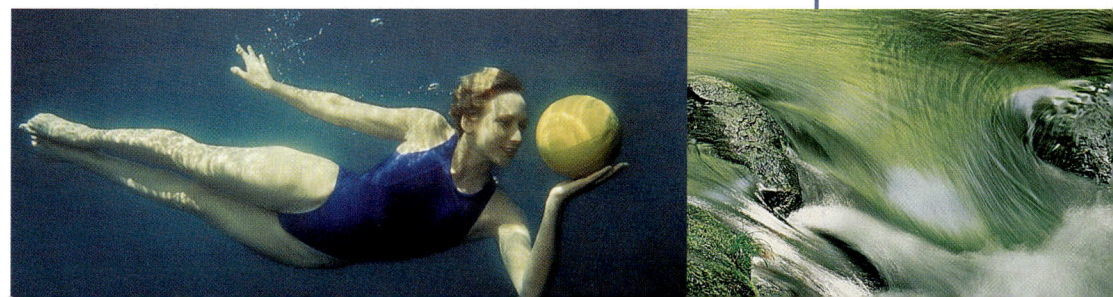

Verluste durch Schweiß variieren stark

Die Flüssigkeitsabgabe über Haut und Lunge ist ein variabler Bereich. Gerade die Schweißverluste bei sportlichen Aktivitäten hängen stark von der Dauer und der Intensität der Belastung sowie von den klimatischen Bedingungen ab und variieren sehr. Allgemein liegt bei intensiver körperlicher Arbeit im gemäßigten Klima diese Form des Wasserverlusts bei einem bis eineinhalb Liter pro Stunde. Sportler müssen diesen Verlust ausgleichen und insbesondere bei Langzeiteinsätzen die Gelegenheiten zum Zwischendurchtrinken nutzen. Bei körperlichen Belastungen wird entsprechend der gesteigerten Atmung auch vermehrt Wasser über die Lunge abgegeben (besonders gut an kalten Tagen sichtbar). Die vermehrte Wasserabgabe über die Atemluft ist in Höhenlagen und somit beim Skisport und Bergsteigen besonders zu berücksichtigen.

Was bei Flüssigkeitsmangel passiert

Ein Wassermangel führt zur Beeinträchtigung der Leistungsfähigkeit und je nach Ausmaß auch zu schwer wiegenden gesundheitlichen Schäden. Flüssigkeitsverluste bergen relativ schnell die Gefahr einer Bluteindickung. Der Nährstoff- und Sauerstofftransport zu den Zellen verschlechtert sich ebenso wie der Abtransport von Stoffwechselendprodukten (z. B. Milchsäure) und die Regulation des Wärmehaushalts. Der Muskel reagiert im wahrsten Sinn des Wortes sauer und wird leistungsunfähiger. Überwärmung und Hitzestau bis zum Kollaps können die Folge sein.

Ein schleichender Wasserverlust, der nicht ausreichend kompensiert wird, beeinträchtigt schließlich die Nierenfunktion. Auch Darmträgheit kann die Folge von zu wenig Wasser sein. Bereits ein Wasserverlust von zwei Prozent des Körpergewichts, d. h. ca. eineinhalb Liter bei 75 Kilogramm Körpergewicht, schränkt den Stoffwechsel in der

Testen Sie selbst: Der Wasserverlust bei verschiedenen sportlichen Aktivitäten lässt sich auf einfache Weise ermitteln. Man stellt sich unmittelbar vor und nach dem Sport auf die Waage. Der dann festgestellte Gewichtsverlust ist hauptsächlich auf den Wasserverlust zurückzuführen.

arbeitenden Muskulatur deutlich ein. Es kommt zum Leistungsabfall. Müdigkeit, Konzentrationsverlust, Kopfschmerzen, Übelkeit und
Schwäche können die Folgen sein. Lebensbedrohliche Wasserverluste entstehen bei einem Wasserdefizit im Bereich von 10 bis 15 Prozent des Körpergewichts.

Wie man vorbeugen kann

Auf eine ausreichende Flüssigkeitszufuhr muss außer bei sportlich
Aktiven besonders bei Kindern und Jugendlichen im Wachstum, bei
Senioren und bei Personen, die eine Gewichtsreduktion anstreben,
geachtet werden. Ältere Menschen nehmen aufgrund ihres abge-
schwächten Durstempfindens ein Flüssigkeitsdefizit oft nicht mehr
adäquat wahr. Sie müssen daher, um einem Wassermangel vorzubeugen, regelmäßig und ausreichend trinken. Ein Praxistipp, der nicht
nur für ältere Menschen, sondern auch für Berufstätige gilt: Getränke in sicht- und greifbare Nähe stellen, damit man an das Trinken
erinnert wird. Während einer Gewichtsreduktion fallen durch die Vorgänge im Stoffwechsel (Fett- und Eiweißabbau) vermehrt harn-
pflichtige Substanzen an. Gerade beim Abnehmen ist eine ausreichende Flüssigkeitsaufnahme wichtig für die gesunde Nieren- und
Herz-Kreislauf-Funktion. Übrigens: Wer durch weniger Trinken und
schweißtreibende Saunabäder schnelle Gewichtsverluste auf der
Waage provoziert, gefährdet und betrügt sich selbst. Gewichtsverluste durch Wasserabbau zählen nicht – beim eigentlichen Ziel der
Gewichtsabnahme in Form einer Verringerung von Fettgewebe.

Das Gehirn schlägt Alarm

Durst signalisiert den Bedarf und das Bedürfnis nach Flüssigkeit. In der
Hierarchie der physiologischen Triebe kann Durst nur durch starke
Schmerzen und Luftnot verdrängt werden.

Neben hohem Ener-
gieumsatz und Hitze
erhöhen krankhafte
Zustände wie Fie-
ber, Erbrechen und
Durchfall den
Wasserverlust und
damit natürlich
auch den Wasser-
bedarf des Orga-
nismus.

Der entstandene Flüssigkeitsmangel wird von empfindlichen Sensoren im Blut und in den Zellen registriert und dem Gehirn gemeldet. Vereinfacht kann man sagen, das Gehirn schlägt Alarm, wenn das Blut zu dickflüssig wird. In dieser Mangelsituation entzieht der Körper aber bereits anderen Zellen die benötigte Flüssigkeit. Durst kann sich bereits ab einem Flüssigkeitsdefizit von etwa einem halben Prozent des Körpergewichts einstellen. Allerdings sollte es so weit erst gar nicht kommen und Durst nur in Ausnahmefällen Stimulus zur Flüssigkeitsaufnahme sein.

Trinken, bevor der Durst kommt

Normalerweise erfolgt bei unseren Ernährungsgewohnheiten die Flüssigkeitsaufnahme bereits, bevor es zum Auftreten eines ausgeprägten Durstempfindens kommt. Bei Sportlern ist Durst als »Grobregulation« der Flüssigkeitsaufnahme ohnehin nicht immer ein verlässliches Signal. Wenn der Sportler Durst empfindet, ist dies eher ein warnendes Anzeichen dafür, dass sein Blutvolumen und damit seine Leistungsfähigkeit bereits vermindert sind. Untersuchungen

Trainieren Sie sich unbedingt an, genügend Flüssigkeit zu sich zu nehmen.

Eine ausgeglichene 24-Stunden-Wasserbilanz

Wasseraufnahme		Wasserabgabe	
Trinkflüssigkeit	1500 ml	Harn	1300 ml
Wasseranteil in Lebensmitteln und Speisen	700 ml	Stuhl	200 ml
Oxidationswasser (entsteht im Stoffwechsel bei der Verbrennung von Nährstoffen)	300 ml	Haut und Lunge (Schwitzen und Abatmen)	1000 ml
Summe	2500 ml	**Summe**	2500 ml

an Leistungssportlern konnten darüber hinaus belegen, dass Durstempfindungen geringer sind als der tatsächliche Flüssigkeitsbedarf. So rät man Aktiven zu trinken, bevor sie durstig sind.

Wir trinken nicht nur Wasser

Wir nehmen Wasser hauptsächlich in Form der verschiedenen Getränke auf. Wasser ist aber auch Inhaltsstoff vieler Lebensmittel, z. B. in Gemüse und Obst. Neben reinem Wasser können Getränke vorrangig Genussmittel sein und z. B. eine erfrischende oder anregende Wirkung haben. Dazu zählen Kaffee und andere koffeinhaltige Getränke. Wir nehmen aber Wasser ebenfalls mit alkoholischen Getränken wie Bier und Wein auf. Andere Getränke können einen bestimmten Ernährungszweck erfüllen. Sie sind so genannte Functional Foods, also Lebensmitteln mit besonderen funktionellen Eigenschaften.

Sportler brauchen auch Mineralstoffe

Getränke für aktive Menschen, insbesondere Sportler, liefern bzw. geben dem Organismus die Nährstoffe zurück, die er während intensiver körperlicher Belastungen verbraucht bzw. durch Schwitzen verliert. Im Wesentlichen handelt es sich dabei um Wasser, energiespendende Kohlenhydrate und verschiedene Mineralstoffe. Im Bereich von Functional Food werden noch weitere Substanzen einzeln oder in Kombination zugesetzt, wie beispielsweise Aminosäuren. Was steht dabei im Vordergrund: Flüssigkeits- oder Energieersatz? Abhängig von Belastungsdauer, Intensität und klimatischen Bedingungen mehr oder weniger beides. Besonders bei lang dauernden Belastungen ist es sinnvoll, dass neben dem Flüssigkeitsersatz auch genügend Kohlenhydrate zugeführt werden. Optimal sind ungefähr 60 Gramm Kohlenhydrate pro Stunde.

Man kann bereits in der Aufwärmphase noch etwas trinken (ca. 200 Milliliter), damit man nicht schon mit einem Flüssigkeitsdefizit starten muss. Bei Langzeiteinsätzen sollte man etwa alle 15 bis 20 Minuten etwas trinken, und zwar lieber häufiger kleine Schlucke als zu viel auf einmal und zu hastig.

Was die verschiedenen Getränke bewirken

Es gibt heute eine Fülle von Getränken, die unterschiedliche Vor- und Nachteile aufweisen. Gehen wir die einzelnen Gruppen – vom Mineralwasser bis zu den Energydrinks – einmal kurz durch.

Mineralwasser

Ein magnesiumreiches Mineralwasser kann beispielsweise gut zur Versorgung mit diesem gerade für Aktive wichtigen Mineralstoff beitragen, liefert aber für lang dauernde Belastungen keinen Energienachschub. Daher kommt auch die Empfehlung, eine Apfelsaftschorle zu trinken, d. h. eine Mischung aus Fruchtsaft und Mineralwasser im Verhältnis 1 : 2 bis 1 : 3, die dann gleichzeitig auch geringe Kohlenhydratmengen bereitstellt.

Fruchtsäfte

Unverdünnte Fruchtsäfte, Fruchtsaftgetränke und Fruchtnektare enthalten wiederum so viel Kohlenhydrate, dass dadurch Magenentleerung und Darmresorption verzögert werden. Auch koffeinhaltige Limonaden sind aufgrund des hohen Zuckergehalts als rascher Flüssigkeitsersatz nicht zu empfehlen.

Energydrinks

Herkömmliche Energydrinks (das Wort bedeutet ja Energiegetränke) enthalten neben einem genügend hohen Kohlenhydratgehalt oftmals recht viel Koffein. Koffein regt jedoch die Nieren zur vermehrten Wasserausscheidung an.
Dadurch sind alle koffeinhaltigen Getränke als Sportlergetränke bei lang dauernden Belastungen wenig geeignet. Ebenfalls entspricht die Mineralstoffzusammensetzung nicht den Bedürfnissen eines körperlich Aktiven.

Das ideale Sportlergetränk muss flüssigkeits- und energieliefernd sein. Günstig wirken sich Kohlenhydrate aus, die die Magenentleerung nicht verzögern. Die Trinktemperatur sollte nicht eiskalt sein, sondern angenehm temperiert, d. h., etwa 10 bis 15 °C betragen.

Isotone Getränke

Sie sind vom Prinzip her auf den möglichst raschen Wasserersatz ausgerichtet. Ihr Kohlenhydratanteil ist jedoch von der Art und Menge als Energiequelle und zur Aufrechterhaltung des Blutzuckerspiegels während längerer Belastungen nur bedingt geeignet.

Hypo- bis isotone Energiegetränke

Durch eine spezielle Kohlenhydratkombination (z. B. Maltodextrin, Fruktose und lösliche Stärke) können diese neuartigen Getränke beim Langzeiteinsatz beides schaffen – den Energienachschub ohne Leistungseinbruch und den für die Leistung ebenso wichtigen Flüssigkeitsersatz.

Außerdem sind die für den Energiestoffwechsel wichtigen Koenzyme Vitamin B1 und Vitamin B2 sowie leistungsrelevante Mineralstoffe wie Natrium, Magnesium und Kalium enthalten. Diese hoch energetischen Getränke eignen sich während Training und Wettkampf sowie zur Regeneration. Ein Blick auf die Zutatenliste sowie die Analyse auf dem Etikett hilft herauszufinden, ob das jeweilige Sportgetränk die oben genannten Inhaltsstoffe enthält und somit beides kann: den Durst löschen und den Energiepegel aufrechterhalten.

Einen erfrischenden Durstlöscher können Sie sich selbst herstellen: Mischen Sie den Saft zweier ausgepresster Zitronen mit einem Liter Schwarz- oder Früchtetee. Um den Kohlenhydratbedarf auszugleichen, lösen Sie darin etwas Kandis oder Honig auf.

Insbesondere Ausdauersportler wie Radrennfahrer sollten auch während des Wettkampfs immer wieder zur Flasche greifen.

Für jeden Sportzweck die richtige Nahrung, ob nach der Ausdauer-, der Kraft- oder der Sprintformel, ob im Training oder Wettkampf.

Ernährungsstrategien in der Praxis

Fitness
genau nach Maß

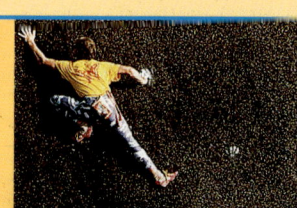

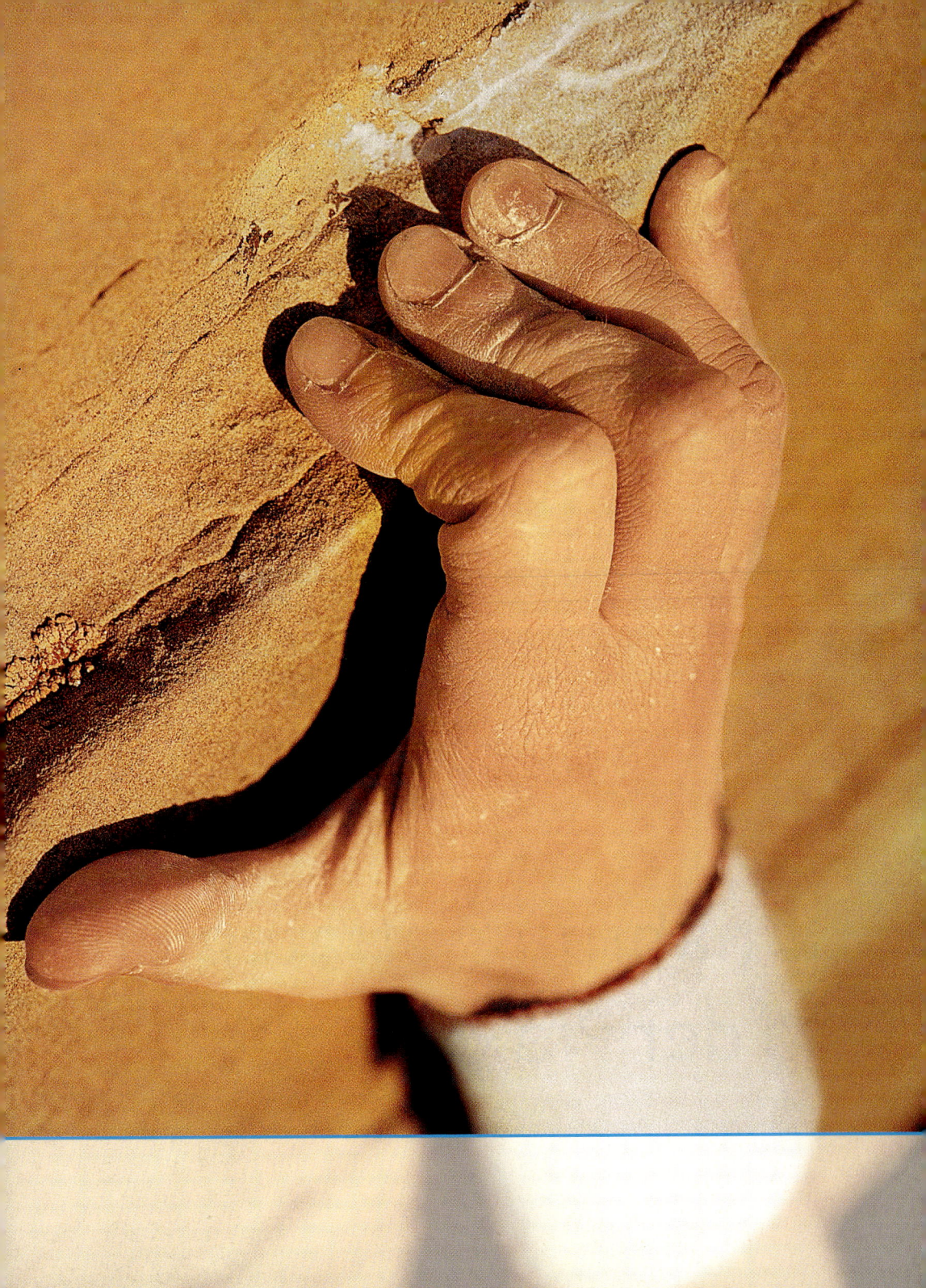

Die energielie-
fernde Nährstoffe
werden im Stoff-
wechsel abgebaut.
Dabei entsteht das
so genannte ATP,
die biologisch ver-
fügbare Energie, die
der Körper für
unterschiedliche
Leistungen nutzt.

Stufenplan für die Energie

Freizeitsportler sollten sich ausgewogen ernähren. Wer als Breiten-
sportler drei bis vier Stunden wöchentlich trainiert, kann seinen leicht
erhöhten Energie- und Nährstoffbedarf problemlos mit einer kohlenhydratbetonten Mischkost gemäß den Empfehlungen der Deutschen Gesellschaft für Ernährung decken.

Besondere Beachtung erfordert jedoch eine ausreichende Flüssigkeitszufuhr. Im Leistungs- und Hochleistungssport wird Essen und
Trinken differenzierter gestaltet. Wir sprechen von einer sportart-
und sportabschnittsspezifischen Ernährung.

Körperliche Leistungen sind nur dann möglich, wenn ausreichend
Energie zur Verfügung steht. Die dem Aktiven mögliche Arbeitsleistung ist von der Energiegewinnung aus der Nahrung und den körpereigenen Vorräten, d. h. aus Fett und Glykogen = tierische Stärke
als Reservekohlenhydrat in Muskel und Leber, abhängig.

Wie aus Nahrung Leistung wird

Der Abbau von Nährstoffen und die daraus resultierende Energiegewinnung ist ein stufenweiser Prozess, der vorwiegend in den »Kraftwerken« der Zellen, den Mitochondrien, stattfindet. Man vergleicht
dieses System gern mit einem »Verbrennungsofen«, da dort die Näh-
stoffe mittels des eingeatmeten Luftsauerstoffs oxidiert (»verbrannt«)
werden. Dennoch ist dieser Vergleich nicht ganz korrekt. In lebenden
Zellen wird die Verbrennungsenergie nicht wie im Ofen vollständig
als Wärme freigesetzt, sondern zum Aufbau einer energiereichen Verbindung verwendet, und zwar einer energiereichen Phosphorverbin-
dung – dem ATP (= Adenosintriphosphat). Man kann diese Verbindung auch als Wechselgeld des biochemischen Stoffwechselbetriebs

bezeichnen. Dieses Energiespeichermolekül ist die überall dort gültige Währung, wo Energie benötigt wird. Die bei der Oxidation der Nährstoffe frei werdende Energie wird also genutzt, um ATP aufzubauen, während die bei der ATP-Aufspaltung frei werdende Energie dazu dient, Arbeit zu leisten, z. B. bei der Muskelkontraktion. ATP-Bildung und -Verbrauch stehen also im Mittelpunkt des Energiewechsels.

Den weitaus größten Teil der Energie erhält die Zelle aus der aeroben Oxidation der Nährstoffe, also der Verbrennung mit Sauerstoff. Steigen die Belastungshöhe und damit verbunden der aktuelle Energiebedarf jedoch plötzlich an, wie z. B. bei Schnellkraftsportarten, so würde die aerobe Energiebereitstellung zu träge, setzt der Organismus die ohne Sauerstoff rasch ablaufende anaerobe Energiegewinnung in Gang. Es kommt zur bekannten Milchsäure(= Laktat)-Bildung. Der Vorteil dieser Reaktion ist die schnelle Energiebereitstellung. Als Nachteil muss die geringere ATP-Ausbeute im Vergleich zum vollständigen Kohlenhydratabbau mit Sauerstoff in Kauf genommen werden.

Unterschiedliche Quellen werden angezapft

Insgesamt verfügt der Körper also über unterschiedlich schnell nutzbare Energiequellen und -produktionsmöglichkeiten – von der unmittelbaren Startenergie in Form der energiereichen Phosphate bis hin zur schier unerschöpflichen Langzeitenergiereserve Fett. Die energiereichen Phosphatverbindungen ATP und Kreatinphosphat stellen die für die Zelle sofort verfügbare Energie bereit, allerdings nur für wenige Sekunden bzw. Muskelkontraktionen. Kurze, explosive Belastungen wie beim Gewichtheben oder bei 50- bis 75-Meter-Sprints können mit diesem Sofortenergiedepot absolviert werden, ohne dass Sauerstoff notwendig ist und Milchsäure gebildet wird. Für einen 100-Meter-Lauf reicht der Vorrat an energiereichen Phosphaten jedoch nicht ganz aus, so dass bei Maximalleistungen im

Heutzutage werden Phosphate eher zu viel als zu wenig mit der Nahrung aufgenommen. Der Referenzwert von 700 Milligramm pro Tag wird meist deutlich überschritten. Dazu tragen praktisch alle Lebensmittel bei. Phosphor ist sowohl in tierischen wie pflanzlichen Lebensmitteln weit verbreitet. Hinzu kommen Zusätze in Lebensmitteln wie koffeinhaltigen Limonaden, Schmelzkäse und Brühwürsten.

In einem Kilogramm Körperfett verbergen sich insgesamt 7000 Kilokalorien. Genug Energie, um davon – rein theoretisch – drei bis vier Tage zehren zu können. Daran wird auch deutlich, wie schwer man arbeiten muss, um unerwünschten Speck wieder loszuwerden!

Die nebenstehende Grafik zeigt die Art der Energiebereitstellung in Abhängigkeit von der Belastungsdauer (nach R. Donath und K.-P. Schüler, 1979).

Bereich der so genannten Kurzzeitdauer die anaerobe Energiegewinnung an Bedeutung gewinnt. Sie erreicht ihr Maximum etwa nach 40 bis 50 Sekunden (z. B. beim 400-Meter-Lauf) und deckt alle energiefordernden Prozesse bis zu zwei Minuten (z. B. Eisschnelllauf bis 1500 Meter) ab. Bei Leistungen, die länger als zwei Minuten dauern, ist davon auszugehen, dass sie nicht ohne Sauerstoff bewältigt werden können. Mit zunehmender Belastungsdauer nimmt der Anteil der Energie, der durch die aerobe Oxidation bereitgestellt wird, immer mehr zu. Langzeitausdauer, wie z. B. bei 5000- und 10 000-Meter-Läufen, erfordert vorwiegend eine aerobe Energiegewinnung.

Art der Belastung	Verwertete Energieträger	Art der Energiebereitstellung
Extreme Ausdauerbelastung (über 1 Std.)	Fette KH	Rein aerob
Langzeitausdauer (8–60 Min.)	Fette Kohlenhydrate	Vorwiegend aerob
Mittelzeitausdauer (2–8 Min.)	Überwiegend Kohlenhydrate	Gemischt aerob/anaerob
Kurzzeitdauer (40 Sek.–2 Min.)	Kohlenhydrate (Glykolyse)	Vorwiegend anaerob
Schnellkraftbelastung (bis zu 20–30 Sek.)	Energiereiche Phosphate	Rein anaerob

Fette bilden die Kraftreserve

Während am Anfang einer Belastung unser Körper die Energie vor allem aus dem anaeroben und aeroben Kohlenhydratabbau bezieht, rückt bei lang andauernden Aktivitäten die Fettverbrennung als Form der Energiegewinnung immer mehr in den Vordergrund. Hier übersteigen die Fettreserven die Kohlenhydratreserven bei weitem. Nach einer Belastungsdauer von ca. einer Stunde erfolgt die aerobe Energiebereitstellung schließlich zu etwa gleichen Teilen aus der Kohlenhydrat- und der Fettverbrennung.

Belastungsdauer und -intensität

Je größer die Belastungsintensität ist, desto größer ist der Kohlenhydratanteil an der Energiebereitstellung. Sprints und Endspurts erfordern die schnelle Kohlenhydratenergie. Bei Dauerbelastungen von geringerer Intensität können hingegen Fette vorrangig Energie liefern. Die Fettsäurenoxidation ist bei Langzeiteinsätzen sinnvoll, da nur so die Glykogenreserven geschont werden können. Die Fähigkeit zur Fettverbrennung lässt sich durch ein Ausdauertraining erheblich steigern. Dennoch sind hohe Leistungsintensitäten wie die Aufrechterhaltung einer entsprechenden Geschwindigkeit am Ende eines Marathonlaufs oder eines Radrennens nur (wieder) mit Hilfe des aeroben Kohlenhydratstoffwechsels möglich. Das setzt gut gefüllte Glykogenspeicher durch kohlenhydratreiche Ernährung und gut ausdauertrainierte Muskeln – zur Kohlenhydratschonung durch verbesserte Fettverwertung – gleichermaßen voraus.

Bei intervallartigen Körperleistungen

Auch im Bereich einer mittleren Belastungsdauer bis zu 20 Minuten kann sich ein intensitätsabhängiger Wechsel bei der Energiebereitstellung ergeben. Wird gegen Belastungsende, z. B. beim Endspurt,

Das Stufenschema der Energieproduktion läuft nicht nur einfach in Abhängigkeit der Belastungsdauer »hintereinander« ab, sondern bei Intensitätswechsel und intervallartigen Belastungen, wie z. B. im Spielsport, ist ein Hin- und Herschalten möglich.

die Intensität gesteigert, nimmt der Sauerstoff- und Energiebedarf zu. Je nach Ausmaß des Intensitätsanstiegs muss die Zelle dann wieder von der aeroben Kohlenhydratoxidation auf den anaeroben Kohlenhydratabbau zur Energiegewinnung zurückgreifen.

Die persönlich richtige Energiebilanz

Der Energiebedarf überwiegt bei körperlichen Belastungen bei weitem den Energieumsatz bei Kopfarbeit. Während als Richtwert für die Energiezufuhr bei körperlicher Leichtarbeit etwa 2000 bis 2400 Kilokalorien veranschlagt werden, kommt das Gros aktiver Sportler auf 3000 bis 4000 Kilokalorien. Extrem hohe Energieumsätze werden im Kraft-Ausdauer-Bereich gemessen, z. B. bei Etappenradrennen über 6000 Kilokalorien. Spitzensportler können an einzelnen Etappentagen auch 10 000 Kilokalorien umsetzen.

Den Kalorienbedarf errechnen

Der persönliche Energiebedarf errechnet sich aus Grund- und Leistungumsatz. Es gibt viele Formeln und Tabellenangaben dafür, die jedoch mehr oder weniger nur Orientierungswerte sein können. Mit der folgenden Formel können Sie annähernd Ihren persönlichen Kalorienbedarf abschätzen.

> 18–30 Jahre: 14,7 x Gewicht + 496 = Grundumsatz
> 31–60 Jahre: 8,7 x Gewicht + 829 = Grundumsatz

Der Aktivitätsfaktor

Um den tatsächlichen Gesamtbedarf zu ermitteln, müssen Sie allerdings noch etwas weiter rechnen. Multiplizieren Sie den vorher ermittelten Grundumsatz mit Ihrem Aktivitätsfaktor. Dieser wird

Ohne das richtige Energiekonzept keine sportliche Leistung. Energiegeladen heißt nicht übergewichtig, vorausgesetzt Sie verfügen über gut angelegte Kohlenhydratreserven und nicht über überflüssige Fettdepots.

bestimmt von Ihren Lebensgewohnheiten, d. h. von Ihrer durch-schnittlichen Körperleistung im Alltag.

▸ *Kopfarbeiter:* Sie sitzen oder stehen meistens, fahren viel Auto, gehen wenig zu Fuß. Sie treiben kaum Sport.
Empfohlene Kalorienzufuhr: Grundumsatz x 1,4

▸ *Gemäßigt aktiv:* Sie laufen viel, fahren Rad und arbeiten im Gar-ten. In der Freizeit spielen Sie Tennis, laufen Ski.
Empfohlene Kalorienzufuhr: Grundumsatz x 1,7

▸ *Sehr aktiv:* Sie arbeiten körperlich, treiben aktiv Sport oder gehen mehr als viermal pro Woche ins Fitnessstudio.
Empfohlene Kalorienzufuhr: Grundumsatz x 2,0

Achtung: Für Leistungs- und Hochleistungssportler ist diese Über-schlagsrechnung nicht genau genug. Für sie gelten zum Teil erheblich

Der Energieumsatz hängt von der jeweiligen Fitness, der Intensität der Tätigkeit und vom Körpergewicht ab. Beim Treppenstei-gen und beim Sport müssen Schwer-gewichte mehr schleppen als Leich-te und verbrauchen deshalb auch etwas mehr Kalorien.

Extrakalorien im Sport

Tätigkeit		kcal/Min.	kJ/Min.
Laufen	9 km/h	10,0	41,9
	12 km/h	11,4	47,7
	15 km/h	13,1	54,8
Radfahren		8,0	37,6
Gymnastik (Kräftigungsübungen)		5,0	20,9
Aerobic		7,0	29,4
Hanteltraining		11,0	46,2
Tennis		10,4	43,5
Volleyball		7,3	30,6
Fußballspiel		13,1	54,8
Basketball		16,2	67,9
Eishockey (ohne Pausen auf der Spielbank)		22,4	93,8
Inlineskating		7,5	31,5
Klettern		13,0	54,6
Skilanglauf		13,0	54,6
Schwimmen, Brust		11,0	46,2

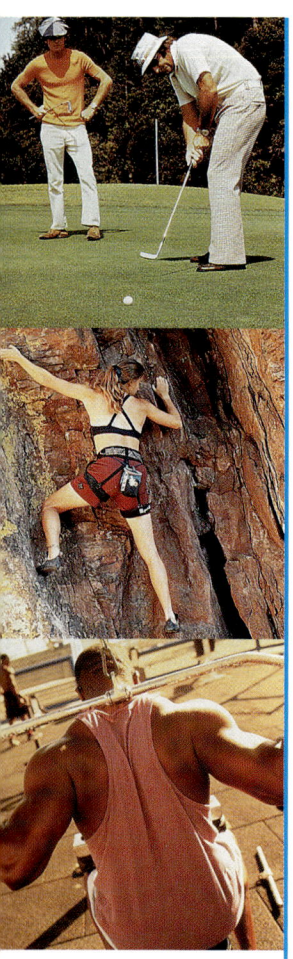

höhere Werte. Wer es genauer wissen will, kann zur Orientierung einmal die Tabelle auf Seite 97 studieren. Sie zeigt den durchschnittlichen Energieumsatz pro Minute einer sportlichen Aktivität.

Schnell mal 100 Kilokalorien verheizen

Verbinden Sie das Angenehme mit dem Nützlichen, indem Sie sowohl in der Freizeit als auch im beruflichen Alltag den Energieumsatz ankurbeln. So verbrennen Sie ganz nebenbei Energie. Mit folgenden Aktivitäten verbrauchen Sie etwa 100 Kilokalorien:

- ▶ 7 bis 10 Minuten Treppensteigen
- ▶ 20 Minuten Tanzen (House-Musik, Schlager)
- ▶ 20 Minuten Partnermassage
- ▶ 15 bis 20 Minuten Schlagzeugspielen
- ▶ 25 Minuten Golf
- ▶ 30 Minuten Pfeile auf Dartscheibe werfen
- ▶ 30 bis 40 Minuten Musizieren (z. B. Flöte, Saxophon)
- ▶ 60 Minuten Skat
- ▶ 65 Minuten zügiges Tippen auf der Schreibmaschine oder der Computertastatur

Die Sportart entscheidet mit

Richtig essen und trinken hilft gewinnen. Voraussetzung dafür ist, dass man seine Ernährung den Bedürfnissen und Anforderungen der jeweils ausgeübten Sportart und den einzelnen Sportphasen vom Training bis zum Wettkampf anpasst.

Eine Kunstturnerin muss sich anders ernähren als ein Radrennfahrer, und die Ernährung am Wettkampftag unterliegt anderen Spielregeln im Vergleich zur Trainingsaufbaukost.

*Jedem das seine.
Die Anforderungs-
profile der Sportart
bestimmen auch den
Speiseplan.*

Unterschiedliche Anforderungsprofile

Die Art der Belastungsanforderung bestimmt die Quantität und die Qualität der jeweiligen Nahrung, wobei Sportwissenschaftler fünf motorische Hauptbeanspruchungen unterscheiden (vgl. Konopka 1988, Seite 112):

- Koordination (Technik)
- Flexibilität (Gelenkigkeit)
- Ausdauer
- Kraft
- Schnelligkeit (Schnellkraft)

Welche Anforderungsprofile sind in den einzelnen Sportarten zu berücksichtigen? Ausdauer, Kraft und Schnellkraft sind die Hauptmerkmale sportlicher Leistungen. Da sie in der Sportpraxis nicht nur in Reinform, sondern auch in Kombination vorkommen, sind die Übergänge oft fließend. Dies wird besonders in den Mannschafts- und Spielsportarten deutlich, die im Wechsel Elemente der Ausdauer, der Kraft und der Schnellkraft beinhalten können. Als zusätzliches Element kommt die Koordination hinzu.

Beim Schwimmen muss mehr Kraft als beim Laufen eingesetzt werden; die 100-Meter-Distanz ist dem Schnellkraftbereich und die 800-Meter-Distanz wohl eher der Sparte Ausdauer zuzuordnen.

Bei anderen Sportarten (z. B. Schießen, Skispringen und Segelfliegen) überwiegen die mentalen (geistig-nervlichen) Belastungen die muskulären Anforderungen. Hierbei steht der Energiebedarf von Gehirn und Nervenzellen im Vordergrund.

Bei den so genannten kompositorischen Sportarten wie Turnen, Kunstspringen und Eiskunstlauf liegen mentale (Konzentration und Koordination) wiederum in Kombination mit hoch intensiven muskulären Beanspruchungen vor.

In der Praxis lässt sich die persönliche Kalorienbilanz am besten durch regelmäßiges Wiegen überprüfen. Ein konstantes Körpergewicht bedeutet, dass sich Kalorienverbrauch durch persönlichen Energieumsatz und Kalorienaufnahme durch Essen die Waage halten.

Die Anpassung der Ernährung

Die unterschiedlichen Anforderungen in den verschiedenen Sportarten machen eine angepasste Ernährung erforderlich. Man kann und muss jedoch nicht für jede einzelne Sportart eine bestimmte Sportdiät entwickeln. Auch sind die Unterschiede nicht so groß, dass man stark voneinander abweichende Relationen der energieliefernden Hauptnährstoffe Kohlenhydrate, Fett und Eiweiß vorschreiben müsste.

Bei der folgenden Zusammenfassung von einzelnen Sportarten zu Sportartengruppen geht es vor allem um die ernährungsmäßigen Gemeinsamkeiten. Unterschiede innerhalb einer oder zu einer anderen Gruppe können sich bei der Höhe des Energiebedarfs in den einzelnen Sportarten ergeben.

Insgesamt muss die Ernährung jedoch stets individuell und flexibel gehandhabt und in den Trainingsprozess integriert sowie den jeweiligen Wettkampfbedingungen angepasst werden. Es reicht keinesfalls aus, nur am Wettkampftag sportgerecht zu essen.

Die Ausdauerformel

Sportwissenschaftler verstehen unter Ausdauer die Widerstandsfähigkeit des Organismus gegenüber Ermüdung bei lang dauernden körperlichen Belastungen.

Für die Ausdauerleistungsfähigkeit des Sportlers spielen die örtlichen Energievorräte (Glykogen) in der Arbeitsmuskulatur und ihre Nutzungsmöglichkeiten (beim Fett) die entscheidende Rolle. Beides ist durch Training und Ernährung beeinflussbar. Ausdauersportarten trainieren das vom Bewegungsmangel bedrohte Herz-Kreislauf-System besonders effizient und fördern die Fettverbrennung. Wer regelmäßig große Muskelgruppen mit Ausdauer bewegt, schützt seine Gesundheit und beugt gleichzeitig wirksam Übergewicht vor.

Wie im normalen Alltag auch, sollten Sie vor anstrengenden Sportereignissen, Wettkämpfen oder Turnieren das (kohlenhydratreiche) Frühstück nicht vergessen. Stehen Sie also rechtzeitig auf, um noch eine Schale Müsli zu essen – auch wenn der Wettkampf schon sehr früh beginnt.

Sportartenspezifische Ernährungsprinzipien

Sportarten	Anteilige Energiebereitstellung [*]
Ausdauersport Langlauf, Radfahren (Freizeitsport), Skilanglauf, Wandern, Eislauf, Tanzen, Aerobic, Schwimmen (Freizeitsport), Flossenschwimmen, Streckentauchen, Ausreiten im Gelände, Segeln (Freizeitsport)	
Spielsport Fußball, Handball, Wasserball, Tennis	55–65 % Kohlenhydrate 10–15 % Eiweiße 25–30 % Fette
Kraftausdauersport Rudern, Bergsteigen, Triathlon, Radsport (Straße), Schwimmsport (Langstrecke), Ski (alpin), Boxen, Turnierreiten, Regattasegeln, Surfen, Kampfsportarten	(Übergang fließend)
Schnellkraftsport Turnen, Gymnastik, Kurzstreckenlauf, Kurzstreckenschwimmen, Skispringen, leichtathletischer Mehrkampf, Tischtennis, Squash, Fechten, leichtathletische Sprungdisziplinen, Eiskunstlauf, Volleyball	mindestens 50 % Kohlenhydrate maximal 20 % Eiweiße 20–35 % Fette
Kraftsport Wurf- und Stoßdisziplinen, Gewichtheben, Bodybuilding	

[*] *Berücksichtigt man den unterschiedlichen Energieumsatz und -bedarf in den einzelnen Sportarten, so ist ein durchschnittlicher Eiweißanteil von 12 bis 15 Prozent der Gesamtkalorien vermutlich für alle Sportler ausreichend, falls der Kalorienbedarf gedeckt wird und die Kohlenhydrataufnahme hoch genug ist. Die Bandbreite bei den Fettenergiequoten im Kraftbereich liegt z. B. darin begründet, dass Kraftausdauersportler mit sehr hohem Energieumsatz zur Verringerung des Nahrungsvolumens etwas fettreicher essen dürfen bzw. müssen, andererseits Bodybuilder versuchen, ihre Fettaufnahme möglichst gering zu halten. Dieses Ziel haben sicherlich auch Schnellkraftsportler. Quelle: Hamm, M., 1996, Seite 116*

Wer Ausdauer braucht

Mittelstreckenlauf, Langstreckenlauf, Marathon, 20 bis 50 Kilometer Gehen, Skilanglauf, Biathlon, Ski- und Bergwandern, Radfahren und Schwimmen stellen vor allem Ausdauerleistungen dar. Dementsprechend muss die Ernährung kohlenhydratreich (ca. 60 Prozent der Energiezufuhr) sein.

Die Bedeutung des Kohlenhydrat- und Fettstoffwechsels sowie der optimalen Glykogenspeicherung für die körperliche Ausdauerleistungsfähigkeit wurde bereits ausführlich herausgestellt (siehe Seite 22ff.). Es geht im Wesentlichen um zwei Gesichtspunkte: Als ein Trainingseffekt der Grundlagenausdauer ergibt sich eine bessere Nutzung der körpereigenen Fette und damit ein Spareffekt in Bezug auf die Kohlenhydrate. Dennoch sollte die Kost in der Wettkampfvorbereitungsphase und am Aktionstag fettkontrolliert und kohlenhydratbetont sein, um die optimale Anlage der vorteilhaften Glykogenspeicher nicht zu mindern. Die richtige Energieformel für Ausdauersportler heißt 55 bis 65 Prozent Kohlenhydrate, 25 bis 30 Prozent Fett und 10 bis 15 Prozent Protein.

Kohlenhydrate sind das eigentliche Muskelbenzin. Doch auch Gehirn und Nervenzellen sind bekanntlich auf dieses Energiesubstrat angewiesen.

Von der Theorie zur Praxis

Umgesetzt in einen Speiseplan könnte die Tagesempfehlung für einen Ausdauersportler, der 3000 bis 3200 Kilokalorien bzw. 12 600 bis 13 440 Kilojoule umsetzt, etwa wie auf der folgenden Seite aussehen. Der Beispielplan entspricht etwa 400 bis 450 Gramm Kohlenhydraten. Wählen Sie aus folgendem Baukastensystem nach persönlichem Geschmack aus, aber aus jeder Querspalte bitte immer nur eine Variante. Beim Blick auf die empfohlenen Mengen kohlenhydratreicher Lebensmittel wie Getreide, Kartoffeln, Obst und Gemüse wird schnell deutlich, dass damit ein relativ großes Nahrungsvolumen verbunden ist. Man kann einen Teil der Lebensmittel durch konzentrierte Koh-

Tagesplan Ausdauersport

Ca. 250 g Vollkornbrot (5–6 Scheiben)	oder	Ca. 150 g Vollkornbrot (3–4 Scheiben) und 60 g Getreideschrot	oder	100 g Vollkornbrot (2–3 Scheiben) und 80 g Vollkornflocken
Ca. 400 g Kartoffeln (5 mittelgroße)	oder	120 g Vollreis	oder	120 g andere Getreidesorten oder Vollkornnudeln
500 g Gemüse (roh oder gekocht) und 150 g Gemüsesaft	oder	350 g Gemüse (roh oder gekocht) und 300 g Gemüsesaft		
300 g frisches Obst und 350 g Obstsaft und 100 g Trockenobst	oder	300 g frisches Obst und 700 g Obstsaft und 50 g Trockenobst	oder	700 g Obstsaft und 100 g Trockenobst
500 g Milch oder Sauermilch und 150 g Magerquark	oder	500 g Milch oder Sauermilch und 50 g Magerquark und 50 g Käse (30 % F. i. Tr.)	oder	250 g Milch oder Sauermilch und 100 g Magerquark und 50 g Käse (30 % F. i. Tr.)
Ca. 200 g fettarmes Fleisch, Geflügel oder Fisch	oder	100 g fettarmes Fleisch, Geflügel oder Fisch und 1–2 Eier	oder	150 g Sojaprodukt oder 50 g Trockensoja und 30 g vegetarische Paste
30 g Streichfett und 20 g Zubereitungsfett	oder	40 g Streichfett und 10 g Zubereitungsfett		
50 g Honig oder Marmelade, kleine Mengen an Zucker	oder	30 g Honig und 20 g Fruchtkonzentrat, kleine Mengen an Zucker		
Ca. 30 g Nüsse	oder	50 g Vollkornkekse		

Als Nahrungsaufwertung empfehlen sich eventuell Hefeflocken oder Weizenkeime; Kohlenhydratkonzentrate als Nahrungsergänzung bei sehr hohem Energieumsatz zur Reduzierung des Nahrungsvolumens. Quelle: verändert nach Hamm, M., Weber, M., 1988, Seite 94

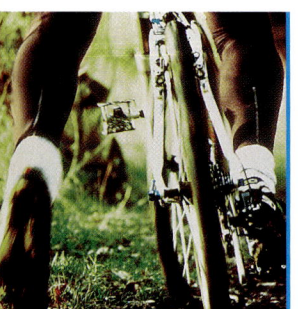

Radsportler bei-
spielsweise wissen:
Wer vom Hunger-
ast eiskalt erwischt
wird, für den ist das
Rennen buchstäb-
lich gelaufen.

lenhydratspender wie Maltodextrin oder wasserlösliche Stärkepulver ersetzen. Während 100 Gramm Brot ca. 45 Prozent Kohlenhydrate enthalten, sind es bei Maltodextrin und anderen Kohlenhydratkonzentraten bis zu 100 Prozent! Nicht vergessen werden darf allerdings, dass Vollkornprodukte, Obst und Gemüse auch leistungswichtige Vitamine und Mineralstoffe bereitstellen. Konzentrate können also nur Ergänzung einer vollwertigen Ernährung sein.

Der gefürchtete Hungerast

Besonders das Gehirn ist von einer ständigen Glukosezufuhr über das Blut abhängig. Die im Blut erforderliche Traubenzuckerkonzentration wird laufend aus dem Leberglykogen reguliert. Während das Muskelglykogen direkt in den Muskelzellen gespeichert und auch dort zur Energiegewinnung genutzt wird, hat das Leberglykogen primär die Aufgabe, kontinuierlich Glukose in das Blut abzugeben, um so einen gleichmäßigen Spiegel aufrechtzuerhalten.

Falls die Muskelglykogenvorräte zur Neige gehen, kann die Muskelzelle dem Blut einen Teil der Glukose bei Belastungen entnehmen und verbrennen, so dass dadurch der Blutzuckerspiegel absinkt. Ein Blutzuckerabfall bedeutet jedoch eine Gefahr bzw. einen Energiemangel für das zentrale Nervensystem. Es wird in Alarmzustand versetzt, der in Sportlerkreisen als so genannter Hungerast gefürchtet ist. Plötzlich auftretendes Hungergefühl, Schwindel, Übelkeit, Kraftlosigkeit und Schwarzwerden vor den Augen, Zittern und kalte Schweißausbrüche sind die Symptome.

Wie man dem Warnsymptom begegnet

Insgesamt handelt es sich dabei um eine Unterzuckerungs- bzw. Hypoglykämiesymptomatik. Der Körper soll durch dieses Warnsignal zum Abbruch der Leistung gezwungen werden. Begegnen kann man erfahrungsgemäß diesem Symptom beim Ankündigen der ersten Anzeichen durch kleine Gaben schnell verfügbarer Zucker, z. B. Würfelzucker, Obst oder Kekse.

Der Hungerast trifft übrigens eher den schlecht trainierten Ausdauersportler, z. B. in der Periode des Frühjahrstrainings, wenn die Trainingsbelastungen an Umfang und Intensität zunehmen und die Nutzung des Fettstoffwechsels (siehe Seite 38ff.) noch nicht ausreichend trainiert wurde. Ohne den Spareffekt der verbesserten Fettverwertung werden die Muskel- und nachfolgend auch die Leberglykogenvorräte vorzeitig verbraucht. Auch vorangegangene Hunger- bzw. Fastenperioden wirken sich negativ auf die Glykogenbevorratung aus. Im guten Trainings- und Ernährungszustand ist man am besten vor dem Hungerast geschützt. Dennoch kann es in Einzelfällen bei extremen Leistungsanforderungen zu Fehlregulationen kommen.

Die Ausdauerformel – wichtig auch im Spielsport

Gemeinsam ist allen Spielsportlern, dass sie einen verhältnismäßig hohen Anteil an Ausdauerleistungsfähigkeit und damit wie die Ausdauersportler eine kohlenhydratbetonte Ernährung (ca. 50 bis 65 Prozent der täglichen Kalorien) benötigen. Es handelt sich dabei jedoch im Vergleich zu Langläufern nicht um eine kontinuierliche Dauerbelastung. Aufgrund des intervallartigen Charakters der Belastung – also ständigem Intensitätswechsel – werden besonders hohe Anforderungen an den Kohlenhydratstoffwechsel gestellt, der ja vom Spielsportler sowohl anaerob als auch aerob zur Energiegewinnung genutzt werden kann.

Die unterschiedlichen Spielsportarten in einer gemeinsamen Gruppe zusammenzufassen, stellt einen Kompromiss dar. Die Unterschiede zwischen Fuß-, Hand-, Basketball, Tennis, Volleyball, Hockey, Eisho-

Frauen haben mit einem Kohlenhydratspeicher in Leber, Blut und Muskeln von rund 300 Gramm schon von Natur aus einen niedrigeren als Männer, deren Vorräte etwa 400 Gramm betragen. Sie müssen deshalb schon früher ihre Reserven wieder auffüllen.

Spielsportarten wie Wasserball erfordern sowohl Ausdauer als auch Schnellkraft, was mehr zu Lasten des Kohlenhydrat- stoffwechsels geht als bei reinen Ausdauersportlern.

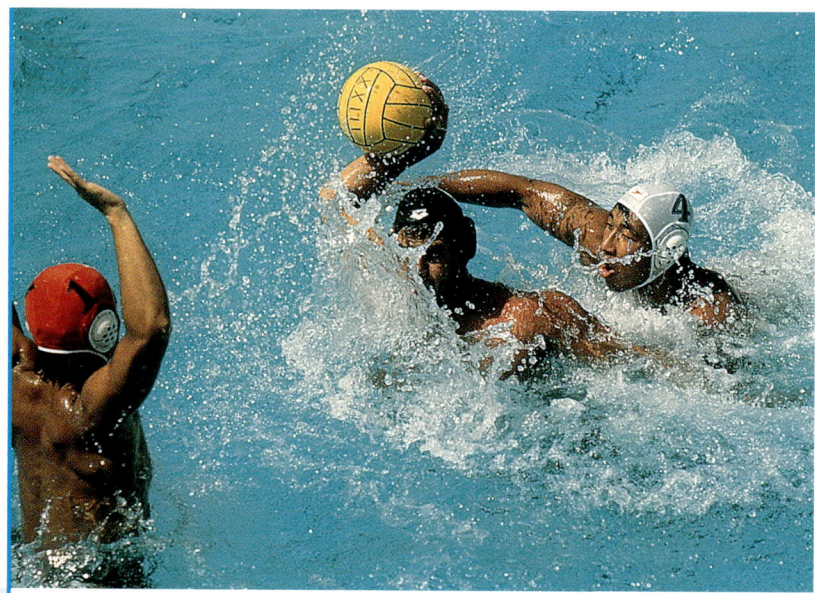

Auch kohlen- hydrathaltige Getränke sorgen während Ausdauer- belastungen für eine Aufrechterhaltung der Blutzucker- konzentration.

ckey, Wasserball, Squash und Rugby sind bekannt. Ein Fußballspieler hat ein höheres Laufpensum zu leisten, beim Basketball werden mehr Anforderungen an die Sprungkraft gestellt usw. Das Spektrum reicht von Ausdauersportarten mit hohem Krafteinsatz bis zu mehr schnell- kraftbetonten Disziplinen, wie beispielsweise Volleyball, Eishockey und Squash.

Konsequent ernähren bei Turnieren

Je häufiger die Wettkämpfe, beispielsweise bei Turnieren oder so genannten Englischen Wochen, desto gewissenhafter muss der Form wegen auf eine kohlenhydratbetonte und fettarme Ernährung geach- tet werden. Oft ist dann die Ernährung in der Erholungsphase schon wieder Vorbereitung auf den nächsten Einsatz. Laufleistung, Schnel- ligkeit und Spritzigkeit – besonders in der zweiten Spielhälfte – sind ohne Zweifel auch eine Frage der vorteilhaften Energiebevorratung in Form gut angelegter Muskelglykogendepots, wie verschiedene Untersuchungen im Fußball zeigten. Werden Fußballspiele erst in der Verlängerung oder durch Elfmeterschießen entschieden, so wird der Kohlenhydratenergiestoffwechsel noch mehr beansprucht.

Die Kraftformel

Nicht nur Gewichtheben gehört dazu

▶ Kraftbetonte Sportarten umfassen reine Kraftsportdisziplinen, bei denen die Entwicklung der Maximalkraft das wichtigste Trainingsziel ist. Besonders deutlich wird dies beim Training für das Gewichtheben. Aber auch Kugelstoßen, Hammer- und Diskuswerfen gehören zu den reinen Kraftsportarten. Zur Entwicklung von Muskelkraft und Muskelmasse ist ein entsprechendes Eiweißangebot mit der Nahrung erforderlich.

▶ Die Schnellkraft (Ziel: Verbesserung der Geschwindigkeit der Muskelkontraktion und gleichzeitig der Koordination der Bewegungsabläufe) spielt bei Sprints, Sprungdisziplinen, leichtathletischem Mehrkampf, Fechten, Gymnastik und Turnen, aber auch beim Eiskunstlauf sowie beim Tanzsport eine wichtige Rolle.

▶ Bei den Kraftausdauersportarten wird beides gefordert: Anspruch an die Muskelkraft, verbunden mit einem guten Durchhaltevermögen. Rudern, Kanurennsport, Straßenradsport und Boxen sowie Ringen sind Beispiele dafür.

▶ In den Kampfsportarten besteht ähnlich wie bei Eiskunstläuferinnen, Turnerinnen und in der Gymnastik das erhebliche Problem der Gewichtsreduktion bzw. des so genannten Gewichtmachens (siehe auch Seite 167ff.).

Im Leistungs- und Hochleistungssport kann die Ernährung schnell zum leistungslimitierenden Faktor werden, weil sie entscheidend für die Regeneration ist. Deshalb ist ein entsprechendes Bewusstsein Pflicht.

Tagesplan Kraftsport

Ca. 250 g Vollkornbrot (5–6 Scheiben)	oder	Ca. 150 g Vollkornbrot (3–4 Scheiben) und 60 g Getreideschrot	oder	100 g Vollkornbrot (2–3 Scheiben) und 80 g Vollkornflocken
Ca. 400 g Kartoffeln (5 mittelgroße)	oder	120 g Vollreis	oder	120 g andere Getreidesorten oder Vollkornnudeln
500 g Gemüse (roh oder gekocht) und 150 g Gemüsesaft	oder	350 g Gemüse (roh oder gekocht) und 300 g Gemüsesaft		
300 g frisches Obst und 250 g Obstsaft und 50 g Trockenobst	oder	200 g frisches Obst und 100 g Trockenobst	oder	200 g frisches Obst und 500 g Obstsaft
Ca. 1 l Milch oder Sauermilch und 250 g Magerquark	oder	Ca. 1 l Milch oder Sauermilch und 100 g Magerquark und ca. 50 g Käse (30 % F. i. Tr.)	oder	500 g Milch oder Sauermilch und 100 g Magerquark und 100 g Käse (30 % F. i. Tr.)
Ca. 350 g fettarmes Fleisch, Geflügel oder Fisch	oder	150 g fettarmes Fleisch, Geflügel oder Fisch und 2 Eier	oder	250 g Sojaprodukt oder 50 g Trockensoja und 50 g vegetarische Paste
30–50 g Streichfett und 20 g Zubereitungsfett	oder	20–30 g Streichfett und 30–40 g Zubereitungsfett		
Ca. 40 g Honig oder Marmelade, kleine Mengen an Zucker	oder	Ca. 40 g Honig und Fruchtkonzentrate		
Ca. 50 g Nüsse	oder	100 g Vollkornkekse		

Wählen Sie aus jeder Querspalte bitte immer nur eine Variante aus. Quelle: verändert nach Hamm, M.; Weber, M., 1988, Seite 95

Auf den persönlichen Energiebedarf abstimmen

In der Gruppe der kraftbetonten Sportarten gibt es deutliche Unterschiede im Energieumsatz, so dass ein beispielhafter Tagesplan, ähnlich wie für die Ausdauersportler, sicherlich nicht für die gesamte Gruppe gelten kann. Am Tagesplan Kraftsport, der beispielsweise für einen Ruderer im Training gelten könnte, soll aber versucht werden, den Lebensmitteleinsatz bei ca. 3500 bis 3800 Kilokalorien (14 700 bis 15 960 Kilojoule) und mindestens 150 Gramm Protein bei möglichst nicht mehr als 120 Gramm Fett deutlich zu machen.

Anstelle von eiweißreichen Milch- und Fleischprodukten kann ein teilweiser Austausch mit Milch-, Ei- oder Sojaeiweißkonzentraten in Betracht kommen, um das Nahrungsvolumen gering zu halten und um den Fettanteil weiter zu reduzieren. Allerdings liegen die in diesem Beispielplan zugrunde gelegten Proteinmengen bereits an der oberen Grenze, so dass auch ein teilweiser Austausch proteinreicher Komponenten gegen mehr kohlenhydratreiche Produkte möglich ist. Dieses Beispiel zeigt aber auch, dass bei Energiezufuhrmengen über 3500 Kilokalorien ein akzeptables Nahrungsvolumen bereits seine Grenze erreicht hat.

Die Sprintformel

Von Aerobic über Turnen bis zum Zehnkampf – genügend Kohlenhydrate und Trinkflüssigkeit sorgen stets für eine Topform.

Jedes schnellere Tempo und Zwischen- und Endspurts sind nur möglich, wenn die energieliefernden Prozesse im Muskel schneller ablaufen können. Das bedeutet, dass in erster Linie Kohlenhydrate abgebaut werden müssen, weil sie am schnellsten und effektivsten Energie bereitstellen. Vor allem, wenn die Belastung bis an die Grenze der maximalen Sauerstoffaufnahme geht, benötigt der Körper Kohlenhydrate, weil sie Energie mit dem geringsten Sauerstoffverbrauch liefern. Für individuelle Höchstleistung ist also eine kohlenhydratreiche Ernährung geradezu Pflicht. Bei der heutigen Leistungsdichte im Sport wird ein Sieg oftmals nur durch das Sprintvermögen entschieden, das wiederum vom vorhandenen und mobilisierbaren Glykogen abhängig ist. Ein ausreichender Kohlenhydratvorrat kommt jedoch nicht nur der Energiebereitstellung zugute, sondern verbessert auch Konzentrationsfähigkeit und Reaktionsschnelligkeit.

Am Abend vorher darf zugelangt werden

Eckpfeiler der Mahlzeitenplanung im Rahmen der Sprintformel sind zum einen ein kohlenhydratreiches Abendessen vor dem Wettkampftag (z. B. Nudeln mit Gemüsesauce aus pürierten Paprika und Tomaten) und zum anderen am Aktionstag selbst ein kohlenhydratbetontes Frühstück (z. B. Haferflockenmüsli mit frischem Obst). Ergänzt wird tagsüber mit kohlenhydrathaltigen Snacks und Getränken (beispielsweise Banane und Apfelsaftschorle, 1 : 2 bis 1 : 3 mit magnesiumreichem Mineralwasser verdünnt).

Bananen sind der ideale Snack: Sie sind reich an Kohlenhydraten und sättigen deshalb gut. Außerdem enthalten sie viel Kalium, Vitamin A und C sowie verschiedene B-Vitamine.

Erfolg in Etappen

Körperliche und geistige Hochleistungen erfordern eine gezielte Ernährung. Im Leistungs- und Spitzensport werden die grundlegenden Empfehlungen einer Leistungskost jedoch noch individuell und situationsspezifisch differenziert. So kommt es darauf an, die Ernährungsgestaltung möglichst genau mit den jeweiligen Bedingungen und Anforderungen von Training und Wettkampf sowie mit den unterschiedlichen Sportarten abzustimmen.

Auf den Punkt fit sein

Ernährungsfehler können sich im Leistungs- und Hochleistungssport schneller leistungsmindernd auswirken als bei geringen Beanspruchungen und in der Wettkampfsituation den verdienten Trainingserfolg infrage stellen. Dazu reicht es aber nicht, nur am Wettkampftag entsprechend sportgerecht zu essen.

Entscheidend für die Leistungsfähigkeit in der Wettkampfsituation ist bereits die Ernährung in der Vorbereitungsphase. Ebenfalls kann eine den Trainingsprozess unterstützende Ernährung den Wirkungsgrad des Trainings erhöhen. Die Sport- und Leistungskost zählt also zu den wesentlichen trainingsunterstützenden und wettkampfbegleitenden Maßnahmen.

> Die Ernährung gehört immer zum Trainingsprozess dazu und muss den Bedingungen des Wettkampfs angepasst werden. Es reicht keinesfalls aus, nur am Wettkampftag sportgerecht zu essen.

Ernährung nach Sportphasen

In der Sporternährungswissenschaft unterscheidet man im Wesentlichen folgende sportphasenspezifische Ernährungsprinzipien:

▸ Vollwertige Basisernährung
▸ Modifizierte Basiskost = Trainingsernährung
▸ Vorwettkampfernährung
▸ Ernährung am Wettkampftag
▸ Nachwettkampfernährung

Trotz der unterschiedlichen Ernährungsbedürfnisse in den verschiedenen Sportarten hat die Ernährung aller Aktiven etwas gemeinsam: die ausgewogene und vollwertige Basiskost. Sie ist die solide Grundlage für die Gesundheit und Leistungsfähigkeit des Sportlers und nicht auf bestimmte Zeitabschnitte begrenzt. Wer durchgängig leistungs- und gesundheitsbewusst isst, braucht seine Ernährung dann auch nur mit verhältnismäßig geringem Aufwand an die besonderen Erfordernisse in der Trainingsperiode oder Wettkampfsaison anzupassen. Es leuchtet ein, dass die Grundgesundheit eines jeden Aktiven nur günstig beeinflusst werden kann, wenn Essen und Trinken das ganze Jahr über stimmen. Auch aus leistungsphysiologischer Sicht ist die Ernährung keine schnell greifende Maßnahme der letzten Minute. Und kein noch so ausgeklügelter Sportdrink kann am Wettkampftag die Fehler einer mangelhaften und nicht rechtzeitigen Ernährungsvorbereitung wettmachen.

Ausgewogene Mischkost dominiert

Die grundsätzlichen Anforderungen an die vollwertige Basiskost wurden bereits ausführlich beschrieben. Auf den Punkt gebracht, sollte die Alltagskost aller Sporttreibenden kohlenhydratbetont, fettbewusst und eiweißhochwertig sein sowie eine günstige Nährstoffdichte an Vitaminen und Mineralstoffen aufweisen. Es handelt sich dabei um eine ausgewogene Mischkost nach dem Prinzip der Foodpyramide (siehe Seite 68ff.), wobei die Lebensmittel Getreide, Getreideprodukte, Kartoffeln, Gemüse und Obst dominieren und die eiweißreichen Komponenten (Milch, Milchprodukte, Fleisch, Fisch, Eier und Hülsenfrüchte) eher die Ergänzung (Beilagen) sind. Dieses Grundmuster einer vollwertigen Basisernährung gilt selbstverständlich auch für das durchgängige ganzjährige Training.

Unbeschwert in den Wettkampf

Vermehrter Energieumsatz durch Sport bedingt zwangsläufig größere Nahrungsmengen. Damit aber die Ernährung an Trainingstagen (das gilt natürlich erst recht in der Wettkampfsituation) nicht wie ein Stein im Magen liegt, sollten Sie einige Spielregeln beachten. Kenntnisse über die unterschiedliche Verweildauer von Speisen im Magen sind für das richtige Timing Ihrer Mahlzeiten nützlich. Grundsätzlich gilt:

Probieren geht über Studieren: Immer auf die persönliche Verträglichkeit von Speisen und Getränken achten; keine Experimente in der Wettkampfsituation! Im Training kann man am besten austesten, was einem bekommt.

▶ Je höher der Fettgehalt eines Lebensmittels oder einer Speise, desto länger ist die Verweildauer im Magen.

▶ Grobe Nahrung verweilt länger im Magen als bei der Zubereitung entsprechend zerkleinerte oder gut gekaute Lebensmittel.

▶ Flüssige Mahlzeiten (Suppen, Getränke etc.) verlassen den Magen schneller als feste Speisen.

▶ Bei Getränken verzögert die Konzentration der gelösten Stoffe – vor allem Zucker – die Magenentleerung, d. h., Colagetränke oder Limonaden verbleiben wesentlich länger im Magen als ein gut verdünnter Fruchtsaft oder Mineralwasser.

Die einmalige Versorgung über Präparate in der Situation vor dem Sport ist weniger effektiv als die Regelmäßigkeit einer guten Basisernährung.

Magenverweildauer von Speisen und Getränken

Zur Verweildauer im Magen kann man sich folgende Zeitleiste vorstellen, wenn man planen will, wann was vor dem Sport gegessen oder getrunken werden darf.

Vier und mehr Stunden	Fettreiche Speisen, ballaststoffreiche Gerichte, z. B. Hülsenfrüchte
Drei bis vier Stunden	Normale gemischte Mahlzeiten (Fleisch, Kartoffeln, Gemüse, Nudeln mit Fleischsauce)
Zwei bis drei Stunden	Leichte, kohlenhydratbetonte Mahlzeit (z. B. Reis mit Gemüse und Fisch, Suppe mit Nudeleinlage, Nudeln mit leichter Gemüsesauce)
Ein bis zwei Stunden	Imbissmahlzeit, Fitnesssnacks und Quarkspeise mit Früchten oder Fruchtbuttermilch mit Keksen, Haferflocken/Müsli
15 bis 30 Minuten	Kohlenhydrathaltige Getränke, je nach Konzentration der Inhaltsstoffe

Trainingsaufbaukost

Entsprechend der Einteilung des Jahrestrainings in bestimmte Perioden und Abschnitte, in denen die spezielle Erarbeitung unterschiedlicher leistungsbestimmender physischer Faktoren schwerpunktmäßig erfolgt, wird die vollwertige Basiskost zeitweise zu modifizieren sein. So zielt Krafttraining auf den Aufbau von Muskelmasse ab. Kraftbetonte Trainingseinheiten erfordern dementsprechend ein höheres Eiweißangebot (1,0 bis 1,7 Gramm Protein pro Kilogramm Körpergewicht) im Vergleich zum normalen Eiweißsoll (0,8 bis 1,0 Gramm) an Wettkampftagen.

Mehr Eiweiß schon im Frühstück

Die erhöhten Eiweißzufuhrempfehlungen an Krafttrainingstagen lassen sich leicht durch proteinreiche Zulagen zum Frühstück (fettarmer Käse und Geflügelaufschnitt, Quark) und/oder in Form eiweißreicher Nachtische bzw. Zwischenmahlzeiten wie Milchmixgetränke, Sojadrinks, Quark- oder Joghurtspeisen und Sojadesserts realisieren, ohne das Grundmuster einer kohlenhydratbetonten und fettkontrollierten Basisernährung allzu sehr verändern zu müssen.

Schließlich darf nicht vergessen werden, dass die Energie zur Absolvierung des Trainingspensums am vorteilhaftesten durch Kohlenhydrate bereitgestellt wird. Entsprechend kohlenhydratreich muss deshalb auch die Ernährung insbesondere bei regelmäßigem und intensivem Training sein.

Modifizierte Basiskost bedeutet, die Ernährung den verschiedenen Trainingsanforderungen anzupassen. Am bekanntesten ist die Erhöhung der Proteinzufuhr im Zusammenhang mit kraftbetonten Trainingseinheiten.

Hochwertige Proteine: Joghurt und Ei.

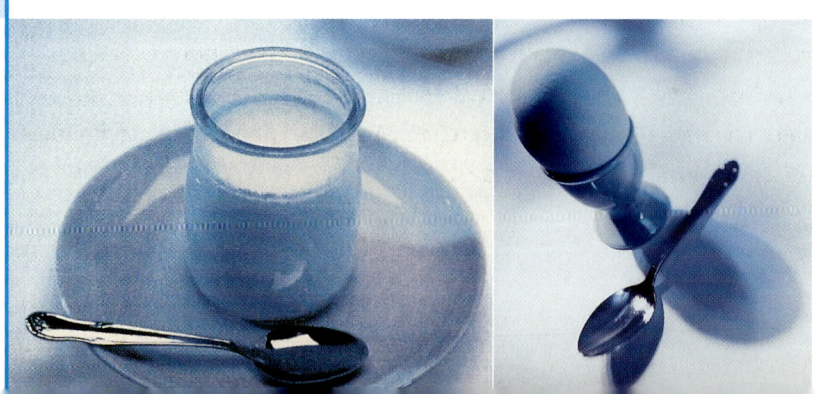

Bessere Nutzung durch viele kleine Portionen

Wird beides – eine ausreichende Kohlenhydrat- und Proteinzufuhr – nicht beachtet, geht so manches Training im wahrsten Sinn des Wortes an die Substanz. Übrigens: Die Nahrungsproteine können besser für den Muskelproteinaufbau genutzt werden, wenn das Eiweißangebot in Form mehrerer kleinerer Portionen über den Trainingstag verteilt wird. Öfter kleine Proteindosen (z. B. Joghurt- und Quarkspeisen, Sojadrinks oder Proteinshakes) belasten nicht und sind effektiver als wenige üppige Portionen bzw. hohe einmalige Proteingaben. Man sollte also Eiweiß nicht »auf Vorrat« essen, z. B. ein Pfund Magerquark zum Frühstück, wenn erst am späten Nachmittag trainiert wird. Ebenso wenig sinnvoll ist das riesige Steak am Abend, wenn man bei den anderen Mahlzeiten kaum auf Eiweiß geachtet hat. Um einen optimalen Aufbaueffekt zu erzielen, ist eine gewisse zeitliche Nähe von Trainingsreiz und Eiweißangebot sinnvoll, d. h. ca. eineinhalb bis drei Stunden vor dem Training je nach Größe und Zusammensetzung der Mahlzeit und bis zu zwei Stunden nach dem Training. Aber auch in diesem Fall sollte man nicht alles Protein um das Training herum essen. 100 bis 150 Gramm Protein können durchaus auf fünf Portionen à 20 bis 30 Gramm Eiweiß verteilt werden.

Auch im Training hat sich die Kombination von Kohlenhydraten mit Eiweiß bestens bewährt. So kann das Eiweißangebot für den Muskelaufbau genutzt werden, während Kohlenhydrate die richtige Energie für das Krafttraining bereitstellen.

Vorsicht vor Übertraining

Bei hohen Trainingsbelastungen ist die Regeneration fast genauso wichtig wie das Training selbst. Andererseits droht bei fortgesetzter Belastung, die zum Glykogenabbau führt, eine schleichende Verarmung an dieser vorteilhaften körpereigenen Energiespeichersubstanz, deren Mangel letztlich einen Übertrainingszustand provoziert. Die Missachtung regenerativer Maßnahmen ist oft Ursache für Leistungsstagnation und das Übertraining.

Zu viel Training und zu wenig Kohlenhydrate schaden dem Körper mehr, als sie ihm dienen.

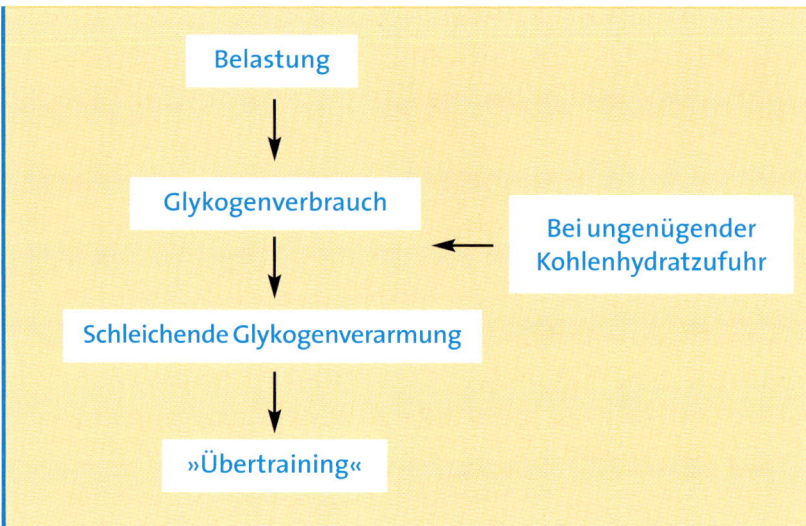

Neben dem richtigen Training und der geeigneten Sportausrüstung sowie -kleidung zählt die Ernährung zu den wichtigsten Erfolgsvoraussetzungen. Sind Sie auch ernährungsmäßig gut vorbereitet?

Auch nicht nach dem Training – Junkfood

Es bleibt ein letzter Hinweis zur Ernährung nach dem Training: Was man vor dem Training nicht essen sollte, nämlich fettreiche Schnellimbissangebote wie Bratwurst, Pommes frites, Mayonnaisesalate, Frikadellen und Paniertes, ist auch nach dem Training fehl am Platz. Eiweißreiche Nahrung, die mit viel Fett belastet ist, baut nach dem Training nicht auf und verzögert die Wiederauffüllung der Glykogenspeicher deutlich. Dies ist die denkbar schlechteste Voraussetzung für den nächsten Trainingseinsatz.

Die Vorbereitungsphase

In diesem Abschnitt kommt es darauf an, optimale Energie- und Nährstoffspeicher anzulegen, um in der Wettkampfsituation vorzeitigen Mangelerscheinungen so weit wie irgend möglich vorzubeugen. Sie bilden die Grundlage für den Erfolg am Wettkampftag. Wer in der Vorbereitungsphase auf diese wichtige Möglichkeit der Nährstoffbevorratung verzichtet, kann das am Wettkampftag selbst keinesfalls mehr aufholen.

Glykogen und Magnesium speichern

Wegen ihrer Bedeutung als vorteilhafte Energiereserve spielen besonders die Glykogendepots eine Rolle. Die Kohlenhydratspeicherung soll in den vorherigen Tagen und nicht erst in den Stunden vor dem Einsatz erfolgen. Insofern ist die wettkampfvorbereitende Ernährung wichtiger als eine spezielle Zusatzversorgung am Aktionstag. Diese Überlegung gilt auch für das Hochleistungsmineral Magnesium. Eine gute Magnesiumversorgung (wie sie durch die Aufnahme von Gemüse, Getreideprodukten und entsprechend magnesiumreichem Mineralwasser erreicht wird) in den Tagen vor dem Wettkampf ist einer Einmalgabe am Aktionstag vorzuziehen. Die Vorwettkampfernährung kann sich in einigen Sportarten über einige Tage bis zu einer Woche erstrecken, insbesondere wenn man das moderne Prinzip der Glykogensuperkompensation (siehe dazu Seite 33ff.) vor einem entscheidenden Wettkampf umsetzt: Eine Woche vor dem Wettkampf erfolgt die tägliche Belastungsverminderung im Training und gegenläufig die Zunahme der Kohlenhydrataufnahme.

Die Ernährung zur Wettkampfvorbereitung geht dann fließend in die eigentliche Wettkampfernährung über, wenn man nämlich etwa zwei bis drei Stunden vor einem Wettkampf Kohlenhydrate in leicht verdaulicher und/oder in flüssiger Form aufnimmt, um auch eine sichere Auffüllung der Leberglykogenreserven zu erreichen. Zusätzlich ist es sinnvoll, an den beiden Tagen vor einem Wettkampf sehr reichlich zu trinken und auf schwer verdauliche sowie fettreiche Speisen besser völlig zu verzichten.

Zwei Nährstoffe spielen in allen Sportabschnitten eine besondere Rolle. Deshalb heißt es in der Praxis: Vor, während und nach dem Sport auf genügend Kohlenhydrate und Wasser achten.

Ernährung am Aktionstag

Eigentlich genügt die Beachtung einiger weniger Spielregeln, denn die Ernährungsgrundlage für die Leistung wird ja bereits in den Tagen vor dem Wettkampf und nicht erst am Wettkampftag selbst gelegt. Neben der guten Verträglichkeit von Speisen und Getränken stehen das Timing von Essen und Trinken und besonders der Ausgleich von Flüssigkeitsverlusten im Vordergrund.

Grundregeln für die Wettkampfernährung

▸ Weder mit überfülltem Magen noch hungrig-nüchtern und auch nicht mit einem Flüssigkeitsdefizit an den Start gehen!

▸ Bei der Lebensmittelauswahl – dies gilt ganz besonders auch für Getränke – haben persönliche Verträglichkeit und leichte Verdaulichkeit Vorrang. Keine Kostexperimente, wenn es darauf ankommt!

▸ Den Bedingungen des Wettkampfs entsprechend öfter kleine Portionen essen und trinken, rechtzeitig einem Flüssigkeitsdefizit entgegenwirken und jede Gelegenheit zum Trinken nutzen. Allgemein wird, wo es renn- oder spieltechnisch möglich ist, der kontinuierlichen Flüssigkeits- und Kohlenhydratzufuhr der Vorrang gegeben.

▸ Die letzte größere Mahlzeit sollte ca. zweieinhalb bis drei Stunden vor dem Wettkampf liegen. Fettreiche Speisen mit noch längerer Magenverweildauer verbieten sich ohnehin.

▸ Bei Getränken jeder Art sind ca. 0,8 Liter pro Belastungsstunde ein guter Anhaltspunkt, verteilt auf Portionen von ca. 0,2 Liter alle 15 bis 20 Minuten. Mehr als zehn Prozent Zucker im Getränk verzögern die Magenentleerung, und es entsteht Völlegefühl.

Drei goldene Regeln für den Wettkampftag:
1. Nie mit völlig leerem Magen starten!
2. Rechtzeitig essen (spätestens zweieinhalb Stunden vor Beginn)!
3. Das Trinken nicht vergessen!

Nicht zu viel, nicht zu wenig: In der Mitte liegt das Maß!

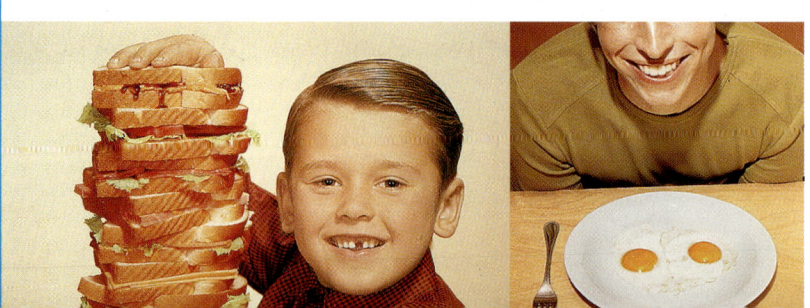

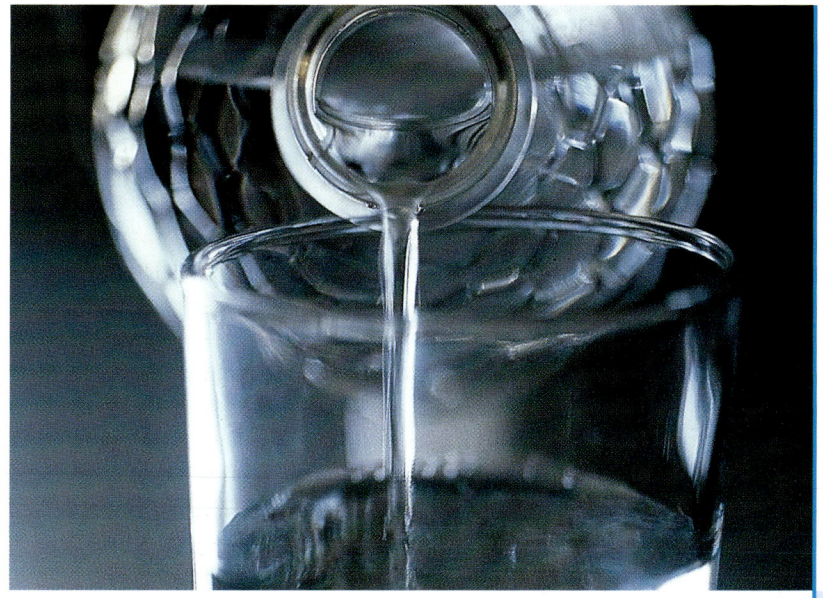

*Die erste Flüssig-
keitszufuhr sollte
30 Minuten nach
Wettkampfbeginn
erfolgen, dann gibt
es im Viertelstunden-
takt je etwa
0,2 Liter zu trinken.*

Die passende Zusammensetzung der Getränke

Ein guter Anhaltspunkt sind ca. 60 Gramm Kohlenhydrate (z. B. Glukose, Saccharose, Maltose) pro Liter Getränk, wobei Maltodextrin und lösliche Stärke auch etwas höher dosiert werden können. Im Grunde genommen geht es immer um einen Kompromiss von optimaler Kohlenhydratenergiezufuhr, zeitlicher Verfügbarkeit (Magenentleerungsgeschwindigkeit, Aufnahme im Darm) und bestmöglicher individueller Verträglichkeit.

In diesem Zusammenhang muss auch ausdrücklich darauf hingewiesen werden, dass die Aufnahme von Fruktose in höheren Dosierungen bei vielen Sportlern zu Magen-Darm-Problemen führen kann. Fruchtzucker sollte deshalb im Sportlergetränk nicht die einzige Kohlenhydratquelle sein. Als Richtwert gilt: höchstens 30 Gramm Fruktose pro Liter Flüssigkeit.

Viel hilft nicht viel! Diese Aussage gilt auch für die Kohlenhydratmenge im Wettkampfgetränk. Limonaden und unverdünnte Säfte sind als Pausengetränke oder rasch wirksame Durstlöscher im Sport zu hoch konzentriert.

Den Trinkrhythmus schon im Training üben

Das richtige Trinken sollte schon während der Trainingsphase einge-
übt werden. Bei sehr langer Wettkampfdauer, bei mehreren Starts
an einem Tag und auch bei Turnieren mit längeren Zwischenpausen
reicht die Zufuhr von Trinkflüssigkeiten, auch wenn sie mit Malto-
dextrinen, leicht löslichen Haferflocken oder Hafer- bzw. Reisschleim
angereichert sind, nicht aus.

Dann können verschiedene feste Speisen gereicht werden, von Obst-
stückchen (z. B. eine reife Banane) über Vollkornkekse und -knäckebrot,
Energieriegel, fettarme Müsliriegel und Fruchtschnitten bis zur kleinen, leicht verdaulichen Mahlzeit (beispielsweise fettarm belegtes
Brot oder Suppe mit Reis- oder Nudeleinlage).

Kohlenhydrate auftanken – aber richtig

Der Sportmediziner Georg Neumann hat einmal die Empfehlungen
für die Kohlenhydrataufnahme während einer körperlichen Belastung zusammengestellt:

▸ Bei Belastungen unter 45 Minuten Dauer besteht kein objektiver
Bedarf zur Kohlenhydrataufnahme.

▸ Die erste Kohlenhydratgabe sollte nach 60 Minuten Belastung
erfolgen (Achtung: Die Flüssigkeitsaufnahme ist aber deutlich zeiti-
ger fällig – und zwar bereits etwa nach 30 Minuten!).

▸ Bei mehrstündigen Belastungen kann bereits früher – und zwar
ebenfalls ab 30 Minuten – mit der Kohlenhydrataufnahme begon-
nen werden, um somit einer Nährstoffmangelsituation rechtzeitig
vorzubeugen.

▸ Ab der zweiten Belastungsstunde reichen 40 bis 60 Gramm Kohlenhydrate pro Stunde aus. Am besten ist eine kontinuierliche Aufnahme in Form kleiner Portionen mit dem Getränk entsprechend
dem empfohlenen Trinkrhythmus.

Was die Leistungs-
fähigkeit unterstützt
bzw. wiederher-
stellt, nützt auch der
Gesundheit: eine
kohlenhydrat-
betonte und fett-
arme Kost mit
hohem Anteil
pflanzlicher Lebens-
mittel.

Die Nachsorge nicht vernachlässigen

Allerdings können nicht alle Leistungssportler die Energie, die sie während eines Wettkampfs umsetzen, zeitgerecht am Wettkampftag wieder ersetzen. Bekannt ist das Beispiel des leichtathletischen Zehnkampfs, bei dem ein energetisches Defizit eintritt, das erst in den Tagen nach dem Wettkampf ausgeglichen werden kann. Ein besonderes Problem stellt auch die bedarfsgerechte Energiezufuhr bei Etappenradrennfahrern dar.

Wenn durch die vorangegangene Wettkampfsituation die Energie- und Nährstoffspeicher eines Sportlers erschöpft sind, ist richtiges Auffüllen nach dem intensiven und kräftezehrenden Einsatz die entscheidende Voraussetzung für den Erholungsprozess. Besonders trifft das bei intensiver Wettkampfbelastung im Ausdauersport, bei Mehrkämpfen oder zahlreichen Einsätzen zu.

Kohlenhydratreiche Getränke sind eine sinnvolle Maßnahme, um die Wiederauffüllung der Glykogenspeicher nach dem Sport einzuleiten. Am besten eignen sich (selbst gepresste) Fruchtsäfte und -kaltschalen sowie mit Kohlenhydratkonzentraten angereicherte Getränke.

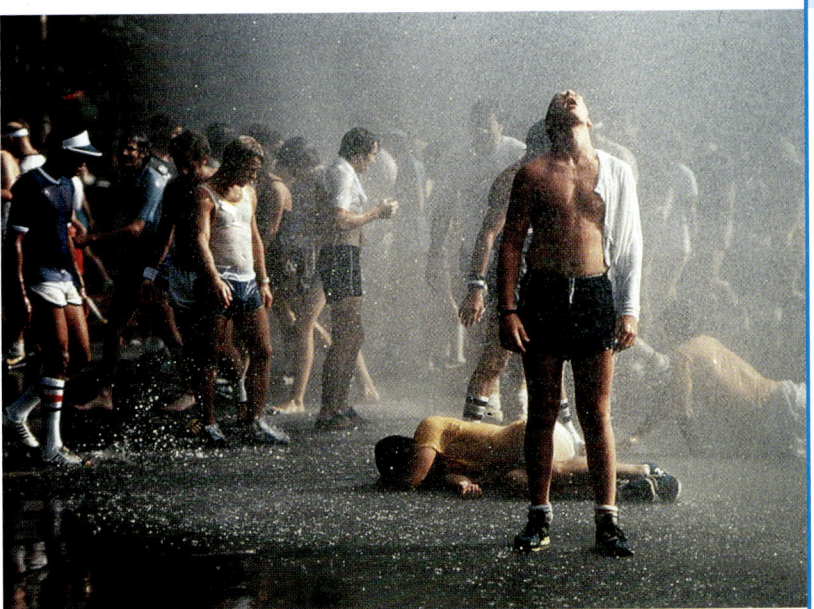

Spätestens im Ziel zeigt sich, ob die Vorbereitungen auf den Wettkampf wirklich optimal verlaufen sind.

Die Regenerationsphase

Dieser Ernährungsabschnitt ist umso wichtiger, je dichter die Trainingseinheiten und Wettkampfeinsätze aufeinander folgen und je höher das Leistungsniveau ist. Wer im Freizeitbereich ein- bis zweimal pro Woche sportlich aktiv ist, regeneriert auch mit einem »durchschnittlichen« Ernährungsbewusstsein.

Und wieder – Kohlenhydrate satt

Besonders pflanzliche Proteinquellen wie Getreideprodukte und Kartoffeln sind eine Quelle für die regenerationsfördernden Nahrungskohlenhydrate.

Die Ernährung in der Regenerationsphase dient der Verkürzung der Zeit bis zur Wiederherstellung der vollen Leistungsfähigkeit. Intensive Ausdauerbelastungen haben zu einer Verarmung der Muskulatur an Glykogen und damit zu einem hohen Wiederauffüllbedarf geführt. Die Regeneration erschöpfter Kohlenhydratspeicher erfolgt schneller, wenn nach der Belastung reichlich Nahrungskohlenhydrate zur Verfügung stehen. Wie man vom Prinzip der Superkompensation weiß, nimmt die ausgelaugte Muskulatur begierig Kohlenhydrate auf.

Erste Hilfe – reichhaltige Getränke

Nachholbedarf besteht auch für Wasser: Man kann den Ersatz von schweißbedingten Wasserverlusten zwar während einer Ausdauerbelastung einleiten, aber die Verluste unter Wettkampfbedingungen nicht vollständig ersetzen. Ein voller Ersatz nach intensivem Einsatz ist erst nach dem Wettkampf möglich. Da man nach intensiven Ausdauerbelastungen auch nicht sofort wieder normal essen kann und bekanntlich auch zunächst kein Appetit auf eine komplette Mahlzeit bzw. feste Speisen besteht, bieten sich als erste Erholungsnahrung Trinkflüssigkeiten an. Der natürliche Kaliumgehalt in Fruchtsäften fördert die Regeneration der Kohlenhydratreserven, indem ein Enzym aktiviert wird, das zur Kohlenhydratspeicherung notwendig ist.

Fett und Alkohol verzögern die Erholung

Mit zunehmender Erholung kommt der Appetit auf handfeste Speisen zurück. Allerdings sollte jeder Leistungssportler wissen, dass die vollständige Wiederherstellung der Glykogenvorräte mindestens ein bis zwei Tage in Anspruch nimmt, vorausgesetzt, die Ernährung ist kohlenhydratreich. Eine fettreiche Kost und Alkohol verzögern dagegen die Regeneration. Diese kann sich immerhin auf einen Zeitraum von ca. 72 Stunden erstrecken. Darauf sollte man nach dem Sport Rücksicht nehmen, besonders wenn bei häufigen Wettkampfeinsätzen mit der Nachwettkampfernährung schon wieder der Grundstein für die nächste Leistung gelegt werden muss.

Mageres Eiweiß statt üppiger Schlachtplatte

Der Leistungssportler in Ausdauerdisziplinen hat in der Nachwettkampfernährung einen leicht erhöhten Eiweißbedarf aufgrund des notwendigen Ersatzes von Körpereiweiß. Er sollte bestrebt sein, diesen mit fettarmen tierischen Eiweißträgern zu decken und vermehrt pflanzliche Proteinquellen aufzunehmen.

Buffets mit fettreichen Speisen, reichliche Fleischportionen und alkoholische Getränke sind unter Regenerationsgesichtspunkten daher völlig fehl am Platz.

Regenerationsfördernde Substanzen

Energiestoffwechsel	Kohlenhydrate, verzweigtkettige Aminosäuren, Kreatin und MCT
Katabolieschutz	Glutamin, verzweigtkettige Aminosäuren, Arginin, Kohlenhydrat-Protein-Kombinationen
Mikronährstoffe und essenzielle Fettsäuren	Magnesium, Zink, Kalium, Selen, Chrom, Vitamin C, Omega-3- und Omega-6-Fettsäuren
Zellschutz/Antioxidanzien	Vitamin E, Vitamin C, Karotinoide, Selen, grüner Tee, grüne Gemüse, rote Früchte

Durch falsche Ernährung kann es zu
herben Leistungseinbußen kommen.
Wer die Tücken kennt, ist einen Schritt
weiter auf dem Weg zum Erfolg.

Sport & spezielle Kostformen

Aufsteiger- und Absteigerkonzepte

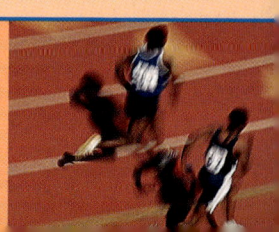

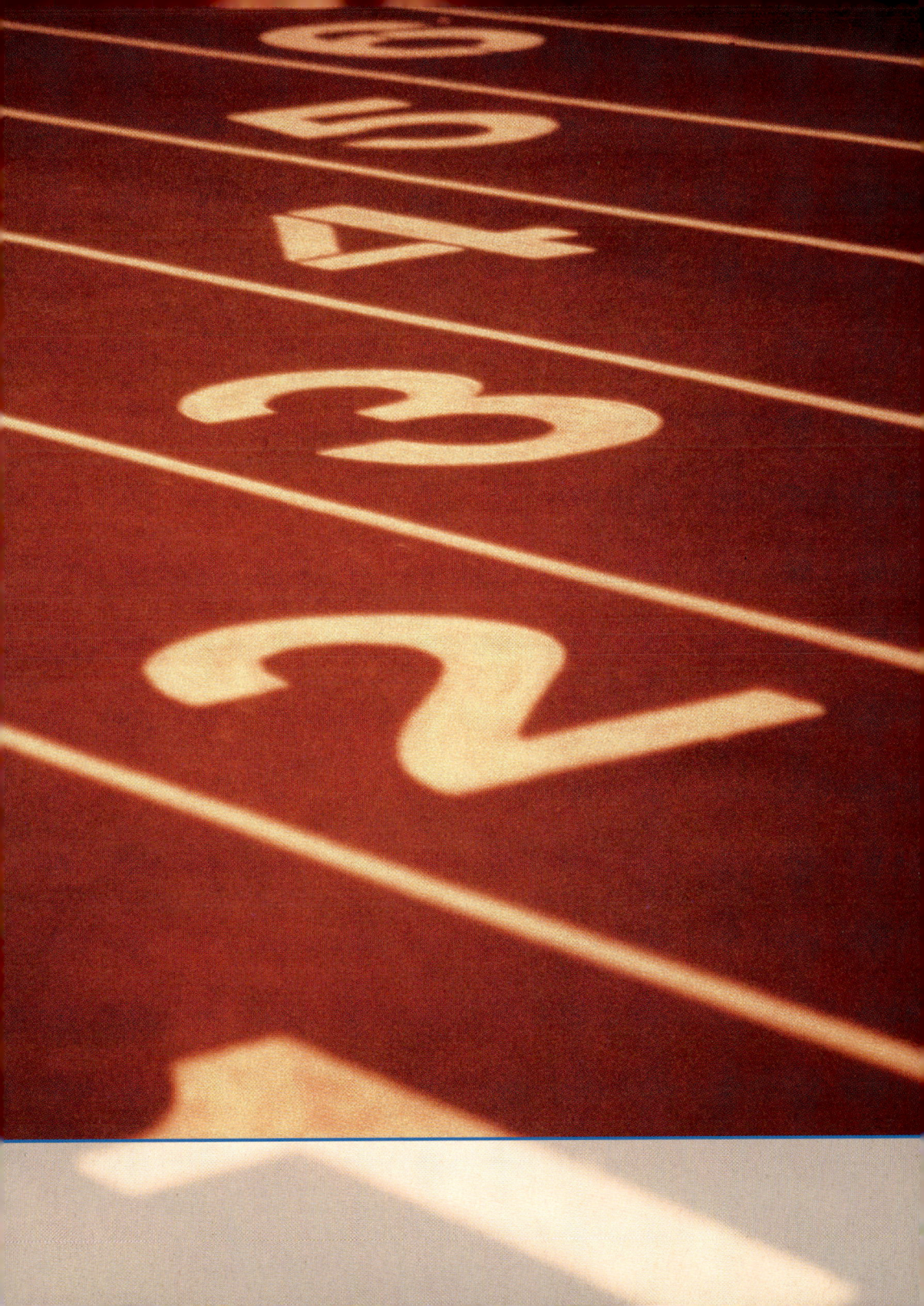

Anders essen kann auch bedeuten, dass man bewusst auf die übliche fettreiche Routinekost verzichtet und in seiner Ernährung mehr auf die pflanzlichen Fitmacher setzt.

Alternative Ernährungsweisen

Menschen essen nahezu alles, was auf diesem Planeten gedeiht. Es gibt Völker, die überwiegend tierische Lebensmittel verzehren, und solche, die hauptsächlich von pflanzlicher Nahrung leben. Die gewählte Ernährungsweise muss nur ein Kriterium erfüllen: Sie muss in der Lage sein, den Energie- und Nährstoffbedarf des Menschen zu decken. Im asiatischen Raum beispielsweise liefert Reis als Grundnahrungsmittel die energiespendenden Kohlenhydrate, die man bei uns wiederum aus Kartoffeln, Brot oder Teigwaren erhält.

Auch der Eiweißbedarf kann auf unterschiedlichste Weise gedeckt werden. Ob Haferflocken mit Milch, Kartoffeln mit Ei oder Fleisch, Reis mit Fisch oder Bohnen mit Mais, die Eiweißversorgung stimmt in jedem Fall und ist auf die spezielle Lebens- und Umweltsituation abgestimmt. Je vielseitiger die Kombination der Lebensmittel, desto besser ist auch die Nährstoffversorgung gesichert. Je begrenzter die Lebensmittelauswahl ist, desto schwieriger wird es, alle lebensnotwendigen Nährstoffe zu sich zu nehmen. Jede einseitige Kost birgt daher die Gefahr eines Mangels in sich – übrigens nicht nur an Nährstoffen, sondern ebenso an Geschmackserlebnissen.

Wissenschaftlich oft nicht haltbar

Diese Überlegungen gelten auch für die so genannten alternativen Ernährungsweisen. Anders essen – die Entscheidung dafür wird meist aus weltanschaulichen, religiösen, gesundheitlichen oder ökologischen Gründen getroffen. Gemeinsam ist all diesen Kostformen eine freiwillige Beschränkung bei der Wahl der Nahrungsmittel. Meist verzichtet man auf Fleisch und Wurst, tierische Fette, Halbfertig- und Fertigprodukte, häufig auf Zucker und Weißmehlerzeugnisse. Pflanzlichen Lebensmitteln gibt man den Vorzug, wobei der Verzehr von

Rohkost eine große Rolle spielt. In einigen Fällen sind die Vorschriften, wie z. B. bei der hayschen Trennkost und beim »Fit-for-Life«-Prinzip, die die gleichzeitige Aufnahme von Kohlenhydraten und Eiweißen ablehnen, zum Teil kompliziert und physiologisch absolut nicht sinnvoll. Der Laie kann oft nur schwer die Spreu vom Weizen trennen, vor allem dann nicht, wenn die Argumentationen auf wissenschaftlich nicht haltbaren Behauptungen aufbauen, die Kostformen bestimmte Heilungserfolge versprechen oder den Lebensmitteln magische Wirkungen nachgesagt werden (food fads). Diese geradezu abergläubischen Vorstellungen haben nicht nur im Sport schon immer das Ernährungsverhalten beeinflusst (siehe auch Seite 15ff.).

Vegetarismus und Vollwertkost

Beim Wunsch, sich kohlenhydratbetont und vollwertig zu ernähren, orientieren sich auch immer mehr sportlich Aktive an den Prinzipien einer vegetarischen Ernährung. Grundsätzlich unterscheidet man bei den vegetarischen Kostformen die vegane Ernährung, bei der nur pflanzliche Lebensmittel gegessen werden, von der laktovegetabilen und ovo-lakto-vegetabilen Ernährung. Bei den beiden letztgenannten Kostarten werden Milch und Milchprodukte (lakto-) sowie zusätzlich Eier (ovo-) gegessen. Der gänzliche Verzicht auf Milch, Fleisch und Fisch kann zu einem Mangel an Kalzium, Jod, Zink, Selen und Eisen sowie, bei einer sehr einseitigen Lebensmittelauswahl, auch an lebensnotwendigen Eiweißbausteinen führen. Bei einer streng vegetarischen Kost können auch die Vitamine B2, B12 und D deutlich ins Defizit geraten. Wer sich vegetarisch ernähren möchte, benötigt in jedem Fall exaktere Kenntnisse bei der Auswahl und Zusammenstellung seiner Speisen. Die Vollwerternährung bevorzugt frische pflanzliche Lebensmittel, sie wird überwiegend laktovegeta-

Menschen, die sich ausgewogen vegetarisch ernähren, also Gemüse, Obst, Getreide und Hülsenfrüchte verzehren und auf Fleisch, Wurst und Eier verzichten, haben günstigere Blutfettwerte und erkranken seltener an Herzinfarkt als die Durchschnittsbevölkerung.

risch gestaltet und durch kleine Portionen von Eiern, Fisch und Fleisch ergänzt. Die Frische der Lebensmittel und die nährwerterhaltende Speisenzubereitung stehen dabei eindeutig im Vordergrund.

Nichts für Sportler – kohlenhydratarme Kost

Die meisten alternativen Kostformen sind also Varianten des Vegetarismus. Eine Ausnahme stellt die Ernährungsweise nach Atkins (»Dr. Atkins Diätrevolution« und »Dr. Atkins Energiediät«) dar. Diese eiweiß- und fettreiche Kostform, bei der der Kohlenhydratverzehr mehr oder weniger stark eingeschränkt wird, muss für Sportler abgelehnt werden. Mangelerscheinungen durch das Fehlen wichtiger Vitamine und Mineralstoffe sind häufig die Folge, da kaum Obst, Kar-

Wer Kohlenhydrate zusammen mit Proteinen in einer Mischkost kombiniert, kann sich den eiweißsparenden Effekt der Kohlenhydrate zunutze machen, d. h., er kommt mit weniger Protein aus.

Mögliche Nährstoffdefizite bei alternativer Kost

Bei Verzicht auf Fleisch, Fisch, Milchprodukte und Eier können folgende Nährstoffe fehlen:

- ▶ Vitamine: insbesondere die Vitamine B12 und B2 sowie Vitamin D
- ▶ Mengenelemente: Kalzium
- ▶ Spurenelemente: Eisen, Zink, Selen, Kupfer, Jod
- ▶ Proteine einer ausreichend hohen biologischen Wertigkeit, vor allem bei Verzicht auf Sojaprodukte

Bei Verzicht oder stark eingeschränktem Verzehr von Getreide, Kartoffeln und anderen pflanzlichen Lebensmitteln:

- ▶ Kohlenhydrate (vor allem komplexe)
- ▶ Ballaststoffe
- ▶ Mengenelemente: Magnesium und Kalium
- ▶ Vitamin C und Karotinoide

toffeln, Gemüse und Getreideprodukte gegessen werden. Die Bezeichnung »Energiediät« ist für Sportler sogar irreführend. Bekanntlich sind gerade die Kohlenhydrate die Energiequelle, mit der Muskeln-, Nerven- und Gehirnzellen am besten, d. h. am ökonomischsten, arbeiten können. Kohlenhydratarme Kostformen – auch jene zur Gewichtsreduktion – und sportliche Leistungen lassen sich auf Dauer nicht vereinbaren. Je einseitiger die Lebensmittelauswahl und je komplizierter die Durchführung, desto weniger ist die Ernährungsform für den Sportler geeignet. Eine vielseitige Mischkost bietet die beste Grundlage für den sportlichen Erfolg.

Diäten – und kein Ende in Sicht

Aus dem Land der unbegrenzten Möglichkeiten kommen immer wieder besonders spektakulär angekündigte Diätsensationen, die zum Teil auch sportlich Ambitionierte ansprechen. Eine Diät, die pauschal Kohlenhydrate als Dickmacher verbannt, ist jedoch weder zeitgemäß noch stoffwechselphysiologisch sinnvoll und erst recht nicht für sportlich Aktive geeignet. Die so genannte Dr. Atkins Diätrevolution hat demzufolge auch am meisten Kritik erfahren.

Alter Hut frisch abgestaubt – die Trennkost

Ein anderer Diätansatz lebt jedoch in stets neu vermarkteten Varianten immer wieder auf. Was in Deutschland als Trennkost (nach Dr. Hay) bekannt wurde, hat im englischsprachigen Raum zum Teil einen positiveren Namen gefunden, nämlich »Food Combining«. Während Trennkost davon ausgeht, was man nicht zusammen essen darf, stellt Food Combining wünschenswerte Lebensmittelkombinationen heraus, die ideale Verdaulichkeit und Verträglichkeit, schlanke Linie und optimalen Energielevel versprechen.

Die Mengenverhältnisse auf den Tellern einer modernen Hochleistungskost geben durchaus den pflanzlichen Nahrungskomponenten den Vorzug. Dennoch sollten eiweiß- und mineralstoffreiche Ergänzungen in Form von fettarmen Milchprodukten, Fisch und Fleisch nicht fehlen.

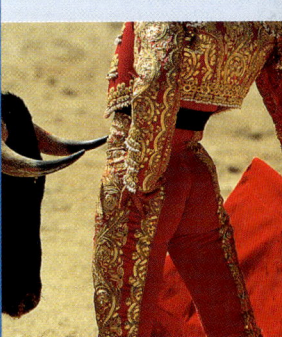

Schlank um jeden Preis? Für Sportler muss das ein absolutes Tabu sein.

Im Mittelpunkt steht die physiologisch längst widerlegte Behauptung, der Mensch könne Proteine und Kohlenhydrate nicht gleichzeitig verdauen, wenn er diese beiden Hauptnährstoffe gemeinsam in einer Mahlzeit verzehrt. So ist auch der Name »Trennkost« entstanden, bei der man protein- und kohlenhydratreiche Lebensmittel eben nicht in einer Mahlzeit kombinieren soll.

Die Nährstoffbilanz muss stimmen

Auch das Fit-for-Life-Konzept folgt dieser Auffassung. Fleisch oder Fisch dürfen beispielsweise mit Gemüse, nicht aber mit Nudeln oder Kartoffeln kombiniert werden. Auch zum Brot werden eher Butter und Konfitüre oder Tomaten als Käse oder Wurst empfohlen. Besonders häufig wird in den entsprechenden Büchern auch angeraten, Früchte nur allein zu verzehren – am besten als pures Obstfrühstück – und keinesfalls als Dessert bei einem Menü.

Sicherlich steht bei all diesen Trenn- oder »Wie kombiniere ich richtig?«-Überlegungen vor allem das Magen-Darm-Wohlbefinden im Vordergrund. Grundsätzlich ist es ein guter Rat, bei persönlichen Verträglichkeitsproblemen (Völlegefühl, Blähungen etc.) herauszufin-

Das Fit-for-Life-Konzept ist mehr ein Lebensstilprogramm denn eine Diät. Mittlerweile wurde die einst als neue Ernährungsphilosophie gefeierte Früchtekur jedoch gründlich entzaubert.

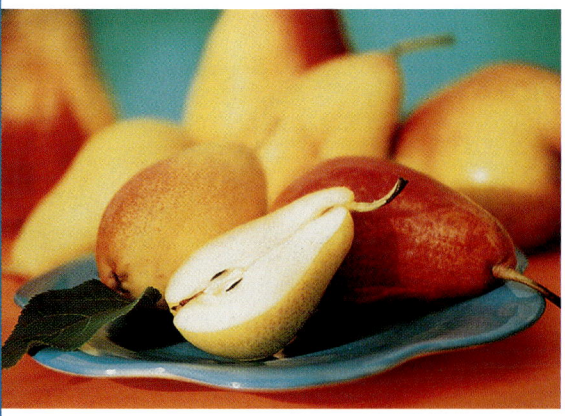

Obst und auch Gemüse in ihrer bunten Vielfalt sollten in jedem Fall Eckpfeiler jeder Fitness-ernährung sein.

den, was einem bekommt und wovon man sich besser trennen sollte. Schließlich gibt es durchaus persönliche Unverträglichkeiten bis hin
zu echten Nahrungsmittelallergien. Ein allgemein gültiges »Verdau-
ungsgesetz« wie in der Trennkosttheorie kann man daraus aber nicht
ableiten. Wie auch immer man sich ernährt, am Abend muss die
Bilanz stimmen und eine Kost herauskommen, die alle Nahrungs-
gruppen und Ernährungsempfehlungen der Lebensmittelpyramide
berücksichtigt.

Die 40-30-30-Diät – auch für Leistungssportler?

Im Gegensatz zur allgemein empfohlenen anteiligen Energiebereitstellung von 55 bis 65 Prozent Kohlenhydraten, 25 bis 30 Prozent Fett
und 10 bis 15 Prozent Protein, schlägt der Amerikaner Barry Sears in seinem Buch »Enter the Zone« eine abweichende Nährstoffrelation vor,
die auch für Leistungssportler Vorteile haben soll. Populärwissen-
schaftlich wird dieses Konzept gemäß dem amerikanischen Buchti-
tel Zonendiät oder auch 40-30-30-Diät genannt, wobei 40 Prozent
der Energiezufuhr auf Kohlenhydrate und jeweils 30 Energieprozent
auf Proteine und Fette entfallen sollen.

Der wissenschaftliche Hintergrund

Ziel der kohlenhydratreduzierten und eiweißforcierten Diät ist eine
günstige Beeinflussung der Insulinausschüttung und der Blutzuckerregulation sowie des Eikosanoidstoffwechsels, d. h. der hormonähnlichen Wirkstoffe, die aus bestimmten mehrfach ungesättigten
Fettsäuren gebildet werden. Die 40 Energieprozent Kohlenhydrate
sollen einen niedrigen glykämischen Index aufweisen (siehe auch
Seite 30f.). Zucker, Süßigkeiten, aber auch Weißmehlprodukte und
Nudeln werden vom Speiseplan gestrichen. So gesehen erklärt sich
auch die Differenz von 40 zu 55 bis 65 Prozent Kohlenhydraten.

Manche Menschen vertragen keine Milch, weil ihrem Darm das Enzym Laktase fehlt, das Milchzucker verarbeitet. Dies äußert sich dann in Verdauungsbeschwerden und Blähungen. Als Alternative empfehlen sich Kefir und andere fermentierte Milchprodukte wie Joghurt oder Quark sowie Sojadrinks.

Pflanzliche Eiweißquellen wie Getreide werden durch die Kombination mit tierischen Proteinlieferanten (z. B. Milchprodukten) in ihrer biologischen Wertigkeit sinnvoll ergänzt und verbessert. Eine gemischte Kost liefert das ganze Spektrum leistungsfördernder Makro- und Mikronährstoffe.

Durch eine unterkalorische Ernährung und die spezielle Nährstoffrelation soll außerdem eine verstärkte Mobilisierung der körpereigenen Energiereserven (Fettdepots) erfolgen, so dass vermehrt Fette zur Energiegewinnung herangezogen werden. Es wird sogar der Eindruck erweckt, dass Fette den Kohlenhydraten als Energiequelle überlegen seien.

Umstritten und schwierig einzuhalten

Die von Sears beschriebenen Zusammenhänge von sportlicher Leistungsfähigkeit, Nährstoffrelation und dem Wirkungsmechanismus von Hormonen und hormonähnlichen Substanzen sind weitaus komplexer, als in seinem Buch dargestellt. Viele Hypothesen verbleiben im Bereich der Spekulation. Nachteilig ist die mangelnde Alltagstauglichkeit bzw. die Schwierigkeit bei der Einhaltung der Nährstoffrelation mit herkömmlichen Lebensmitteln und Rezepten sowie der zu hohe Proteingehalt dieser Kostform für Leistungssportler. In den USA werden sogar spezielle Produkte (u. a. Riegel) zur Einhaltung dieser Diät angeboten.

In einer eigenen Untersuchung zeigte sich, dass Ausdauersportler (Triathleten) während einer Belastung im Bereich Wettkampfintensität nicht von einer Veränderung der Nährstoffrelation entsprechend den Empfehlungen von Sears profitierten.

Kohlenhydrate bleiben unverzichtbar

Eine solche Ernährungsweise dürfte auch für alle Belastungen im anaeroben Bereich (siehe Seite 93ff.) von Nachteil sein, da hier die Energiebereitstellung nahezu ausschließlich aus Kohlenhydraten erfolgt. Die Tatsache, dass Fette im Vergleich zu Kohlenhydraten einen höheren Energiegehalt haben und praktisch nicht limitiert sind, macht sie zwar zu einem hervorragenden Energiespeicher – die Nutzung hängt jedoch wesentlich von Intensität und Dauer der Belastung ab. Fazit: Eine für Sportler vorteilhafte Energiebereitstellung lässt sich bei Bevorzugung der komplexen Kohlenhydrate nach wie vor durch eine kohlenhydratreiche Ernährung mit Vollkornprodukten, Gemüse, Hülsenfrüchten, Kartoffeln und Obst realisieren.

Eine Ergänzung mit fettarmen tierischen Eiweißträgern unter Bevorzugung von Seefisch, Geflügel und fettarmen Molkereiprodukten ist zu empfehlen. In der Phase vor, während und nach körperlichen Belastungen gilt nach wie vor der Leitsatz, kohlenhydratbetont und fettkontrolliert zu essen.

Linsen enthalten hochwertige Kohlenhydrate.

Besser nicht – Absteigernahrung

Das ideale Energiekonzept für körperliche und geistige Fitness baut auf Kohlenhydratkost. Ein über den Tag verteiltes Nahrungs- und Getränkeangebot verhindert das Durchhängen am Arbeitstag ebenso wie den Leistungseinbruch auf dem Sportplatz. Die Currywurst ist aber für den Sportler ebenso wenig Erfolgsnahrung wie das Stück Sahnecremetorte für die Büroarbeit. Limonaden und Süßigkeiten sowie fettreiche Schnellimbissmahlzeiten sind im Vergleich zu Apfelsaftschorle, frischem Obst, Joghurt und dem Pausenbrot eher Absteigernahrung. Wer die falschen Brennstoffe tankt – sprich fettreiche und kohlenhydratarme Kost – und statt nährstoffdichter Nahrung vitaminarmen Lebensmitteln den Vorzug gibt, darf sich über Leistungseinbußen nicht wundern. Hinzu kommt, dass der Leistungssportler auf Ernährungsfehler schneller und empfindlicher reagiert als jemand, der sich zwar fehlernährt, aber auch nicht fordert. Richtige Ernährung hilft, Höchstleistungen abzusichern.

Die Grundprinzipien für eine fitnessfördernde Ernährung sind bekannt. Neben richtiger Nährstoffrelation und günstiger Nährstoffdichte geht es vor allem um die Alltagstauglichkeit und das passende Timing von Essen und Trinken.

Essen und Trinken sind für uns etwas Alltägliches, Selbstverständliches. Gerade weil dies so ist, machen sich viel zu wenig Aktive Gedanken darüber. Oft bestimmen der Zufall oder die Situation, was und wie man isst. So weichen die Ernährungsfehler von Sportlern sicher nicht von denen der meisten Nichtaktiven ab.

Die häufigsten Ernährungsfehler

Obwohl die Zusammenhänge zwischen Ernährung und Leistung bekannt sind, begegnen wir im Alltag immer wieder krassen Ernährungsfehlern, zum Teil aus Mangel an – vor allem praktischem – Ernährungswissen, zum Teil auch aufgrund einer allzu lässigen Einstellung der Ernährung gegenüber. Wer aber das tägliche Essen und Trinken nicht ernst nimmt, verzichtet auf einen ganz wesentlichen Erfolgsbaustein im Sport und natürlich auch im Beruf. Leider finden wir häufiger Absteigernahrung als Erfolgsrezepte. Folgende fünf Fehler, die die Erfolgschancen mindern, werden besonders oft gemacht:

▶ Ungünstiger Mahlzeitenrhythmus (z. B. morgens und tagsüber zu wenig, abends zu viel)
▶ Zu wenig Kohlenhydrate und zu viel Fett
▶ Zu wenig und/oder das falsche Trinken
▶ Mangelndes Qualitätsbewusstsein beim Essen, d. h. Nichtbeachten der Nährstoffdichte von Lebensmitteln und Speisen
▶ Mit leerem Magen Sport treiben

Essen und Trinken unterwegs

Im Zusammenhang mit möglichen Ernährungsfehlern im Sport stellt sich besonders häufig die Frage nach Fastfood, Essen in der Kantine und unterwegs auf Reisen.

Fastfood – die gelegentliche Ausnahme

Welche Sportlerin oder welcher Sportler hat sich nicht schon einmal vor dem Training an einer Imbissbude »durchgemogelt«? Das Essen auf die Schnelle ist meist eine Art Notlösung, weil man sich nicht rechtzeitig und nicht ausreichend Gedanken um eine kleine, sportgerechte Zwischenmahlzeit gemacht hat. Aber mit hungrigem Magen lässt sich bekanntlich nicht gut Sport treiben. Sicherlich ist jedem klar, dass ein fettarm belegtes Brot, ein Becher Joghurt mit frischem Obst, eine kleine Portion Müsli oder eine Banane bessere Alternativen sind. Dennoch kann man nicht alle Fastfoodmahlzeiten verurteilen, denn es gibt auch bei der Schnellimbissverpflegung erhebliche Qualitätsunterschiede. So schneidet ein einfacher Hamburger beim Vitamin- und Fettgehalt besser ab als eine Bratwurst mit Pommes frites. Mit Vorsicht zu genießen sind typische Fastfoodkombinationen wie Bratwurst mit Currysauce, dazu Pommes frites mit Mayonnaise und eine zuckerreiche Limonade. Unterschätzen Sie aber nicht den Energiegehalt. Beim Essen auf die Schnelle merkt man meistens nicht, dass diese Schnellimbissmenüs sogar mehr Kalorien als ein herkömmliches Mittagessen liefern, denn Fastfoodmahlzeiten werden häufig gar nicht als richtige Mahlzeit registriert.

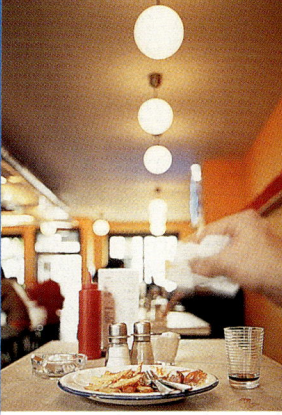

Schnellimbiss heißt: Sie bekommen Ihr Essen schnell, müssen aber nicht hastig essen.

Der Imbiss zwischendurch

Wenn man also gelegentlich ein Schnellimbissrestaurant aufsucht, sollte man auf alle Fälle bewusster auswählen und in Ruhe essen, beispielsweise einen der folgenden Vorschläge:

▸ Einfacher Hamburger und ein Glas Mineralwasser oder Fruchtsaft
▸ Salatteller, Baguettebrötchen und ein Glas Mineralwasser
▸ Brötchen mit Salat und Geflügelfleisch und ein Glas Mineralwasser oder Fruchtsaft
▸ Fisch oder -frikadelle und ein Glas Mineralwasser oder Fruchtsaft

Besonders nachteilig für Sportler ist der hohe Fettgehalt des Schnellmal-nebenbei-Verzehrten, weil man sich durch die damit verbundene längere Magenverweildauer vor dem Training belastet. Bei Jugendlichen kommt hinzu, dass Limonadengetränke häufig die Milch und Milchmixgetränke verdrängen und so das für den Knochenaufbau so wichtige Kalzium zu kurz kommt.

Häufig kommen in der Gemeinschaftsverpflegung kohlenhydratreiche Speisen zu kurz. Auf entsprechende Beilagen und Zwischenmahlzeiten muss daher besonderer Wert gelegt werden.

Die Tücken der Gemeinschaftsverpflegung

Die Frage nach dem richtigen Verpflegungsangebot stellt sich in Sportschulen, Leistungszentren und im Trainingslager, ganz besonders aber bei internationalen Veranstaltungen mit Teilnehmern aus verschiedenen Ländern und mit unterschiedlichen Ernährungsgewohnheiten. Besteht Vollverpflegung, beispielsweise im Trainingslager oder im Hotel, so muss vor allem auf ein kohlenhydratbetontes, vielseitiges Frühstück geachtet werden. Dies lässt sich am einfachsten durch ein Frühstücksbuffet verwirklichen.

Auffallend ist das durchgängig festzustellende Kohlenhydratdefizit im Speisenangebot, die Fettzufuhr ist jedoch häufig hoch. Die kohlenhydratreichen Nährmittelbeilagen wie Kartoffeln, Reis, Nudeln oder Brot müssten zusammen mit dem Gemüse in einem Menü dominieren. Insgesamt sind fettarme Zubereitungen wie Dünsten und Dämpfen, Garen in Tontöpfen und Spezialpfannen zu bevorzugen. Auf Paniertes, in Fett Gebratenes oder Frittiertes sollte man besser verzichten. Als kohlenhydratreiche Nachspeisen empfehlen sich frisches Obst, Obstsalate, Fruchtkaltschalen und Pudding mit Fruchtsirup oder Fruchtsaucen. Auch das Getränkeangebot in der Gemeinschaftsverpflegung sollte abwechslungsreich sein und aus Mineralwasser, verschiedenen Teezubereitungen, Fruchtsäften, Milchmixgetränken und Kakao bestehen.

Oft vernachlässigt – die Zwischenmahlzeiten

»Stiefkind« der Gemeinschaftsverpflegung ist immer noch die Zwischenmahlzeit. Das Angebot an geeigneten kleinen Imbissmahlzeiten ist meist unzureichend. Zumindest sollten den ganzen Tag über Snacks wie Obst (Bananen), Getränke und Vollkornkekse, eventuell Fruchtschnitten und kohlenhydratreiche Riegelprodukte bereitstehen. Es ist bekannt, dass Sportler einen Teil ihres Kohlen-

Die Panade an Kotelett, Bratfisch oder Gemüse saugt Fett auf wie Löschpapier. Statt zu frittieren, sollten Sportler sich eine gute beschichtete oder eine Grillpfanne mit geriffeltem Boden zulegen. Es reicht dann, die Lebensmittel nur dünn mit Öl zu bepinseln oder mit einem Teelöffel Öl in der Pfanne zu braten.

hydratbedarfs durch zwischendurch verzehrte Süßigkeiten decken; die genannten Snacks schneiden hinsichtlich ihrer Nährstoffdichte im Vergleich dazu aber besser ab.

Fit auch auf Reisen

Bei Reisen in ferne Länder sind für den Sportler neben der Zeitverschiebung und dem Klimawechsel vor allem die veränderten Ernährungsbedingungen und die unzureichende Lebensmittelhygiene problematisch. Ungewohnte und fettreich zubereitete Speisen sowie offene, mit Eiswürfeln gekühlte Getränke sollte man am besten meiden. Oft empfiehlt es sich, gerade ins Ausland Vollkornbrot, Vollkornkekse, Haferflocken, Müslimischungen sowie eventuell Mineralsalzkonzentrate mitzunehmen. Ansonsten sollte man mit Appetit und Freude ans Essen gehen, denn wer mit Genuss isst, schafft die besten Voraussetzungen für eine gute Verdauung.

Die Rezepte der internationalen Fitnessküche in diesem Buch, z. B. die Mittelmeerländerküche oder asiatische Spezialitäten, sollen Ihnen Appetit auch auf ausländische Gerichte machen.

Gerade bei Aufenthalten in fernen Ländern kann ungewohnte Nahrung die Verdauung sehr schnell aus dem Tritt bringen. Vor einem Wettkampf ist es daher nicht ratsam, Experimente in der Speisenwahl zu machen.

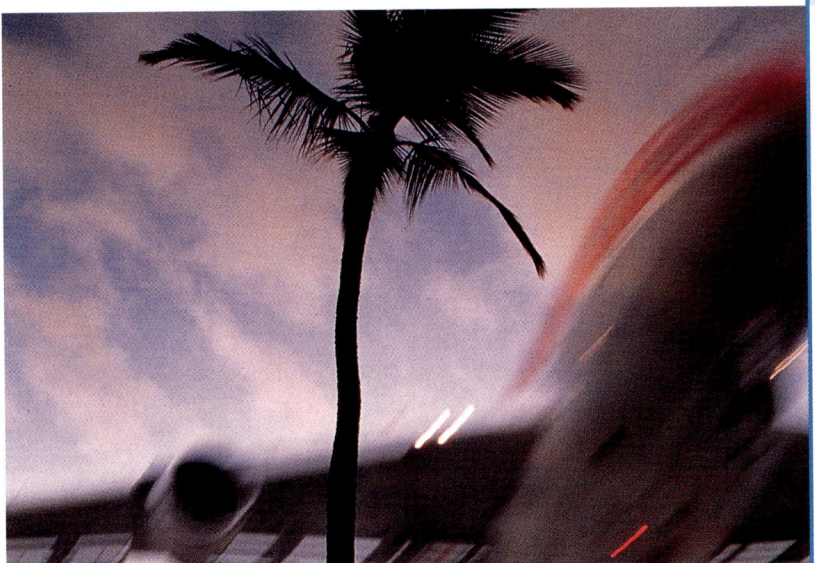

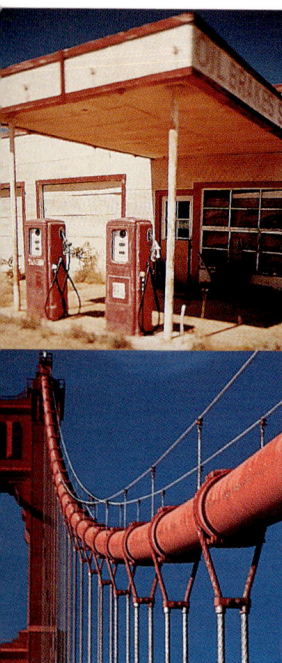

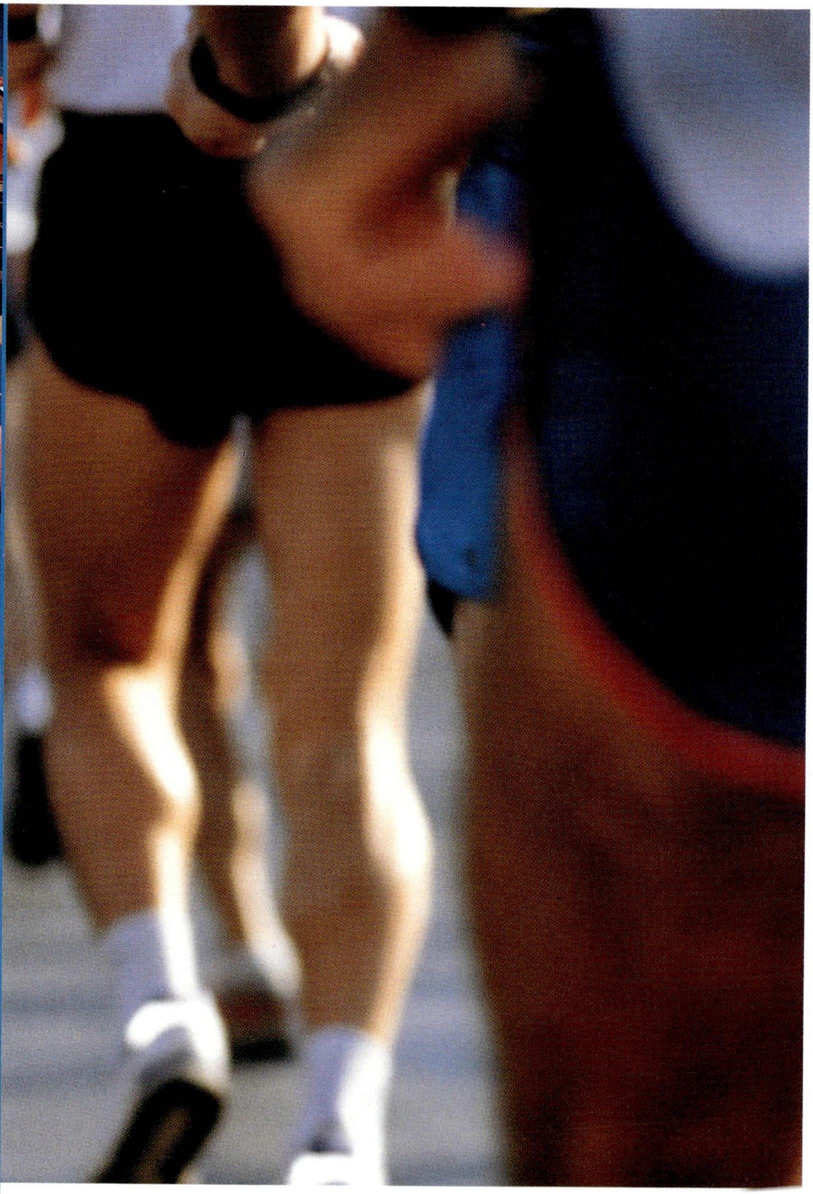

*Wenn man sich opti-
mal vorbereitet, kann
eine Reise zu einem
Wettkampf im Aus-
land zu einem unver-
gesslich schönen
Erlebnis werden.*

Übrigens, auch auf Reisen sollte man über den Tag verteilt mehrere kleine Portionen essen und trinken und dabei den Alkoholkonsum drastisch einschränken.

So beugt man Leistungseinbußen durch Zeitverschiebungen, Klimawechsel und Ernährungsumstellung vor. Wenn eine längere Fahrt zu den Sportstätten notwendig ist, kann man die richtige Verpflegung schon im Hotel vorbereiten und dorthin mitnehmen.

Welche Probleme auftreten können

Das größte Problem in Ländern mit heißem Klima stellen Magen-Darm-Verstimmungen mit Durchfallerkrankungen dar. Ungewohnte Speisen, beispielsweise ölreiche Gerichte, können die Ursache dafür sein. Vor allem aber enthalten Leitungswasser, Eis, ungeschältes Obst, ungewaschenes Gemüse und Rohkostsalate oft Mikroorganismen in höherer Konzentration, die unser Magen-Darm-System nicht verträgt und zu heftiger Rebellion bringt.

Ein Problem kann auch die mangelnde Magensalzsäurebildung (Magensäure zerstört ebenfalls Mikroorganismen) sein, die bei sehr hohen Schweißverlusten auftritt. Man sollte die Mahlzeiten entsprechend stärker salzen und würzen sowie frisch gepresste Zitrussäfte trinken.

Eine Zeitverschiebung und dadurch verschobene Essenszeiten können das Verdauungssystem ebenfalls ganz erheblich durcheinander bringen. Bei einer Durchfallerkrankung beispielsweise empfiehlt sich leicht gesüßter schwarzer Tee mit einer Prise Kochsalz und Zwieback oder Knäckebrot.

Koffeinhaltige Limonaden und Salzstangen sollen sich ebenfalls bewährt haben. Bei allen stärkeren, sehr schmerzhaften oder länger als 24 Stunden anhaltenden Beschwerden ist allerdings unbedingt ein Arzt zu befragen.

Bei einer Durchfallerkrankung sind leichte Kost und die Zufuhr von genügend Flüssigkeit, z. B. schwarzer Tee und Mineralwasser, angezeigt. Darüber hinaus helfen Medikamente, die den Darm wieder beruhigen – am besten den Arzt fragen.

Nahrungsergänzungsmittel,
Biostoffe, Leistungsförderer und
Diäten – hier erfahren Sie, was wann
für mehr Power sinnvoll ist.

Geheimrezepte für mehr Leistung

Wege zu einer ausgeklügelten Strategie

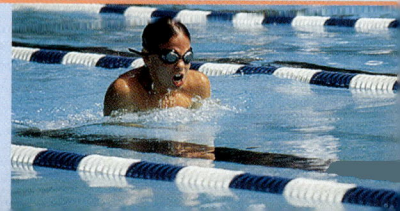

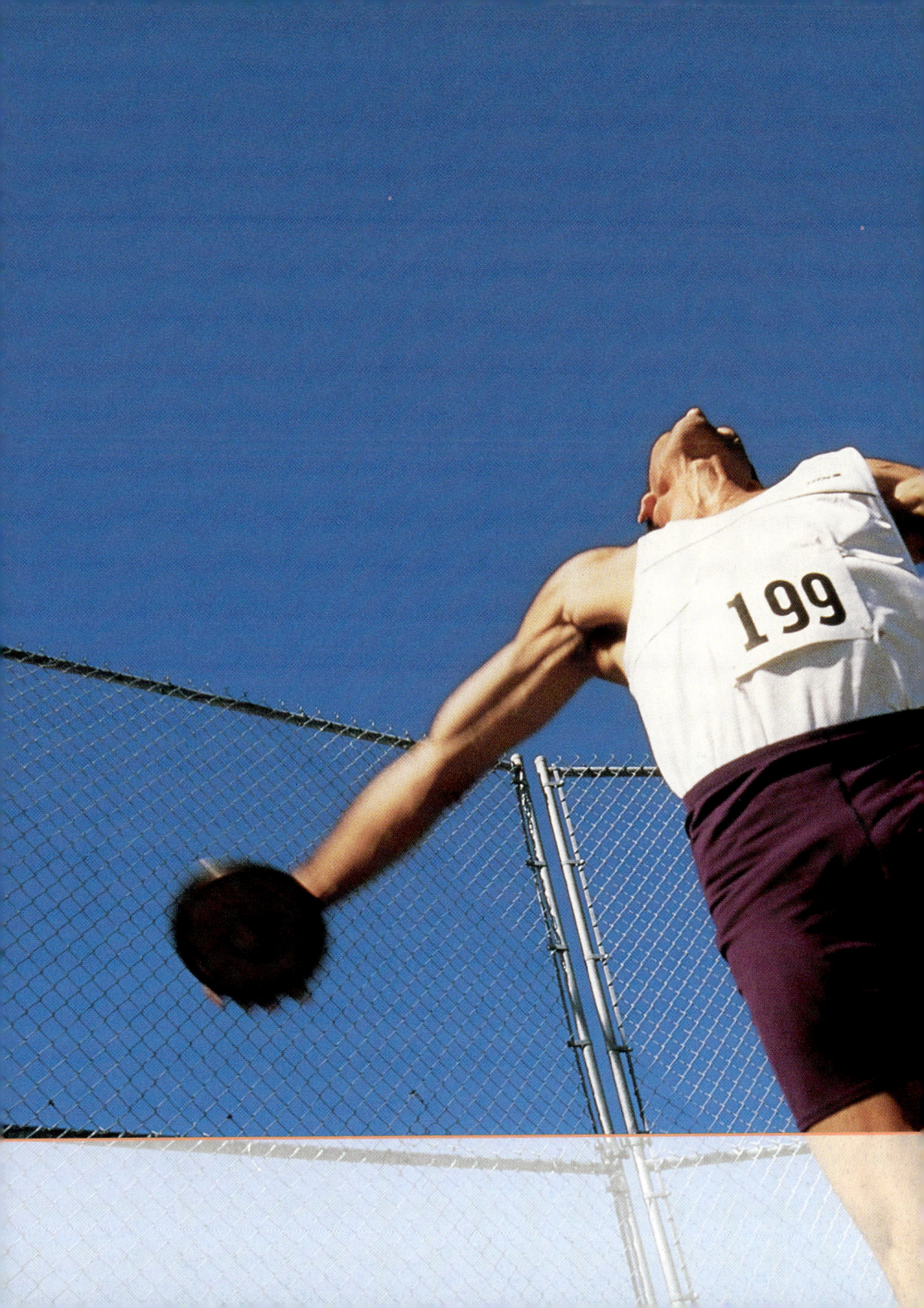

Nahrung sinnvoll ergänzen

Den Anforderungen an eine sportgerechte Ernährung steht die Routinekost im Alltag gegenüber. Hürde Nummer eins ist sicherlich mangelndes Ernährungswissen, gefolgt vom so genannten Zeit-Mengen-Problem. Der hohe Energie- und Nährstoffbedarf einerseits und die langen Trainingszeiten oder die spezifischen Wettkampfbedingungen andererseits erfordern im Leistungssport eine ausgeklügelte Ernährungsstrategie, die auch die Verweildauer von Speisen im Magen und die persönliche Verträglichkeit berücksichtigen muss. Bekanntlich trainiert ein voller Bauch nicht gern. Hier können hochwertige und leicht verdauliche Nahrungsergänzungen gewohnte Mahlzeiten sinnvoll ersetzen. Kein entschuldbarer Grund, aber schlicht und einfach Tatsache ist auch die Bequemlichkeit vieler Aktiver. Man will in erster Linie Sport treiben und sich nicht groß um den Einkauf und die Zubereitung von Speisen kümmern.

Besonders schwierig wird eine vollwertige Ernährung bei Sportarten mit Gewichtslimit. Wenn im Sport weniger als 2000 Kilokalorien – bei Diäten ohne Sport weniger als 1500 Kilokalorien – gegessen werden, ist eine sichere Versorgung mit allen benötigten Mikronährstoffen kaum mehr möglich.

Den Mehrbedarf decken

Der Markt für Nahrungsergänzungsmittel – speziell für Sportler – boomt. Unter bestimmten Umständen können Nährstoffkonzentrate sinnvoll sein, die Bezeichnung »Nahrungsergänzung« macht jedoch ihren Stellenwert deutlich. Auf keinen Fall dürfen diese Präparate die Bemühungen um eine vielseitige und vollwertige Basisernährung überflüssig machen. Im Zusammenhang mit Nahrungsergänzungsmitteln wird häufig der Begriff »Substitution« verwendet. Er kann den sinnvollen Einsatz dieser Produktgruppe am besten verdeutlichen. Eine Substitution soll z. B. den Mehrbedarf decken, der durch einen erhöhten Energieumsatz entsteht. Zu diesem Zweck könnten vermehrt die klassischen Kohlenhydratenergieträger Kartoffeln, Brot, Reis, Nudeln etc. gegessen werden.

Bei einem sehr hohen Energieumsatz – beispielsweise im Bereich von 4000 Kilokalorien – stellt das damit verbundene größere Nahrungsvolumen allerdings im Hinblick auf sportliche Aktivitäten einen begrenzenden Faktor dar. So kann der sportbedingte Mehrbedarf an Energie situationsgerecht dadurch gedeckt werden, dass ein Teil der kohlenhydratreichen Lebensmittel durch Kohlenhydratkonzentrate substituiert (= ersetzt bzw. ausgetauscht) wird.

Selbstverständlich lässt sich dieses Beispiel ebenso auf den sportbedingten Mehrbedarf an anderen Nährstoffen anwenden. Auch der Ersatz einer herkömmlichen Mahlzeit durch ein passendes, nicht belastendes Nährstoffkonzentrat in flüssiger Form oder als Zubereitung kann z. B. in der Trainings- oder Wettkampfsituation eine sinnvolle Substitutionsmaßnahme sein.

Was ein paar Extras bringen

Die Ernährungsfehler von Sportlern weichen wohl nicht weit von denen der Allgemeinheit ab. Die Nahrung ist zu fettreich, während Kohlenhydrate, Ballaststoffe und zum Teil auch wichtige Leistungs- und Schutznährstoffe sich im Defizit befinden. Das Ernährungsbewusstsein ist allerdings in den einzelnen Sportarten unterschiedlich ausgeprägt. Ausdauersportler wie Langstreckenläufer und Radfahrer schneiden wie – um eine ganz andere Gruppe zu nennen – Bodybuilder im Vergleich zu Spielsportlern, z. B. Handball- und Fußballspieler, im Durchschnitt besser ab.

Der Qualitätsstandard bei Nahrungsergänzungen auf dem deutschen Markt ist generell sehr hoch. Das betrifft sowohl die Rohstoffe als auch den Geschmack.

Das eine schließt bekanntlich das andere nicht aus. Ziel ist eine optimierte Hochleistungskost, die keine Nährstofflücken offen lässt und nicht belastet. Nahrungsergänzungen können Bedarfsspitzen im Sinn der bereits beschriebenen Substitution ohne zusätzliche Nahrungszufuhr decken. Sie können als Mahlzeitenersatz bei extrem hohem Energieumsatz, verbunden mit Zeitmangel und rasch folgenden Trainings- und Wettkampfeinsätzen, dienen. Sie sind nicht zuletzt geeignet bei Unsicherheit über die Qualität der Nahrung auf Reisen, im Trainingslager und anderen situativen Gegebenheiten. Sie sollten allerdings kein Ersatz für mangelndes Ernährungsbewusstsein sein, da es schließlich auf die Gesamtqualität der Nahrung ankommt. Wenn das Kohlenhydrat-Fett-Protein-Verhältnis in der Ernährung nicht stimmt, kann das nicht durch eine Vitamin- oder Mineralstoffsubstitution wettgemacht werden.

> Eine über den Tag verteilte Dosierung der Nährstoffe – auch in Nahrungsergänzungsmitteln – ist einer hoch dosierten Einmalgabe überlegen.

Das spricht für eine Nahrungsergänzung

Die folgende Aufstellung soll noch einmal den Nutzen der Nahrungsergänzung zusammenfassen:

▶ Die Ernährung lässt sich gezielt mit einem oder mehreren spezifischen Nährstoffen, beispielsweise mit Kohlenhydraten, anreichern. Die Auswahl des Nährstoffs richtet sich nach der Sportart und der jeweiligen Sportphase.

▶ Die Nährstoffdichte wird erhöht, ohne dass sich das Nahrungsvolumen vergrößert. Dabei muss allerdings je nach Art der Nahrungsergänzung beachtet werden, dass die Ausnutzung der Nährstoffe aus den verschiedenen Präparaten unterschiedlich und oft erst in entsprechend gelöster Form am besten ist.

▶ Proteinkonzentrate enthalten so wenig wie möglich stoffwechselbelastende Substanzen wie gesättigte Fettsäuren, Cholesterin und harnsäurebildende Purine, die in vielen eiweißreichen Lebensmitteln vorkommen. Sie können als Ersatz einzelner fetthaltiger Mahlzeiten, im Training aber nicht zusätzlich zu einer eiweißreichen Nahrung verzehrt werden.

▶ Nahrungsergänzungsprodukte sind praktisch und am Sportort vielseitig einsetzbar.

▶ Sie ergänzen die Kost, wenn der Sportler die Qualität, die Zusammensetzung und die Zubereitung der Nahrung, vor allem auf Reisen oder bei Gemeinschaftsverpflegung in anderen Ländern, nicht sicher beurteilen kann.

▶ Sie sichern auf einfache Weise die Nährstoffversorgung, auch wenn zu wenig Zeit oder nicht ausreichende Kenntnisse für die richtige Nahrungszubereitung vorhanden sind.

> Der Mensch benötigt für Fitness und Gesundheit rund 50 Nährstoffe – von den Aminosäuren bis zum Zink. Ein vielseitiger Speiseplan ist die beste Versorgungsgrundlage, jede Einseitigkeit kann dagegen zu Mangelerscheinungen führen.

Das gibt zusätzliche Kraft

Folgende Produktgruppen stehen dem Aktiven als Nahrungsergänzung zur Verfügung:

▶ Energiekonzentrate (vorzugsweise Kohlenhydrate, zum Teil auch MCT-Fette, siehe Seite 41ff.)

▶ Protein- und Aminosäurenpräparate

▶ Kohlenhydrat-Protein-Produkte (auch komplette Nährstoffmischungen als liquid meals = Flüssigmahlzeiten)

▶ Sportgetränke (Elektrolytgetränke, Isodrinks, Energydrinks)

▶ Vitamine und Mineralstoffe (Einzel- oder Kombinationspräparate)

▶ Riegel (kohlenhydrat- und/oder proteinreich)

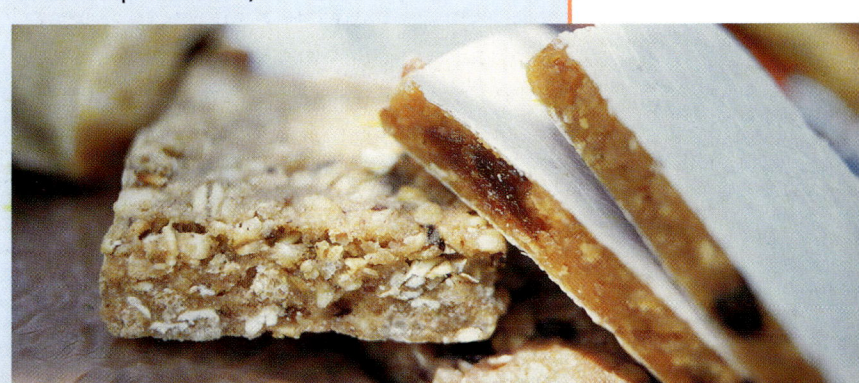

Sportriegel sind praktische Snacks für zwischendurch.

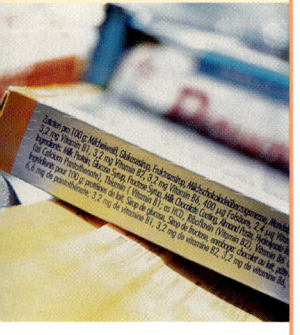

*Ein Blick auf die
Zutatenliste und die
Nährwertangaben
lohnt sich!*

Leistungsförderer auf dem Prüfstand

Beim Griff nach Präparaten und Konzentraten stehen nicht immer ernährungsphysiologische Gründe im Vordergrund, sondern oftmals schlicht und einfach die Bequemlichkeit. Bei einer Marktrecherche fällt auf, dass der Hauptabsatz dieser Produkte nach wie vor der so genannte Fitnessmarkt ist. So gesehen muss auch die Frage nach Sinn und Unsinn einer Nahrungsergänzung im Freizeit- und Fitness- bereich gestellt werden, denn dort lassen sich die Ernährungsbe- dürfnisse von Aktiven problemlos durch bewusste Lebensmittelaus- wahl befriedigen. Allerdings ist auch nichts dagegen einzuwenden, wenn Fitnesssportler aus Bequemlichkeit zum Sportdrink oder zum Energieriegel greifen, die zuckerreichen Limonaden und fettreichen Schnellimbissangeboten in jedem Fall vorzuziehen sind.

Andererseits tut es auch eine Apfelsaftschorle, eine Portion Mager- quark mit frischen Früchten oder eine Scheibe Brot, dünn mit Frisch- käse und Honig oder Konfitüre bestrichen, als Fitnessgetränk bzw. -imbiss. Selbstverständlich muss beim bunten Riegelangebot eben- falls auf Zusammensetzung und Zutatenliste geachtet werden, damit der Kohlenhydratanteil beim Energieriegel oder der Proteingehalt im Kraftaufbauriegel nicht vom Fett »untergebuttert« wird. Nüsse, Scho- koladen- und Fettglasuren, Marzipan, pflanzliche Fette etc. sind sol- che zu beachtenden Bestandteile.

Zusätzlich gefragt

Neben den bisher vorgestellten Nahrungsergänzungen mit den klas- sischen Nährstoffen (Kohlenhydrate, Proteine, Vitamine etc.) gibt es noch weitere leistungsbeeinflussende (ergogene) Substanzen, die zunehmend den Nahrungsergänzungsprodukten zugesetzt oder auch einzeln verabreicht werden, wie z. B. Karnitin, freie Aminosäuren und Kreatin. Von entscheidender Bedeutung bei der Abgrenzung von

Lebens- bzw. Nahrungsergänzungs- und Arzneimitteln sind deren Zweckbestimmung und ebenfalls die Dosierung der Inhaltsstoffe. Während bei Lebensmitteln und den Produkten zur Nahrungsergänzung eindeutig der Ernährungszweck im Vordergrund steht, sind Arzneimittel dazu bestimmt, Krankheiten oder krankhafte Beschwerden zu heilen, zu lindern oder zu verhüten. So sind dann auch krankheitsbezogene Werbeaussagen und Wirkversprechen bei Nahrungsergänzungsmitteln nicht erlaubt. Unabhängig von der rechtlichen Einstufung und Beurteilung geht es im Folgenden jedoch erst einmal um die Substanzen selbst.

Die wichtigsten Fitmacher im Essen

Aminosäuren

Aminosäuren sind bekanntlich die Bausteine von Nahrungs- und Körperproteinen. Im Lauf der Verdauungsvorgänge werden die Aminosäuren aus den Nahrungseiweißstoffen freigesetzt. Die physiologisch verwertbaren Aminosäuren liegen in der L-Form vor.

Aminosäuren sind nicht nur als Bausteine von Proteinen von Bedeutung, sondern auch als Vorstufen für die Biosynthese einer Vielzahl biologisch und physiologisch wichtiger Verbindungen, u. a. Nervenbotenstoffe und Hormone, Biocarrier wie der Fettsäurentransporteur Karnitin sowie das für die Energieproduktion so wichtige Kreatin, das aus den Aminosäuren Glyzin, Arginin und Methionin gebildet wird. Aus Proteinen bzw. deren Bausteinen, den Aminosäuren, bestehen auch alle Enzyme sowie Stütz- und Schutzgewebe wie Haut, Haare und Sehnen. Die schwefelhaltige Aminosäure Methionin spielt z. B. eine wichtige Rolle für die Bildung und Erhaltung der Bausteine für eine gesunde Knorpelstruktur. Ohne Eiweiß oder Aminosäuren kein Leben, heißt es folgerichtig. Von den ca. 20 Aminosäuren, aus denen kör-

Die Inhaltsstoffe von Nahrungsergänzungsmitteln und die wichtigsten Leistungsförderer sind bekannte Bestandteile unserer Nahrungsmittel.

147

pereigene Proteine und Nahrungseiweiße bestehen, sind ca. elf essenziell bzw. konditionell essenziell, d. h., sie können grundsätzlich oder unter bestimmten Belastungsbedingungen vom Körper nicht ausreichend synthetisiert werden. Dazu zählen Histidin, Isoleuzin, Leuzin, Lysin, Methionin, Phenylalanin, Threonin, Tryptophan, Valin, Arginin und Glutamin. Zusätzlich wird die Bedeutung weiterer Aminosäuren, u. a. Tyrosin und Asparaginsäure, sowie der aminosäureähnlichen Verbindung Taurin diskutiert. So genannte freie und höher dosierte Aminosäuren werden nicht wie Proteinkonzentrate als Aufbaunahrung eingesetzt, sondern man schreibt ihnen spezifische Stoffwechseleffekte zu.

Im Zusammenhang mit Eiweiß wird besonders der Begriff »Denaturierung« falsch verstanden. Das Kochen und Säuern von Lebensmitteln zerstört kein Eiweiß, sondern verbessert in der Regel die Verdau- und Verwertbarkeit.

L-Arginin

L-Arginin spielt im Muskelstoffwechsel eine zentrale Rolle und ist ein wichtiger Faktor für die Regeneration. Es hilft dabei, Ammoniak über den Harnstoffzyklus auszuscheiden und so zu entgiften.

BCAA

BCAA (L-Leuzin, L-Isoleuzin und L-Valin) kommen im Muskelgewebe vor und können sowohl zur Energiegewinnung als auch zur Proteinsynthese herangezogen werden. Sie werden auch besonders leicht vom Gehirn aufgenommen und sind am Stoffwechsel von Neurotransmittern (Nervenbotenstoffen) beteiligt, die einen Einfluss auf die Stimmung und die mentale Funktion haben.

L-Glutamin

L-Glutamin kommt in Muskeln und Gehirn vor und hat eine essenzielle Funktion im Immunsystem. Im Organismus wird Glutamin in Glutaminsäure umgewandelt. Es steht in enger Beziehung zum Energiestoffwechsel.

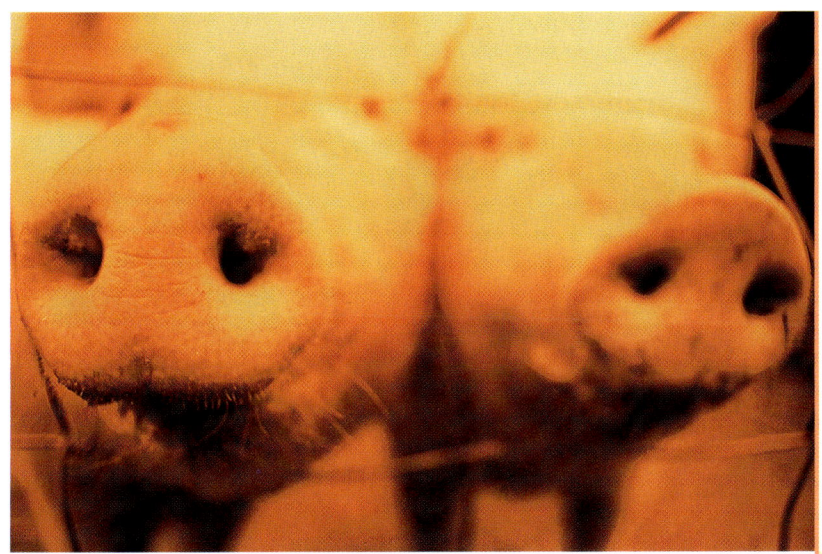

Schwein gehabt! Tierisches Protein ist zwar meist hochwertiger als pflanzliches. Aber eine Kombination von beiden, z. B. Getreide mit Milch, ist oft genauso wertvoll.

L-Glutathion

L-Glutathion ist ein schwefelhaltiges Peptid und wird im Körper aus drei Aminosäuren gebildet: Glutaminsäure, Zystein und Glyzin. Es fungiert als Antioxidans und »Entgiftungssubstanz«. Glutathion ist ebenfalls am Aminosäurentransport durch die Zellmembran beteiligt.

Aus den Aminosäuren aufgebautes Eiweiß ist unentbehrlich für den Organismus.

Glyzin

Glyzin ist an der Synthese der DNS und von Phospholipiden sowie Kollagen beteiligt.
Glyzin hat ebenfalls einen Glukosespareffekt und verbessert die Glykogenspeicherung.

Histidin

Histidin ist essenziell für das Wachstum und die Gewebereparatur sowie die Immunfunktion.

Lysin

Lysin ist ebenfalls essenziell für das Wachstum und die Gewebereparatur im Organismus sowie für verschiedene Hormone, Enzyme und Antikörper. Lysin kommt in sehr großen Mengen im Muskelgewebe vor.

Methionin

Methionin ist eine schwefelhaltige Aminosäure und wichtig für gesunde Haut, Haare und Fingernägel sowie für die Synthese von Taurin, Phosphatidylcholin, L-Karnitin und Endorphinen.

Phenylalanin

Phenylalanin ist eine Vorstufe von Tyrosin, das für den Aufbau bestimmter Hormone (u. a. Dopa, Dopamin, Norephedrin) gebraucht wird. Phenylalanin ist für den Stoffwechsel besser verfügbar im Vergleich zu Tyrosin.

Phenylalanin unterstützt über seinen Einfluss auf die Synthese von Neurotransmittern im Gehirn und über die Beeinflussung der hormonellen Regelkreise sowohl die körperliche als auch die mentale Leistungsfähigkeit, so dass der Erschöpfungszustand nach Belastungen nicht so ausgeprägt ist.

Taurin

Taurin ist eine aminosäureähnliche Verbindung, die auch im Stoffwechsel gebildet wird. Im Sport wird sie möglicherweise als konditionell essenziell eingestuft. Sie ist im Nervengewebe vorhanden und an der Herzfunktion beteiligt.

Neuere wissenschaftliche Untersuchungsergebnisse zu Taurin deuten auf eine verbesserte Herzleistungsfähigkeit auch bei sportlicher Betätigung hin.

Tryptophan

Tryptophan ist die Vorstufe für die körpereigene Serotoninsynthese im Gehirn. Dieser Botenstoff im Nervensystem und Gehirn hat auch Einfluss auf die Stimmungslage. Eine kohlenhydratreiche Kost sorgt über die damit verbundene Insulinausschüttung für die biochemischen Voraussetzungen, dass die Aminosäure Tryptophan in ausreichender Menge ins Gehirn gelangt. Proteinreiche Diäten, die die Kohlenhydrate als Dickmacher verbannen, führen deshalb zu Stimmungstiefs und erzeugen einen regelrechten Heißhunger auf Kohlenhydrate.

Antioxidanzien

Antioxidanzien sind Schutzstoffe aus der Nahrung, die freie Radikale und den so genannten oxidativen Stress durch zellschädigende aggressive Sauerstoffverbindungen abfangen. Dazu zählen die Vitamine E und C und Karotinoide, u. a. Beta-Karotin und Lykopin, sowie weitere sekundäre Pflanzenstoffe (Polyphenole) und das essenzielle Spurenelement Selen. Eine an Obst und Gemüse reiche Ernährung ist daher der beste Gesundheitsschutz.

B-Vitamine

B-Vitamine sind an allen wichtigen Stoffwechselreaktionen beteiligt. Vitamin B1 ist das Energie- und Nervenvitamin, weil es an mehreren Stellen in den Stoffwechsel der Kohlenhydrate eingreift, die für die muskuläre und mentale Leistungsfähigkeit von ausgesprochen großer Bedeutung sind.

Vitamin B6 gilt als Schlüsselvitamin des Protein- und Aminosäurenstoffwechsels. Ebenfalls eine zentrale Bedeutung im Energiestoffwechsel haben die Vitamine B2, Niazin (Nikotinsäureamid) und Pantothensäure. Folsäure und Vitamin B12 sind für die Blutbildung und die Gesunderhaltung der Blutgefäße wichtig.

Etwa 10 000-mal am Tag wird jede Körperzelle von freien Radikalen angegriffen. Das ist eigentlich ein ganz normaler Vorgang, dem der Stoffwechsel im Normalfall gewachsen ist. Das Rauchen, die Luftverschmutzung und die Einnahme von Medikamenten sorgen jedoch dafür, dass wir heutzutage wesentlich mehr freien Radikalen ausgesetzt sind.

Karnitin

Karnitin ist eine äußerst wichtige Substanz im Fettstoffwechsel, aber sie wird von der Werbung meist falsch angepriesen und vom Anwender auch oft falsch verstanden. Karnitin baut kein Fett ab und kommt überhaupt im Stoffwechsel erst zum Zug, wenn durch andauernde körperliche Betätigung der Bedarf für Fettverbrennung entsteht. Was ist also dran am »Fleischfaktor« L-Karnitin (carne = Fleisch), der in der Geschichte der Vitaminforschung auch schon Vitamin BT oder Vitamin B11 genannt wurde?

Hilft beim Fettabbau

Der Vitamincharakter wurde zwar nicht bestätigt, und L-Karnitin gehört auch weder in Deutschland noch in den USA zu den anerkannten essenziellen Nährstoffen. Unumstritten ist aber die physiologische Bedeutung des »Biocarriers« Karnitin, der so genannte langkettige Fettsäuren, Bestandteile des Körperfetts, in die Mitochondrien (Kraftwerke der Zellen) einschleust. Dort findet der Fettsäureabbau, also die Energiegewinnung aus Fettsäuren, statt. Ohne Karnitin kein Fettabbau. Das ist soweit richtig, nur lästige Fettpolster jetzt einfach durch Schlucken von L-Karnitin-Präparaten zu bekämpfen, funktioniert leider nicht.

Kein Wundermittel

Das Wichtigste: **Der wirksamste Fettverbrenner ist unser Muskel.** Nur wenn wir ausdauernd trimmen, findet ein vermehrter Fettabbau zwecks Energiegewinnung statt. Wir müssen den Bedarf also durch eigenes Zutun erst schaffen. Die Karnitinpille allein verbrennt kein Fett. Karnitin – und das ist das zweite stichhaltige Argument gegen entsprechende Fatburner – ist kein essenzieller Nährstoff, da der Körper den eiweißähnlichen Transportstoff vor allem in Leber und Nieren

Karnitin allein macht weder schlank noch sportlich. Es spielt zwar eine wichtige Rolle bei der Energiegewinnung aus Fettsäuren. Aber ohne körperliche Betätigung kann auch Karnitin die Fettverbrennung nicht ankurbeln. Der Gesunde produziert Karnitin selbst aus bestimmten Nahrungsbausteinen und unter Mithilfe von Vitaminen und Mineralstoffen.

selbst synthetisieren kann. Die wichtigsten Ausgangsstoffe sind die beiden Eiweißbausteine Lysin und Methionin. Die Synthese findet unter der Beteiligung von Vitamin B6, Folsäure, Vitamin C und Eisen statt. Die B-Vitamine und Eisen sind neben den Eiweißbausteinen Lysin und Methionin auch im Muskelfleisch vorhanden, das sogar Quelle für fertiges Karnitin ist.

Je dunkler das Fleisch (Rind, Schaf), desto höher ist sein Karnitingehalt. Eigensynthese, Karnitingehalt der Nahrung (falls Fleisch gegessen wird) und ein wirksames Recyclingsystem schützen den Körper vor Karnitinmangel, so dass nach derzeitigem Wissensstand keine Empfehlung gegeben werden kann, zum Abnehmen zusätzlich L-Karnitin zu schlucken. Das benötigte Karnitin stellt der Körper selbst her. Allerdings benötigt der Körper zur Karnitinbiosynthese auch ausreichende Mengen an Vitamin C. In einen Karnitinmangel könnten allenfalls strenge Vegetarier geraten.

Dass zusätzliches Karnitin ohne vermehrte Bewegung die Fettverbrennung ankurbelt, ist nicht bestätigt worden. Nur eine Steigerung der Beta-Oxidation durch Training führt zur vermehrten Fettsäureverbrennung.

Muskeln müssen die Arbeit tun

Etwas anderes ist dagegen viel wichtiger. Eine wesentliche Voraussetzung dafür, überhaupt Kalorien in nennenswertem Umfang abzubauen, ist eine ausreichende Muskelmasse.

Ein kräftigendes Aufbautraining erhöht die stoffwechselaktive Muskelmasse, und Ausdauerübungen fördern die wirksame Beta-Oxidation, d. h. die Energiegewinnung aus Fettsäuren in den Kraftwerken der Muskelzellen. Beides zusammen macht schlank und fit. Die Ernährung unterstützt das Fitnessprogramm, indem sie die Bausteine für die Fitness (Proteine) und die Hochleistungsnährstoffe für einen

Die Muskeln und dort vorhandene Enzyme sind die wirksamsten Fettverbrenner. Kein Nährstoff kann im Verdauungstrakt so weit abgebaut werden, dass null Kalorien übrig bleiben.

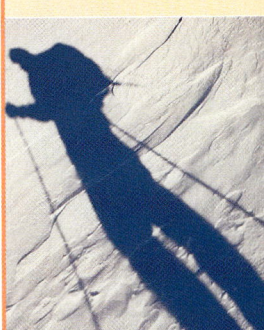

Erfolg entsteht durch richtiges Training und vernünftige Ernährung.

aktiven Stoffwechsel (mehrfach ungesättigte Fettsäuren, B-Vitamine, Vitamin C, Spurenelemente etc.) liefert. Essen und Trimmen – beides muss also stimmen!

Nur in geringer Dosis verträglich

Fazit: Eine Plazebowirkung kann natürlich beim Karnitin nicht ausgeschlossen werden. Ebenfalls gibt es keine Karnitinstudie, die den Einfluss bei extremen Anforderungen an den Fettstoffwechsel (z. B. kohlenhydratarme Kost, Nüchterntraining) erforscht hat. Die versuchsweise Dosierung von ca. einem Gramm Karnitin pro Tag dürfte keine gesundheitlichen Risiken bergen. Fünf Gramm gelten als oberste Dosis, in Einzelfällen sind Übelkeit und Durchfall beobachtet worden. Es bleibt zu überlegen, ob sich nach oben angeführter kritischer Diskussion eine Karnitinsubstitution lohnt, zumal es bei zusätzlicher Gabe nicht in den Muskeln angereichert und ein Überschuss mit dem Urin augeschieden wird. Von besonderer Bedeutung könnte allerdings die Beteiligung von Karnitin an der Funktion des Immunsystems sein.

Cholin

Cholin kommt als Bestandteil von Lezithin (siehe Seite 44ff.) vor und hat einen positiven Einfluss auf den Fettstoffwechsel. Cholin ist auch an der Bildung des Nervenbotenstoffs Azetylcholin und damit an der Übertragung von Nervenreizen und der Gehirnfunktion (u. a. Gedächtnisleistung) beteiligt.

Enzyme

Enzyme sind Biokatalysatoren, ohne die im Stoffwechsel keine biochemischen Reaktionen möglich wären. Enzyme sind an der Verdauung von Nährstoffen und an der Energiegewinnung in der Zelle betei-

Während Enzyme die Nährstoffverdauung bewerkstelligen, sind Enzymblocker, die die Fettverdauung hemmen, das neueste Mittel im Kampf gegen überflüssige Pfunde.

ligt. Sie bestehen aus Aminosäuren, und in vielen Fällen sind B-Vitamine (als Koenzyme) oder Mineralstoffe als Enzymaktivatoren an ihrer Wirkung beteiligt. Aus rein ernährungswissenschaftlicher Sicht gibt es keine Gründe, Enzyme über Präparate aufzunehmen, da der Körper sich seine spezifischen Enzyme aus den genannten Nahrungsbausteinen selbst aufbaut. Anders ist der Einsatz von bestimmten Enzymarzneimitteln in der Sportmedizin zu beurteilen, die bei Verletzungen, Prellungen, Verstauchungen, Blutergüssen und Entzündungen verabreicht werden – dann allerdings in einer speziellen magensaftresistenten Form, z. B. als Dragees, damit die Enzyme als Eiweißstoffe nicht schon im Magen abgebaut werden.

Keine Hilfe gegen Übergewicht

Trotz ihrer vielseitigen Eigenschaften sind Enzyme aber keine Fettvernichter. Enzymhaltige Präparate zur Abmagerung sind in den letzten Jahren vermehrt angeboten und beworben worden. In den Mitteln stecken Extrakte aus tropischen Früchten wie Ananas, Papaya und Mango. Diese Früchte enthalten eiweißspaltende Enzyme wie Bromelain und Papain. Die Wirkung dieser Enzyme besteht in der Unterstützung der Eiweißverdauung im Magen-Darm-Trakt. Dadurch wird jedoch die »Futterverwertung« erst gefördert, auf keinen Fall aber Übergewicht in Form der körpereigenen Fettdepots abgebaut. Verdauung heißt Zerlegung größerer, mit der Nahrung aufgenommener Nährstoffkomplexe wie Proteine, Kohlenhydrate und Fett mit Hilfe körpereigener Verdauungsenzyme. Die so freigesetzten kleineren Bausteine Zucker, Amino- und Fettsäuren können dann durch die Darmschleimhaut in den Blutkreislauf bzw. die Lymphe gelangen. Mit Hilfe dieses Transportsystems werden die Nährstoffe dann zu den Zellen geschafft, wo sie entweder zu körpereigenen Substanzen aufgebaut oder zur Energiegewinnung verbrannt werden.

Enzymblocker sind kein Freibrief für ungehemmten Fettverzehr, weil bei übermäßigem Fettgenuss die Nebenwirkungsrate (z. B. Durchfall) steigt.

Fettsäuren

Fettsäuren sind Bestandteile der Nahrungsfette. Ernährungsphysiologisch günstig wirken sich die einfach und mehrfach ungesättigten Fettsäuren aus Pflanzen- und Fischölen aus. Sie senken erhöhtes Blutcholesterin, halten das Blut flüssig und Herz und Blutgefäße gesund. In der Sporternährung spielen Fettsäuren zum einen als Energiequelle und zum anderen als Vorstufen von wichtigen hormonähnlichen Reglerstoffen, u. a. zur Verminderung der sportinduzierten Stressreaktion, eine wichtige Rolle.

Auch der Waller oder Wels enthält hochwertige Lipide.

Mehr Fisch macht fit

In diesem Zusammenhang kommt den mehrfach ungesättigten Fettsäuren aus den Kaltwasserfischen Hering, Makrele und Lachs eine besondere Bedeutung zu. Diese Omega-3-Fettsäuren, mit ihrem wichtigsten Vertreter Eikosapentaensäure, werden im Vergleich zu gesättigten, aber auch mehrfach ungesättigten Omega-6-Fettsäuren aus Pflanzenölen eindeutig zu wenig mit der Nahrung aufgenommen. Sie beeinflussen positiv Entzündungsprozesse und den Funktionszustand der Zellmembranen. Außerdem sind sie wichtig für die Fließfähigkeit des Bluts und die Gesunderhaltung der Blutgefäße. Sportmediziner stellen daher besonders die Bedeutung von Omega-3-Fettsäuren aus dem Fett von Kaltwasserfischen im Zusammenhang mit der Muskelstress- und Entzündungsreaktion im Leistungssport heraus. Im Hinblick auf eine verminderte Stressreaktion und die damit einhergehende verbesserte Regeneration und Trainierbarkeit kann regelmäßiger Fischverzehr oder die Aufnahme von Omega-3-Fettsäuren über Functional Food (z. B. Omega-3-Brot) oder über entsprechende Nahrungsergänzungen besonders empfohlen werden.

Fett ist für viele schon zu einem Synonym für ungesund geworden. Dabei sind bestimmte Fettsäuren, z. B. aus Olivenöl und Kaltwasserfischen, ausgesprochen gesundheitsfördernd.

CLA – noch unzureichend erforscht

Die konjugierte Linolsäure (CLA, siehe Seite 43f.) ist dagegen noch weniger im Hinblick auf ihren Einsatz im Sportbereich untersucht, dokumentiert und abgesichert. Die meisten Ansatzpunkte werden im medizinischen Bereich (antikanzerogenes und antiarteriosklerotisches Potenzial) gesehen.

Den Sportler dürften vor allem mögliche Einflüsse auf den Stoffwechsel und das Immunsystem interessieren. Ausgelöst wurde dieses Interesse durch Ergebnisse aus Tierversuchen, bei denen es durch die CLA-Zufuhr zu einem höheren Zuwachs an Muskulatur und einem geringen Körperfettanteil sowie einem gewissen appetitreduzierenden Effekt kam. Über Zellbotenstoffe – so genannte Zytokine – soll CLA regulierend in die Energiegewinnungsprozesse eingreifen. Zeichnet sich aus diesen Überlegungen ein neuer Ansatz zur Bekämpfung von Übergewicht ab? Es fehlen zurzeit noch ausreichende Untersuchungen, um hier konkrete Empfehlungen – vor allem auch, was die Dosierung betrifft – aussprechen zu können. Der natürliche CLA-Gehalt in Milch-, Rinder- und Lammfett ist gering. CLA für Präparate wird synthetisch aus Linolsäure hergestellt.

Die CLA wird von Mikroorganismen im Pansen der Wiederkäuer gebildet – und das umso mehr, je natürlicher und artgerechter diese mit faserreichem Futter ernährt werden.

Kalium und Magnesium

Kalium und Magnesium gelten als Hochleistungselemente des Stoffwechsels. Kalium ist Gegenspieler von Natrium bei der Regulation des Wasserhaushalts und wichtig für die Muskelfunktion und Glykogenspeicherung (= Reservekohlenhydrat) in der Muskulatur. Magnesium aktiviert ca. 300 Enzyme des Energie- und Proteinstoffwechsels und sorgt für ein optimales Zusammenspiel von Nerv und Muskel. Somit schützt es auch vor Muskelkrämpfen. Hohe Kalziumgaben vermindern die Aufnahme von Magnesium; das ist bei der gleichzeitigen Verabreichung von Kalzium und Magnesium in Form von Präparaten zu beachten. Organische Magnesiumverbindungen, z. B. Chelate, Asparate, Orotate und Zitrate, sind für den Körper gut bioverfügbar. Die Art der Verbindungen ist bei den entsprechenden Präparaten angegeben.

Für Magnesium und Kalium sind pflanzliche Lebensmittel die besten Quellen. Wer also kohlenhydratbewusst viel Getreide, Obst und Gemüse isst, bekommt auch eine ausreichende Portion dieser beiden Muskelfitmacher.

Koffein

Koffein ist der Muntermacher in Kaffee und Tee. Während es nach Kaffeegenuss schnell zum anregenden Effekt kommt, sorgen die Gerbstoffe im Tee für eine verzögerte, aber auch länger anhaltende Wirkung. Eine der Haupteigenschaften von Koffein ist, dass dieser pflanzliche Wirkstoff aus Kaffee, Tee, Colagetränken oder Guarana das Zentralnervensystem stimuliert und psychische Ermüdungserscheinungen beseitigt. Für Sportler zusätzlich interessant ist der bekannte Effekt, dass Koffein die Lipolyse (Abbau von Fett zu freien Fettsäuren) und damit den Fettstoffwechsel aktiviert, so dass ein gewisser glykogensparender Effekt auftritt. Von dieser Wirkung könnten vor allem Ausdauersportler, z. B. Marathonläufer, profitieren, wobei allerdings eine wettkampfvorbereitende Kohlenhydratzufuhr durch die Ausschüttung von Insulin die Koffeinwirkung reduziert. Insulin mindert die Freisetzung von Fettsäuren in das Blut.

Wirkungsvoller nach Abstinenz

Die Wirkung von Koffein im Sinn einer Leistungssteigerung wird widersprüchlich diskutiert. Es scheint auch so zu sein, dass der erwünschte Effekt einer Koffeindosis auf den (Fett-)Stoffwechsel nach vier bis fünf Tagen Koffeinabstinenz besser ist im Vergleich zum regelmäßigen Genuss von Kaffee und anderen koffeinhaltigen Getränken. Sportler können ohne Gefahr mit ein bis zwei Tassen (entspricht etwa 100 bis 200 Milligramm) Koffein eine Stunde vor dem Training oder Wettkampf experimentieren. Eine verzögerte und damit verlängerte Koffeinwirkung haben schwarzer Tee und Guarana. Die Einnahme von Koffeintabletten ist eher abzulehnen, da hier bereits Doping-mengen erreicht werden können; schließlich klassifizierte das IOC Koffein als quantitative Dopingsubstanz.

Vor, während und nach dem Sport ist übrigens auch der wassertrei-bende Effekt von Koffein mit ins Kalkül zu ziehen. Koffeinhaltige Getränke eignen sich – zumindest in großen Mengen – nicht als Was-serersatz. Insgesamt müssen also Verträglichkeit und Nutzen dieser im täglichen Leben durchaus erlaubten Stimulation in der Praxis erprobt werden, da der Effekt individuell verschieden sein kann.

Fettabbau nur in Kombination mit Bewegung

Wer Koffein zum Fettabbau nutzen möchte, profitiert allerdings nicht vom morgendlichen schwarzen Kaffee, wenn er danach mit dem Auto ins Büro fährt und dort seine sitzende Tätigkeit fortsetzt. Kaffeegenuss und Nüchterntraining am Morgen dürften den Körper jedoch geradezu zwingen, seine Fettreserven zu mobilisieren. Schließlich hat er nichts anderes zum Verbrennen. Der Insulinspiegel im Hungerzustand ist niedrig, nichts bremst den Anstieg der freien Fettsäuren, die dann bevorzugt als Energiequelle genutzt werden. An diesem Beispiel wird deutlich, dass erst der Bedarf für die Fettverbrennung durch aerobes Ausdauertraining geschaffen werden muss. Ein Anstieg der freien Fettsäuren bei fehlendem Training nützt also gar nichts. Auf persön-liche Verträglichkeit muss allerdings auch diese Trainingsform getes-tet werden; es gilt, den Mitteleinsatz zum Zweck stets sorgfältig abzu-wägen: Ein allgemein gültiges Patentrezept gibt es nicht.

In der Frühzeit der Tour de France stürmten Sportler angeblich in Bistros an der Strecke, schütteten viel Zucker in ein Glas Bier und verleibten sich das »Kraftge-tränk« ein. Ob das den gewünschten sportlichen Erfolg brachte, ist nicht überliefert. Sinn-voller ist da schon ein modernes Getränk: die allseits beliebte Apfelsaft-schorle.

Kreatin

Kreatin wurde bekannt durch den Sprinter Linford Christie, dem Olympiasieger über 100 Meter 1992 in Barcelona, der die leistungssteigernden Eigenschaften einer Kreatinsupplementierung öffentlich hervorhob. Kreatin ist kein lebensnotwendiger Nährstoff, sondern eine Verbindung, die der Körper selbst in ausreichenden Mengen aus den Aminosäuren Arginin, Glyzin und Methionin bilden kann. Bei einem erwachsenen Mann (75 Kilogramm) wird der Gesamtbestand an Kreatin auf 120 Gramm geschätzt. Täglich werden etwa zwei Gramm umgesetzt.

Kreatin ist ein normaler Bestandteil der Nahrung, der in Fleisch und Fisch enthalten ist. Personen, die sich mit Fleisch und Fleischwaren ernähren, nehmen ca. ein Gramm pro Tag mit der Nahrung auf (ein Kilogramm rohes Fleisch enthält ca. fünf Gramm Kreatin). Vegetarier erhalten praktisch kein Kreatin mit der Nahrung und müssen das gesamte benötigte Kreatin durch Eigensynthese decken. Die Kreatindepots von Vegetariern sind niedriger als die von Fleischessern.

Als weitere Wirkung einer zusätzlichen Kreatingabe wurde eine Zunahme des Körpergewichts beobachtet, die in der Woche der Ergänzung ein bis zwei Kilogramm betragen kann und wohl zum größten Teil auf Wassereinlagerung zurückzuführen ist.

Eine sinnvolle Energiereserve

Kreatin wird in der Leber aus den genannten Aminosäuren gebildet und kommt im Körper zu 98 Prozent in der Skelettmuskulatur vor. Dort legt sich das Kreatinmolekül ein Phosphat zu und dient neben ATP (Adenosintriphosphat) als Sofortenergiequelle für intensive körperliche Leistungen.

Das ATP-Kreatinphosphat-System ist perfekt abgestimmt: Bei Abspaltung einer Phosphatgruppe aus dem ATP wird Energie frei. Kreatinphosphat wirkt dann als Phosphatspender und regeneriert das ATP, so dass der energieproduzierende Vorgang erneut vonstatten gehen kann. In den ersten Augenblicken einer Belastung verbraucht der Muskel vor allem ATP, bis rund zehn Sekunden Arbeitsdauer Kreatinphosphat und danach erst die Kohlenhydrate. Im Gegensatz zur (anaeroben) Energiegewinnung aus Kohlenhydraten wird der Muskel beim Kreatinabbau nicht sauer. Bei vollen Kreatinreserven setzt die Laktatproduktion später ein.

Für Ausdauerleistungen kein Vorteil

Wer profitiert von Kreatinsupplementen? Kreatinergänzungsprodukte sind im Handel in Pulver- und Tablettenform erhältlich. Wissenschaftliche Untersuchungen deuten darauf hin, dass zusätzliche Kreatingaben die Kreatindepots des Muskels nachweislich vergrößern. Kreatinnahrungsergänzungen haben wahrscheinlich dann den größten Nutzen, wenn wiederholt Durchgänge mit maximaler Belastung und nur kurzen Erholungspausen durchgeführt werden. Es kann mit höherer Intensität trainiert werden. Schließlich soll die rasche Erholungsfähigkeit auch ein intensiveres Training erlauben, ohne ins Übertraining zu geraten.

Ausdauerleistungen, die über 30 Minuten andauern, scheinen von einer Kreatinergänzung allerdings nicht beeinflusst zu werden, und es existieren auch keine theoretischen Grundlagen für eine Leistungsverbesserung in diesem Bereich.

Hohe Dosen bringen auf Dauer nichts

Die meisten der durchgeführten wissenschaftlichen Untersuchungen haben bei einer Ergänzung mit einer Kreatindosis von fünf Gramm viermal täglich, d. h. insgesamt 20 Gramm, eine vorteilhafte Wirkung gezeigt. Wird dieses Dosierungsschema eingehalten, ist die Kreatinaufnahme durch den Muskel in den ersten zwei Tagen am höchsten. Am fünften Tag der Ergänzung werden nicht mehr als 20 Prozent der Kreatindosis im Körper zurückbehalten, was darauf hinweist, dass die Aufnahme durch den Muskel gesättigt ist und die körpereigenen

Ohne Fleiß kein Preis – Leistungsverbesserungen können nicht durch (übermäßige) Einnahme von Vitaminen, Mineralstoffen oder Eiweißen erzwungen werden.

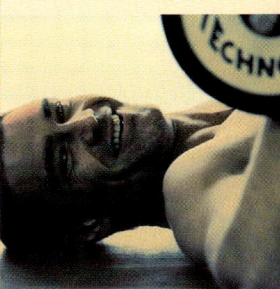

Nur ausdauerndes und regelmäßiges Training, eine gesunde und sportgerechte Ernährung und mentale Fitness bringen auf Dauer den gewünschten Erfolg.

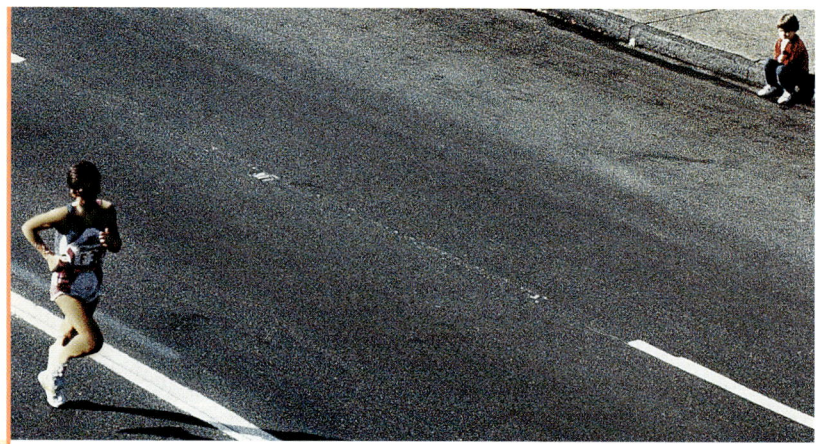

Die Natur kann mit ihren 20 Aminosäuren praktisch unendlich viele unterschiedliche Eiweißkörper hervorbringen.

Depots maximal aufgefüllt sind. Überschüssiges Kreatin im Blut wird von den Nieren rasch ausgeschieden. Es bringt deshalb keine Vorteile, über einen längeren Zeitraum hinweg hohe Kreatinmengen einzunehmen, wenn die Konzentration in den Muskeln ihren Höchstwert erreicht hat. Dies gilt nicht nur für Kreatin, sondern auch bei der Überdosierung von Vitaminen oder Mineralstoffen.

Wirkung hält länger an

Nach einer nahrungsergänzenden Kreatindosierung von 20 Gramm täglich über fünf Tage scheinen die gesteigerten Kreatindepots im Muskel über einen Zeitraum von mehreren Wochen nur langsam abzusinken. Es gibt Hinweise dafür, dass die erhöhten Kreatindepots im Muskel auf einem hohen Wert gehalten werden können, wenn auf die anfängliche Ergänzung mit 20 Gramm eine tägliche Substitution mit einer niedrigen Dosis von zwei Gramm folgt, also die Menge, die täglich über die Nieren ausgeschieden wird. Ohne die Anfangsphase mit hoher Dosierung scheint allerdings eine niedrig dosierte Ergänzung von drei Gramm täglich wenig wirksam zu sein

(Sports Science Update 1, 1995, 6–7). Es wird aber auch geraten, nach einer so genannten Erhaltungsphase von vier bis fünf Wochen eine Zufuhrpause von drei bis vier Wochen einzulegen.

Die Erforschung ist noch nicht abgeschlossen

Übrigens sollen auch etwa 20 Prozent der Sportler auf eine Kreatinaufnahme nicht reagieren, so dass die Berichte zur Leistungssteigerung im Wettkampf durchaus widersprüchlich sind. Über möglicherweise unerwünschte Effekte, wie erhöhten Muskeltonus mit Verletzungsgefahr oder Nierenbelastung bei zu hoher und/oder zu langer Verabreichung, weiß man ebenfalls zu wenig. Die genannten Dosierungen sind also keineswegs als Anwendungsempfehlungen gedacht, sondern geben nur den Stand der derzeitigen wissenschaftlichen Diskussion wieder. Diese ist zu der für den Leistungs- und Hochleistungssportler im Schnellkraftbereich, aber auch für Bodybuilder, Gewichtheber und Powerlifter interessanten Substanz noch keineswegs abgeschlossen.

Proteinhydrolysate

Wenn sich Aminosäuren verbinden, sprechen wir von Peptiden. Proteine sind Polypeptide – also lange Ketten von Aminosäuren. Da die Freisetzung von Aminosäuren durch Aufspaltung aus dem Nahrungseiweiß (= Hydrolyse) Zeit braucht, werden von den Proteinherstellern auch bereits vorverdaute (= hydrolysierte) Proteine angeboten. Ihr Vorteil soll darin liegen, den Körper z. B. nach dem Training schnellstmöglich mit Aminosäuren zu versorgen. Die Phase der stärksten Eiweißsynthese soll nämlich etwa bis zu zwei Stunden nach dem Training anhalten. Bekanntlich findet der Aufbau erst nach dem Training statt. Der Leistungsbodybuilder muss persönlich ausprobieren, ob ihm neben einem über den Tag verteilten Proteinangebot in Form

Vergleichbar mit Perlenketten entstehen ganz kleine Peptide aus nur zwei Aminosäuren, andere wiederum bilden Großmoleküle (Polypeptide) aus 100 oder noch mehr Aminosäuren.

mehrerer kleinerer Proteingaben (bis zu 40 Gramm als Konzentrat in Flüssigkeit gelöst oder in Form von Quark, fettarmem Fleisch etc.) die Aufnahme von Proteinhydrolysaten mit Peptiden und Aminosäuren zusätzlich einen Vorteil bringt. Es ist richtig, dass die Aufnahmezeit von Aminosäuren aus Proteinhydrolysaten im Vergleich zum Nahrungseiweiß deutlich verkürzt wird – auf ca. 30 bis 60 Minuten. In jedem Fall ist aber das richtige Timing der Protein-Aminosäuren-Gaben wichtig, das dem so genannten Nibblingprinzip, also dem verteilten Angebot kleinerer Proteinsnacks bzw. -gaben, entsprechen sollte.

Koenzym Q10

Q10 ist eine fettlösliche Substanz, die auch als Koenzym Q10 bezeichnet wird und zu den so genannten Ubichinonen zählt. Ihr Vorkommen in den Mitochondrien, insbesondere im Herz, deutet auf eine Bedeutung für die Energiegewinnung mit Hilfe von Sauerstoff hin. Die Bezeichnung »Vitamin« wird größtenteils abgelehnt, da Ubichinone im Organismus in ausreichenden Mengen gebildet werden. Seinen medizinischen Einsatzbereich hat Koenzym Q10 zur Verbesserung der Pumpleistung des Herzes, der maximalen Sauerstoffaufnahme und der Belastbarkeit bei Herzpatienten.

Da Koenzym Q10 bei der Sauerstoffverwertung und Energiegewinnung in den Mitochondrien eine zentrale Rolle spielt, wird vermutet, dass es auch für Ausdauersportler vorteilhaft sei. Koenzym-Q10-Gaben können zwar zum Teil den Blutspiegel ansteigen lassen; um Aussagen über deutliche Verbesserungen der Leistungsfähigkeit im Sport machen zu können, bedarf es jedoch weiterer Untersuchungen.

Das Koenzym Q10 gilt bei Biochemikern als eine für den Organismus besonders wichtige Substanz. Nach amerikanischen Wissenschaftlern hilft das vor allem in Spinat, Soja, Nüssen und Samen vorkommende Koenzym möglicherweise Herzpatienten im Rahmen einer ärztlich begründeten Therapie.

Auch Mandeln liefern dem Körper Koenzym Q10.

Spurenelemente

Spurenelemente sind Mikronährstoffe wie Eisen, Jod, Zink, Kupfer, Chrom und Selen. Eisen ist für den Aufbau des Blutfarbstoffs und damit für den Sauerstofftransport im Blut zuständig. Kupfer greift in den Eisenstoffwechsel ein, während Jod für die gesunde Schilddrüsenfunktion und Chrom für den Kohlenhydratstoffwechsel, d. h. die Insulinwirkung, zuständig sind. Selen ist ein Antioxidans und wie Zink für die Abwehrkräfte wichtig. Zink aktiviert viele Enzyme, u. a. die des Proteinstoffwechsels. Eine Nahrungsergänzung mit Zink sollte gleichzeitig Kupfer zuführen, aber nicht von Eisen begleitet sein. Es kommt auf das richtige Verhältnis der beiden Spurenelemente Zink und Kupfer an. Zink spielt ferner eine wichtige Rolle bei der Wundheilung, z. B. nach Verletzungen.

Ein kritischer Blick auf die Leistungsförderer

Zunächst muss festgestellt werden, dass mögliche Wirkungen von ergogenen Substanzen oft spekulativ aus biochemischen Zusammenhängen abgeleitet werden oder ein therapeutischer Einsatz als Arzneisubstanz auf eine mögliche Leistungssteigerung im Sport übertragen wird. Kontrollierte Studien an Sportlern fehlen noch weitgehend bzw. befinden sich erst im Anfangsstadium.
Bei der Einnahme einzelner Substanzen ist durchaus auch fachkundiger Rat notwendig. Überdosierungen müssen in jedem Fall ausgeschlossen werden.

Auch wenn manche ergogenen Substanzen als Geheimtipp gehandelt werden: Noch kein Sportler ist nur über Pillen zum Weltmeister geworden. Genetische Voraussetzungen, Trainingsfleiß, Ernährungsbewusstsein und Motivation sind die wahren Erfolgsgeheimnisse.

Vieles bleibt noch Experiment

Zu wenig wissen wir noch über den tatsächlichen sportbedingten Mehrbedarf einzelner Nährstoffe, wobei dieser im Allgemeinen vermutlich nicht überproportional zum Energieumsatz steigt. Forschungsbedarf besteht insbesondere auch bei der Menge und günstigen Aufnahmezeit sowie Kombination oder gar eventueller Unvereinbarkeiten bestimmter Nährstoffe in Präparaten. Das betrifft z. B. die Aminosäuren sowie verschiedene Mengen- und Spurenelemente. Von besonderem Interesse ist beim Thema »Nahrungsergänzungen/Substitution/ergogene Substanzen« sicherlich deren Einfluss auf das Immunsystem. Hier haben mehrfach ungesättigte Omega-3-Fettsäuren, bestimmte Aminosäuren, antioxidative Mikronährstoffe, Zink sowie möglicherweise Karnitin eine Bedeutung ebenso wie die Substanzgruppe der bioaktiven sekundären Pflanzeninhaltsstoffe (z. B. Bioflavonoide), die auch bei der Entwicklung von Nahrungsergänzungen zunehmend Beachtung finden.

> Bei Leistungsförderern ist zu bedenken, dass unter Umständen bei sehr hoher Zufuhr ein Ungleichgewicht im Verhältnis einzelner essenzieller Nährstoffe auftreten kann.

Die fünf goldenen Ernährungsregeln

Am wenigsten lohnt sich ein Einsatz von Präparaten, wenn nicht das Grundmuster der leistungsgerechten Ernährung stimmt. Deshalb:

▶ Kohlenhydratzufuhr optimieren, Fettzufuhr reduzieren

▶ Genügend und das Richtige zum rechten Zeitpunkt trinken

▶ Ausreichend mit hochwertigem Protein in der richtigen Kombination versorgen

▶ Auf hohe Nährstoffdichte, d. h. günstiges Vitamin-Mineralstoff-Kalorienverhältnis in der Nahrung, achten

▶ Essen und Trinken richtig timen, d. h. mehrere kleine Mahlzeiten über den Tag verteilen und regelmäßig trinken

Wer die nebenstehenden Regeln beachtet, ist auf dem richtigen Weg zum sportlichen Erfolg.

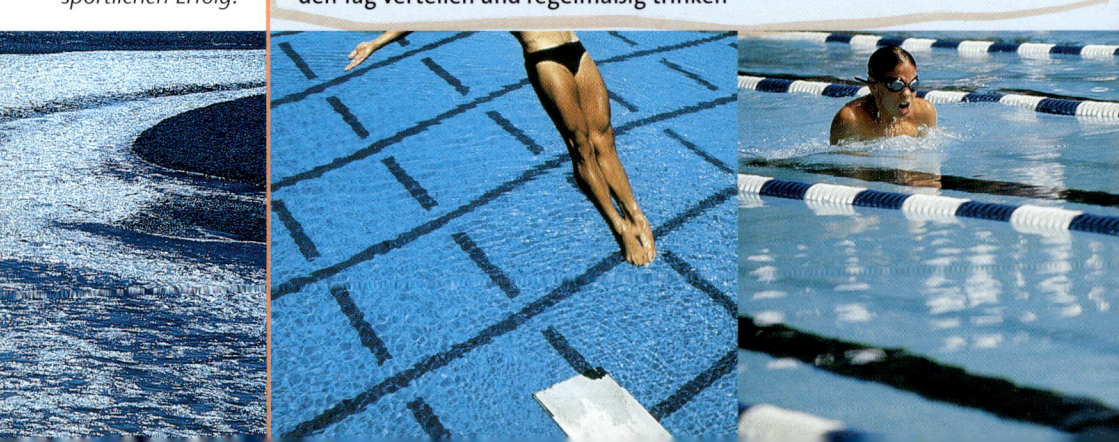

Mehr Vorbeugung als Soforthilfe

Durch die Aufnahme dieser Schutzstoffe für die Gesundheit ist für den Sportler eher ein präventiver Gesundheitsvorteil anzunehmen. Eine stabile Gesundheit ist wiederum Voraussetzung dafür, den Stand der Leistungsfähigkeit und Belastbarkeit zu erreichen, der für den Leistungs- und Hochleistungssportler heute gefordert wird. In diesem Zusammenhang spielt vor allem die Unterstützung des Immunsystems durch die Ernährung eine wichtige Rolle.

Gewichtskontrolle im Sport

Übergewicht gilt als Wegbereiter vieler ernährungsabhängiger Krankheiten – insbesondere des so genannten Wohlstandssyndroms (medizinischer Fachname: metabolisches Syndrom). Dabei handelt es sich um das gleichzeitige Auftreten von Übergewicht und Bluthochdruck sowie Störungen des Zucker- und Fettstoffwechsels. Die drastische Bezeichnung »tödliches Quartett« verdeutlicht das Risikopotenzial dieses Stoffwechselleidens, das sowohl ernährungsbedingt als auch eine Bewegungsmangelkrankheit ist. Abspecken durch weniger Fett beim Essen und mehr Bewegung rettet demzufolge den gestörten Stoffwechsel des Wohlstandsessers und Sitzmenschen. Beim Thema »Übergewicht« haben also Ernährung und Bewegung sowohl eine präventive als auch eine therapeutische Bedeutung.

Warum Sportler abnehmen wollen

In vielen Sportarten, beispielsweise Gymnastik, Turnen, Ballett, Eiskunstlauf und Ringen, werden an die Athleten besondere Anforderungen und Erwartungen im Hinblick auf das Körpergewicht bzw.

Eine schlanke Linie und gute Figur kann man nicht durch rigorose Schlankheitsdiäten und Hungerkuren erlangen, sondern nur durch die sinnvolle Kombination von bewusster Ernährung und körperlicher Aktivität – das ist die einzig erfolgreiche Dauerstrategie.

In Deutschland haben ca. 40 Prozent der erwachsenen Bevölkerung leichtes bis mäßiges Übergewicht. 15 bis 18 Prozent sind allerdings deutlich adipös.

die Körperzusammensetzung (Fettanteil) gestellt. In der Gymnastik hat sich das ideale Körperbild von der kräftigen zur mädchenhaften Gestalt gewandelt. Das gertenschlanke Aussehen soll Punkte von der Wettkampfjury sichern.

Gefährlich – Abspecken auf die Schnelle

Ein besonderes Problem ist das kurzfristige Gewichtmachen im Sport. Eine rapide Gewichtsabnahme, um in einer niedrigen Gewichtsklasse kämpfen zu können, ist bei Sportarten wie Ringen, Boxen, Judo und Gewichtheben weit verbreitet. Viele Trainer und Athleten glauben, dass ein Training mit einem höheren Körpergewicht und eine Gewichtsreduzierung erst kurz vor dem Wettkampf dem Sportler einen Vorteil bringe.

Tatsächlich gefährden aber die damit verbundenen Veränderungen im Glykogen-, Wasser- und Elektrolythaushalt den Erfolg in der Wettkampfsituation. Techniken für eine schnelle Gewichtsabnahme sind beispielsweise Fasten, Crashdiäten, Abführmittel, Entwässerungstabletten und sogar selbst herbeigeführtes Erbrechen. Alle diese Maßnahmen sind enorm gesundheitsschädlich, mit sportlicher Leistungsfähigkeit unvereinbar und können außerdem zu gefährlichen Essstörungen führen.

Schlanke haben mehr Ausdauer

Neben der Gewichtsabnahme bei Sportarten mit Gewichtsklassen, durch die man das Recht erwirbt, in der nächst niedrigeren Gewichtsklasse gegen relativ schwächere Gegner antreten zu können, gibt es einige weitere Argumente für ein niedriges Körpergewicht bei bestimmten Sportarten. So führt der Sportmediziner Peter Konopka dazu aus: »Bei Ausdauersportlern bedeutet ein niedrigeres Körpergewicht indirekt eine Verbesserung der maximalen Ausdauerleistungsfähigkeit; denn je geringer das Körpergewicht wird, desto höher wird die maximale Sauerstoffaufnahme pro Kilogramm Körpergewicht, so dass allein durch den Abbau von Fettgewebe die Ausdauerleistungsfähigkeit ansteigt – ohne zusätzliches Training. In einigen Sportarten ist ein niedriges Körpergewicht für den Bewegungsablauf günstiger (z. B. Turner, Balletttänzer/innen, Tanzsportler), oder es verbessert von sich aus die Wettkampfleistung (Leichtgewichtsruderer, Jockeys).«

Abnehmen – aber nicht um jeden Preis

In dieser Ausführung klingt bereits an, dass eine Gewichtsreduktion nur von Vorteil ist, wenn sie aufgrund von Fettabbau erfolgt. Das dauert aber bekanntlich seine Zeit. Immerhin stecken in einem Kilogramm Fettgewebe rund 7000 Kilokalorien – genügend Energie für zwei bis drei Tage bei leichter Körperarbeit. Rasche Gewichtsverluste sind immer nur Wasserverluste. Wer darauf setzt, betrügt und gefährdet sich selbst. Trotzdem provozieren unbelehrbare Wiegefanatiker schnelle Gewichtsverluste durch Einschränkung der Flüssigkeitszufuhr und durch schweißtreibende Saunabäder.

Erfreulich ist, dass gerade schlanke Menschen häufig sportlich aktiv sind, um ihre Fitness und ihre Figur zu erhalten. Eine erfolgreiche Gewichtsabnahme funktioniert nur, wenn Ess- und Bewegungsgewohnheiten umgestellt werden.

Wie der Stoffwechsel reagiert

Zunächst scheint es nicht schwierig zu sein, bei einer Diät rasch an Gewicht zu verlieren. Diese Anfangserfolge mögen zwar recht motivierend sein, zählen aber nicht beim eigentlichen Ziel jeder Gewichtsreduktion: dem Abbau von Fettdepots.

Der anfänglich rasche Gewichtsverlust lässt sich leicht erklären und bedeutet auch keine wirkliche Gewichtsabnahme. Kohlenhydrate binden im Körper relativ viel Wasser. Pro Gramm gespeichertes Kohlenhydrat in Form der so genannten Glykogenreserven in Leber und Muskeln werden ca. 2,7 Gramm Wasser gebunden.

Sobald die Zufuhr von Nahrungskohlenhydraten deutlich eingeschränkt wird und es demzufolge zum Abbau der körpereigenen Kohlenhydratspeicher zwecks Energiebereitstellung kommt, verliert der Körper Wasser und damit Gewicht. Der gewünschte Fettabbau tritt in jedem Fall erst später – je nach Diätzusammensetzung etwa ab dem dritten Tag – ein.

Bei kohlenhydratarmen Abspeckkuren kommt es darüber hinaus zum gar nicht erwünschten Proteinabbau in Form von Muskelsubstanz. Bei Kohlenhydratmangel muss der Organismus notgedrungen zur vollständigen Verstoffwechselung der Fette Eiweiße einschmelzen, um die für den biochemischen Fettabbau notwendigen Kohlenhydrate zu ersetzen.

Zuerst verliert man fast nur Wasser

Je weniger Kohlenhydrate während der Abnahmephase gegessen werden, und je schneller man an Gewicht verliert, desto höher ist der Wasser- und Proteinanteil am Gewichtsverlust und desto geringer der Fettanteil. Nach ein bis zwei Wochen strenger Diät kann allein

Gerade beim Abspecken sollte man beachten, dass der Körper Wasserverluste nur in einem sehr engen Rahmen tolerieren kann. Hinzu kommt, dass man beim Abnehmen nicht weniger, sondern mehr trinken muss, um die vermehrt anfallenden sauren Produkte des Fettabbaus über die Nieren ausscheiden zu können.

Wer meint, durch extremes Saunen im Eiltempo abspecken zu können, irrt, denn statt Fett verliert man Wasser. Diese forcierte Entwässerung kann die Leistungsfähigkeit deutlich herabsetzen.

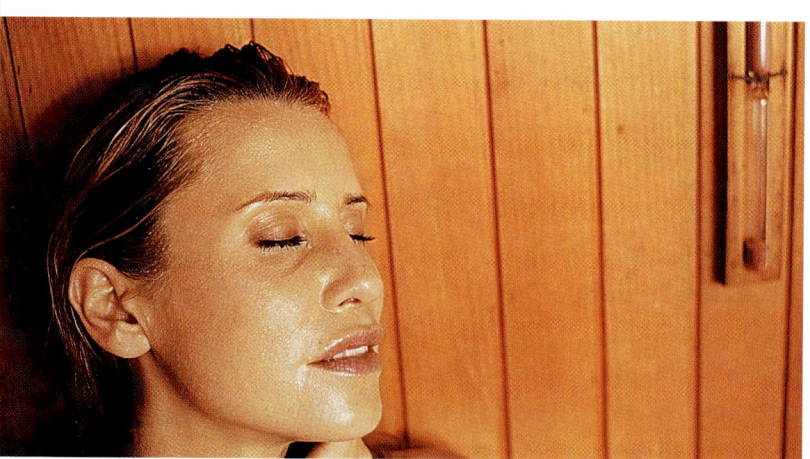

der Verlust an Wasser über 50 Prozent des verloren gegangenen Gewichts ausmachen. Mit dem Verlust körpereigener Flüssigkeit gehen aber auch wertvolle Mineralstoffe verloren, die unerwünschte Begleitsymptome wie Müdigkeit, Nervosität und Kopfschmerzen und außerdem – zusammen mit dem Proteinverlust – Schwäche und Leistungsabfall mit verursachen können.

Vorsicht vor dem »Abkochen«

Die Tatsache, dass sich Veränderungen im Wasserhaushalt am schnellsten auf der Waage zeigen, nutzen Leistungssportler – wie bereits angedeutet – in bestimmten Disziplinen beim so genannten Gewichtmachen oder Abkochen. Ausgedehnte Saunagänge haben dieser Methode ihren Namen gegeben. Hier verwendet man bewusst nicht das Wort »Abspecken«, denn gut trainierte Sportler sollten kein überflüssiges Körperfett besitzen.

Dennoch müssen Aktive in Sportarten mit Gewichtsklassen (Kampfsportarten, Gewichtheben) vor dem Wettkampf auf die Waage. Die Einteilung der Wettkämpfer nach Körpergewicht hat zum Ziel, durch Zusammenstellung gleich schwerer Athleten möglichst gleiche und gerechte Gewinnchancen zu schaffen. Mit einer zu starken Verminderung des Flüssigkeitsanteils im Körper wird man allerdings keinesfalls Sieger.

Auch nicht ratsam – Crashdiäten

Im Zusammenhang mit schnellen Gewichtsverlusten ist auch der Begriff »Crashdiäten« entstanden. Crash wird im Amerikanischen mit blitzschnell durchgeführt gleichgesetzt. Gegessen wird bei dieser Maßnahme der letzten Minute wenig; das, was gegessen wird, ist proteinreich, und gespart wird hauptsächlich an den für die Leistung so wichtigen Kohlenhydraten.

Gewichtsabnahme auf Dauer ist bei Crashdiäten nicht drin. Meist setzt danach der so genannte Jo-Jo-Effekt ein: abnehmen, danach wieder (mehr) zunehmen, abnehmen. Nach einer solchen Diät wirklich schlank zu bleiben, schafft fast niemand

Noch bedenklicher ist allerdings, dass auch wenig getrunken wird. Saunagänge, Abführmittel und harntreibende Medikamente sollen den letzten Tropfen aus dem Körper holen. Diese kohlenhydratarmen Crashdiäten und die Wasserverarmung des Organismus lassen die Leistung im wahrsten Sinn des Wortes abstürzen. Dies ist die andere Bedeutung des Begriffs »crash«.

Eine gefährliche Kombination

Messen Sie den Erfolg Ihrer Ernährungsumstellung und Ihres Aktivprogramms lieber an Ihrem Wohlbefinden und Spiegelbild, anstatt sich nur auf den Zeiger der Waage zu konzentrieren.

Eine Flüssigkeitsenthaltung und eine künstliche Entwässerung des Körpers führen zwangsläufig zu Störungen im Wasser- und Mineralstoffhaushalt. Neben Saunaanwendungen werden besonders häufig Entwässerungstabletten (so genannte Diuretika) und Abführmittel (so genannte Laxanzien) eingenommen. Durch die Verminderung des Blutplasmavolumens und der zirkulierenden Blutmenge kommt es häufig zu einem Blutdruckabfall, zu reaktiver Ausschüttung von Kreislaufhormonen (Adrenalin und Noradrenalin), Drosselung der Muskeldurchblutung und sehr unökonomischer Herzarbeit. Durch den Einsatz von wassertreibenden Substanzen kann ein bedrohlicher Abfall des Serumkaliums und -magnesiums eintreten, was Extraschläge des Herzes und andere Rhythmusstörungen auslösen kann.

Besonders problematisch ist die Kombination von Entwässerungstabletten und Abführmitteln. Da hilft es dann auch nicht, wenn man nach dem Wiegen versucht, in den genannten Sportarten durch schnelle Zufuhr von Mineralstoffgetränken die physiologischen Bedingungen innerhalb weniger Stunden wiederherzustellen. Diese Maßnahme reicht erfahrungsgemäß nicht aus, um alle Regulationssysteme zu regenerieren und damit volle Leistungsfähigkeit und Erfolgschancen wiederzuerlangen. »Eine solche Prozedur des ›Gewichtmachens‹ ist zu eingreifend für den menschlichen Organismus, noch dazu, wenn man anschließend besonders leistungsfä-

hig sein möchte«, so der Experte Peter Konopka zu der äußerst gefährlichen Gratwanderung des Abnehmens durch Manipulation des
Wasserhaushalts.

Nicht nur die Waage zählt

Körperfett messen statt Pfunde wiegen

Lange Zeit war die Broca-Formel (Körpergröße in Zentimeter minus
100 = Normalgewicht in Kilogramm) das Maß aller Dinge. Sie greift
zwar im Durchschnittsbereich, eignet sich aber nicht so gut für sehr
kleine und extrem große Menschen. Den verschieden ausgeprägten
Menschentypen wird da schon eher der in den USA entwickelte
Bodymass-Index (BMI) gerecht. Leider ist er nicht so einfach zu
berechnen, wie die folgende Formel zeigt:

$$BMI = \frac{\text{Körpergewicht in Kilogramm}}{\text{Körpergröße in Meter x Körpergröße in Meter}}$$

Der BMI gibt ein wenig Spielraum. Wer beispielsweise 20 bis 25 ausgerechnet hat, hat sein Wohlfühlgewicht, bei dem man sich im Spiegel leiden mag sowie in der Regel gesund und fit ist. Zwischen 25 und
30 liegt ein so genannter Warnbereich, da ein leichtes bis mittleres
Übergewicht bereits die Entstehung von Krankheiten begünstigt.
Werte über 30 liegen dagegen eindeutig im roten Bereich. Aber Achtung: Unter 18 wiegen Sie viel zu wenig!

Wiegen und messen allein reichen nicht

Mit der Gewichtsformel wird allerdings nicht das eigentliche Ausmaß des Körperfetts ermittelt. So können beispielsweise Durchtrainierte und Leistungssportler aufgrund ihrer vermehrten Muskel-

Durch Sport steigt
der Anteil an fett-
freier Muskelmasse.
Wer Diät und Sport
beim Abnehmen
kombiniert, baut
anteilmäßig mehr
Fett ab. Fazit: Aktive
Muskeln verbrennen
Fettkalorien –
passives Fettgewebe
speichert Fett-
kalorien.

Wer hat wie viel Fett?

Typ/Personengruppe	Männer	Frauen
Mager	Unter 8	Unter 15
Schlank	8–15	15–22
Normal	16–19	23–27
Langstreckenläufer (Spitzenklasse)	4–9	8–15
Bodybuilder (Wettkampfniveau)	6–10	10–17
Schwimmer (Spitzenklasse)	5–11	14–24
Basketballer (Profiniveau)	7–11	18–27
Tennisspieler	14–17	19–22

(Die Angaben stellen Durchschnittswerte dar und sind in Prozenten vom Körpergewicht angegeben.)

Der Körperfettanteil variiert je nach persönlicher Konstitution, Alter und Lebensstil. Wer bei »Rettungsringen« in die Vollen langt, weiß wohl, dass nun Mäßigung beim Essen und Abschied vom Müßiggang angesagt sind.

masse mehr wiegen, ohne dass sie zu viel Depotfett speichern. Der persönliche Körperfettanteil kann über das Verhältnis von Muskel- und Fettgewebe mehr aussagen als die Gewichtsergebnisse in Kilogramm. Zunächst kann man über die Messung der so genannten Hautfaltendicke erste Rückschlüsse auf die Körperzusammensetzung ziehen, denn 50 bis 70 Prozent des Körperfetts werden im Unterhautfettgewebe gespeichert.

Der einfache Kneiftest eignet sich für den Hausgebrauch, liefert allerdings nur grobe Werte: Heben Sie selbstkritisch zwischen Daumen und Zeigefinger die Hautfalte am Bauch oder Oberarm ab, und messen Sie die Dicke, z. B. mit einem Zentimetermaß oder Lineal. Diese Speckschicht sollte am Bauch zwei bis drei Zentimeter, am Arm etwa die Hälfte davon nicht überschreiten.

Monatlich messen reicht aus

Präzisere Methoden von der Caliper-Messung – mit einer Art Kneif-
zange – bis hin zu Hightech wie Bioimpedanzanalyse (BIA) oder Infrarotreflexionsmessung (IR) liefern genauere Ergebnisse, vorausgesetzt
die Messungsbedingungen werden genau eingehalten. Eine weitgehend professionelle Fettmessung können Sie in manchen Sport-
studios, Sportvereinen, vom Sportarzt oder einer erfahrenen Ernährungsberaterin vornehmen lassen.

Achtung: Die Fettbestimmung ist vom Prinzip her eine gute Sache.
Aber setzen Sie nicht auf den täglichen Wiegestress noch den Fett-
messstress drauf. Eine Körperfettanalyse während des Abnehmens
in monatlichen Abständen genügt. Ihr Fett auf dem Essteller sollten
Sie dagegen täglich im Auge behalten.

Wie Sportler richtig abnehmen

Langfristig erfolgreich lässt sich überflüssiges Fettgewebe zur Erhöhung der fettfreien Körpermasse nur durch entsprechendes Training
und gezielte Ernährungsumstellung abbauen. Neben dem körperlichen Training ist also eine bedarfsangepasste und vollwertige Ernährung die wichtigste Grundbedingung für Gesundheit, Leistung und
Wohlbefinden. Rigorose (Schlankheits-)Diäten versprechen dagegen
keinen Erfolg. Der Körper reagiert auf die Kalorieneinschränkung mit
einer sparsameren Haushaltsführung, d. h. einer Drosselung seines
Stoffwechsels. Je länger und je strenger sich der Organismus auf eine
geringere Nahrungsenergiezufuhr einstellen musste, desto schneller
nimmt man nach Beendigung der Diät bei normaler Kost wieder zu.
Außerdem hat man während der Diät meist auch nicht gelernt, seine
Ernährungsgewohnheiten zu ändern. Hinzu kommt, dass einseitige
Diäten schnell zu Mangelerscheinungen führen können. Oft entsteht

An Fett und Alkohol kann man beim Abnehmen sparen, nicht aber an Kohlenhydraten, Wasser und Prote-inen. Wichtig ist auch eine hohe Nährstoffdichte, also ein günstiges Vitamin-Mineral-stoff-Kalorien-verhältnis der Lebensmittel.

Das Aufschreiben aller während des Tages verzehrten Lebensmittel ist die billigste Diät. Oft nehmen Menschen allein dadurch ab, dass sie sich bewusst machen, was sie alles essen und trinken.

ein regelrechter Heißhunger auf alle Lebensmittel und Speisen, die man während der Diät nicht essen darf. Eine rigorose Reduzierung der Kalorienzufuhr ist jedoch nicht nur wenig zweckmäßig, sie birgt auch ein hohes gesundheitliches Risiko.

Richtig essen lernen mit dem Ernährungstagebuch

Unverzichtbarer Einstieg in jede Ernährungsberatung ist das Ernährungsprotokoll. Wer es ausfüllt, führt sich seine Ernährungsgewohnheiten schwarz auf weiß vor Augen.

Muster für ein Ernährungsprotokoll

Mahlzeit	Lebensmittel*	Menge **
Frühstück		
Zwischendurch (zweites Frühstück)		
Mittagessen		
Zwischendurch (Nachmittagsimbiss)		
Abendbrot		
Spätimbiss		
Sonstiges, auch Nährstoffpräparate, z. B. Vitamine, Eiweiß usw. mit Namen		

* Getränke nicht vergessen! Bitte möglichst genaue Angaben, z. B. Fettangabe bei Milch und Käse, Brotsorte, z. B. Vollkornbrot
** Z. B. Stück, Scheibe, Tasse, Glas, Portion (klein, groß), Esslöffel, Teelöffel, Gramm

Die Ernährungsberaterin bekommt Aufschluss über das, was richtig und was falsch gemacht wird, und kann so individuelle Verbesserungsvorschläge machen. Ein sorgfältig geführtes Ernährungsprotokoll lässt sich mit EDV-Programmen hinsichtlich der Energie- und Nährstoffaufnahme auswerten. Am wichtigsten ist es, ein Gespür für die Fettaufnahme zu entwickeln bzw. herauszufinden, mit welchen Lebensmitteln wie viel Fett aufgenommen wird. Auf der vorangegangenen Seite sehen Sie, wie eine Tagebuchseite aussehen könnte.

Sinnvolle Abnehmstrategien

▶ Anhaltendes Fasten und Diätprogramme, die die Kalorienzufuhr strikt einschränken, sind aus wissenschaftlicher Sicht nicht zu empfehlen und können der Gesundheit schaden. Sie führen zu hohen Verlusten an Wasser, Elektrolyten, Mineralien, Glykogen und Muskeleiweiß mit einem minimalen Anteil an Fettverlust.

▶ Leichte Kalorieneinschränkungen (500 bis 1000 Kilokalorien weniger als die übliche Zufuhr pro Tag) bewirken einen geringeren Verlust an Wasser, Elektrolyten, Mineralien sowie anderem fettfreiem Gewebe und führen nicht so schnell in den Zustand der Mangelernährung.

▶ Dynamisches Training großer Muskelgruppen hilft, das fettfreie Gewebe mit der Muskelmasse sowie die Knochenfestigkeit zu erhalten, und bewirkt eine Gewichtsreduzierung. Gewichtsverluste, die durch eine Erhöhung des Energieumsatzes erreicht werden, sind in erster Linie auf eine Reduzierung des Körperfetts zurückzuführen.

▶ Zur Gewichtsreduktion wird eine ausgewogene Diät empfohlen, die sich ausdrückt in einer leichten Kalorieneinschränkung, verbunden mit einem ausdauerbetonten Trainingsprogramm und einer Umstellung der bestehenden Essgewohnheiten. Der Gewichtsverlust sollte dabei nicht mehr als ein Kilogramm pro Woche betragen.

(Empfehlungen für eine sinnvolle Gewichtsreduzierung des American College of Sports Medicine, übersetzt aus: Sports Medicine, herausgegeben von R. H. Strauss, Philadelphia, London, Toronto, Rio de Janeiro, Sydney, Tokyo 1984)

Zur Gewichtskontrolle und für einen optimalen Körperfettgehalt sind eine lebenslange Beibehaltung geeigneter Essgewohnheiten und regelmäßige körperliche Betätigung erforderlich.

Lieber Fett als Eiweiß sparen

Wenn man auf der einen Seite herausstellt, dass kurzfristiges Gewicht-machen mit den Folgeproblemen des besonders anfälligen Wasser- und Elektrolythaushalts belastet ist, muss man andererseits darauf hinweisen, dass längerfristige Programme, die auf eine Verringerung der Nahrungszufuhr abzielen, auch zu Nachteilen führen können, vor allem wenn die Reduktionskost unzweckmäßig zusammengestellt ist. Dies mag dazu beitragen, dass Sportler wie Trainer hier noch zu wenig überzeugende Erfahrungen sammeln konnten und die vorge-schlagenen Diätmaßnahmen oft ablehnen, weil sie sich nur schwer in den täglichen Trainingsrhythmus oder in bestehende Ernäh-rungsgewohnheiten integrieren lassen und man lieber den Maß-nahmen in letzter Minute den Vorzug gibt.

Nudeln & Co. sind keine Dickmacher

Leider hatten jahrelang viele populäre Schlankheitsdiäten (u. a. Atkins-Diät) eine pauschale Verurteilung der Nahrungskohlenhydra-te als Dickmacher vorgenommen. Aufgrund der positiven Erfahrun-gen in der Hochleistungskost mit einer kohlenhydratbetonten Ernäh-rung distanziert sich die moderne Ernährungswissenschaft von dieser Auffassung. Kohlenhydrate machen auch während einer Gewichts-reduktion den Hauptanteil (mindestens 50 Prozent) der täglichen Energiebereitstellung aus. Innerhalb dieser täglichen Kohlenhydrat menge sollten aber weniger Zucker und dafür mehr stärke- und ballaststoffreiche Kohlenhydratträger – also Vollkornprodukte, Hül-senfrüchte, Reis, Nudeln und Kartoffeln sowie Gemüse – verzehrt werden. Ebenfalls empfehlenswert ist vitaminreiches Obst.

Statt rigoroser Diä-ten sollte man ler-nen, konsequent seine Ernährungsge-wohnheiten umzu-stellen. Es geht dabei um eine Dau-erkost, die sowohl alltagstauglich und geschmacklich zufrieden stellend als auch gesund-heits- und leistungs-fördernd ist. Über-prüfen Sie selbst, welche Gewichts-reduktionsmaßnah-me diesem Ziel am nächsten kommt.

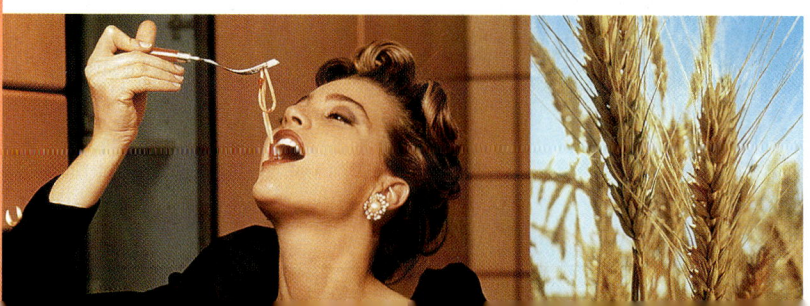

Pasta und Getreide enthalten hochwer-tige Kohlenhydrate.

Den Glykogenspiegel hoch halten

Aufgrund verschiedener Untersuchungen geht die leistungssteigernde Wirkung der kohlenhydratreichen Kost bei lang dauernden
Maximalbelastungen eindeutig hervor. Am ungünstigsten wirkt sich
dagegen eine fettreiche Kost aus. Besonders der Vorrat an körpereigenen Kohlenhydraten in Form des Muskelglykogens spielt eine
große Rolle für alle Dauerleister. Durch fettreiche Kost und wenig
Nahrungskohlenhydrate kann der Glykogenspiegel unterhalb des
Normalbereichs gesenkt werden, das zwangsläufig eine Leistungs-
minderung hervorruft. Ähnliches ist zu erwarten bei kohlenhydrat-
armer bzw. sogar -freier Reduktionskost. Andererseits droht bei fortgesetzter Belastung, die zum Glykogenabbau führt und bei der nur
ungenügende Kohlenhydratzufuhr erfolgt, eine schleichende Verarmung an dieser wichtigen körpereigenen Energiespeichersubstanz,
deren Mangel letztlich einen Übertrainingszustand provoziert.

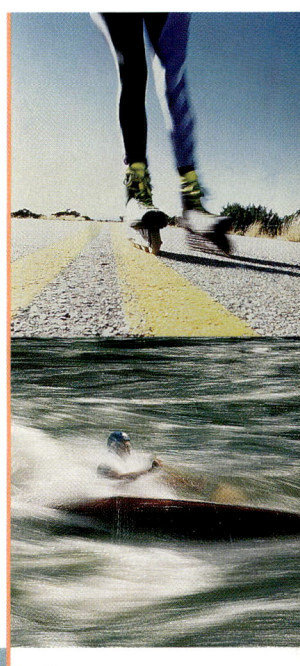

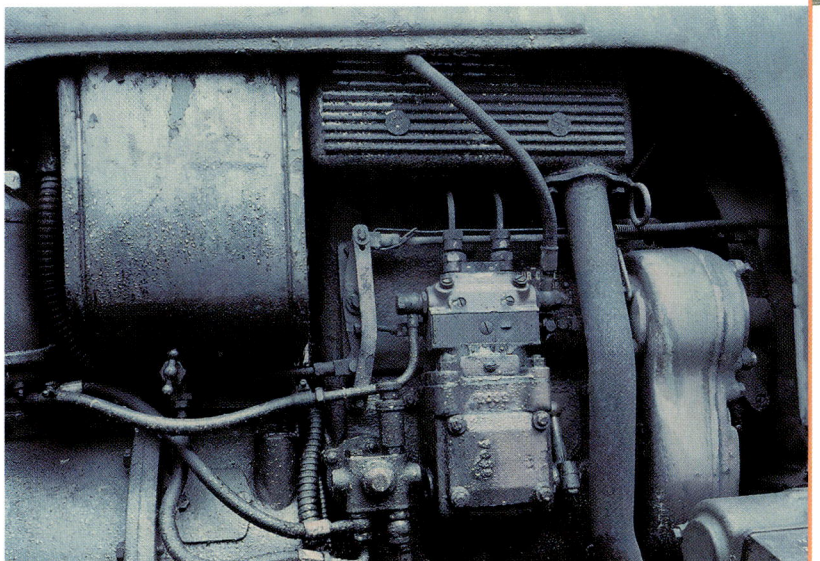

*Ähnlich wie ein
Motor muss
die »Maschine
Mensch« mit opti-
malem Treibstoff
versorgt werden,
wenn sie leistungs-
stark sein soll.*

Sinnvolle und unsinnige Abnehmstrategien

Maßnahme	Prinzip	Beurteilung
FdH (»Friss die Hälfte«)	In der Praxis immer noch verbreitet. Oft wird einfach eine Mahlzeit gestrichen oder die Portion halbiert.	Planlos, unsicher. Gefahr von Mangelerscheinungen; meist schnelle Aufgabe, kein Lern- und Dauererfolg.
Einseitige Diäten	Fast jedes Lebensmittel wurde schon einmal in den Mittelpunkt einer Schlankheitsdiät gestellt: Eier, Steaks, Fisch, Zitronensaft, Bananen, Kartoffeln oder Körner.	Je einseitiger die Lebensmittelauswahl, desto größer ist die Gefahr von Mangelerscheinungen und letztlich auch von Diätabbrüchen. Einzelne »schlank machende« Lebensmittel gibt es nicht.
Diäten mit extremer Nährstoffrelation	Oft werden Kohlenhydrate pauschal als Dickmacher verbannt. Man darf dann hauptsächlich nur eiweiß- und fetthaltige Lebensmittel essen.	Wenn ein Erfolg eintritt, dann meist nur dadurch, dass man durch die ungewohnte Speisenzusammenstellung weniger isst. Bei Daueranwendung Gefahr von Mangelerscheinungen und Stoffwechselbelastungen durch zu viel Fett, Cholesterin und Purine (= Harnsäurebildner). Für Sportler abzulehnen.
Trennkost Fit for Life	Zeitliche Trennung von Kohlenhydraten und Eiweißen bei den Mahlzeiten. Grundlage Trennkost, morgens nur Obst.	Praktisch schwer durchführbar. Stoffwechselphysiologisch nicht sinnvoll. Abnahmeerfolg nur bei Kalorieneinschränkung. Wenn auf Milch verzichtet und wenig Fleisch gegessen wird, Gefahr von Kalzium-, Eisen-, Zink- und Selen- sowie B-Vitaminmangel. Wenig Stärketräger wie Brot.
Intervallmethode	Nicht konstant weniger essen wie bei den üblichen Diäten, sondern zwischen Tagen mit einer Kalorieneinschränkung einen Tag mit normalem bis höherem Kaloriengehalt einschieben.	Falls ingesamt ausgewogen gegessen wird, keine Gefahr von Mangelerscheinungen. Diese Methode soll dem diätbedingten Stoffwechselsparmechanismus entgegenwirken.
Fasten (Nulldiät, Saftfasten, proteinergänztes Fasten)	Geringe bis keine Energiezufuhr, aber reichlich Trinkflüssigkeit. Am besten Tee, Mineralwasser, Gemüsebrühen und -säfte, Trinkmolke. Fasten ist mehr als eine Schlankheitsmaßnahme.	Gewichtsverluste beim strengen Fasten beruhen zum großen Teil auf Wasserverlusten und Abbau von Körpereiweiß. Diesen kann man geringer halten, falls Buttermilch oder Molke getrunken wird und man körperlich aktiv ist.

Welche Diät für sportlich Aktive?

Maßnahme	Prinzip	Beurteilung
Schalttage	Einzelne Tage im Wochenverlauf, an denen man bewusst anders isst, z. B. Safttage, Obsttage, Reistage, um kleinere »Kaloriensünden« auszugleichen.	Kaliumreiche und natriumarme Schalttage mit Säften, ungesalzenem Reis und Gemüse wirken entlastend und entwässernd.
Diätetische Lebensmittel und Schlankheitsmahlzeiten	Nach Diätverordnung standardisierte Produkte (z. B. Pulver oder Fertigmahlzeiten). Hoher Conveniencegrad = Bequemlichkeit.	Helfen Diätfehler vermeiden, beugen gezielt Mangelerscheinungen vor, insbesondere bei einer Niedrigkaloriendiät. Aber keine Dauerlösung! Letztendlich zählt nur die erfolgreiche Änderung der ungünstigen Essgewohnheiten.
Schlankheitsmittel von Appetitzüglern bis zu Pektin	Chemische Appetitzügler, Füll- und Quellstoffe mit Sättigungswirkung, z. B. Pektin und andere Ballaststoffe, Abführmittel (Laxanzien), Entwässerungstabletten (Diuretika), Enzyme, Spargeltabletten, Apfelessigkapseln und Schlankheitstees sowie Enzymblocker.	Chemische Appetitzügler bergen erhebliche Nebenwirkungsgefahr. Die besten Sättigungstipps sind: ballaststoffreich essen, dazu viel kalorienfreie Flüssigkeit. Langsam essen, d. h. gut kauen. Abführmittel, Enzyme und Entwässerungstabletten helfen nicht beim Fettabbau. Der wirksamste Fettverbrenner ist die eigene Muskulatur! Also körperlich aktiv werden und weniger (Fett, Alkohol und Zucker) essen. Wirksame Medikamente müssen vom Arzt verschrieben werden.
Fettreduzierte Mischkost	Ausgewogene Ernährung. Fettaufnahme auf 40 bis 50 Gramm während des Abnehmens begrenzen.	Dauerhafter Lern- und Gewichtserfolg durch bewusstes Ernährungslernen und langsames Abnehmen. Man gewöhnt sich schon während der Diät an die Lebensmittel und Zubereitungen, die man auf Dauer beibehalten kann.
IDR und TDR (individuell reduzierte Mischkost und Ausdaueraktivitäten und Figurtraining)	»Iss das Richtige« und »Trimm dich richtig«. Erlernen eines auf Dauer persönlich zufrieden stellenden Ess- und Bewegungsverhaltens.	Gute Aussicht auf Langzeiterfolg. Keine Mangelerscheinungen. Steigerung von Fitness und Wohlbefinden.

Quelle: verändert nach Geiß, K.-R.; Hamm, M., 1998, Seiten 206 und 207

Essen mit FIT- und FUN-Faktor:
Das schmeckt köstlich und kurbelt
Ihre Leistungsfähigkeit so richtig an.

Rezepte für die Topform

Pure Energie auf den Teller

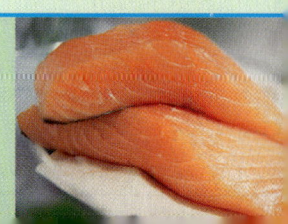

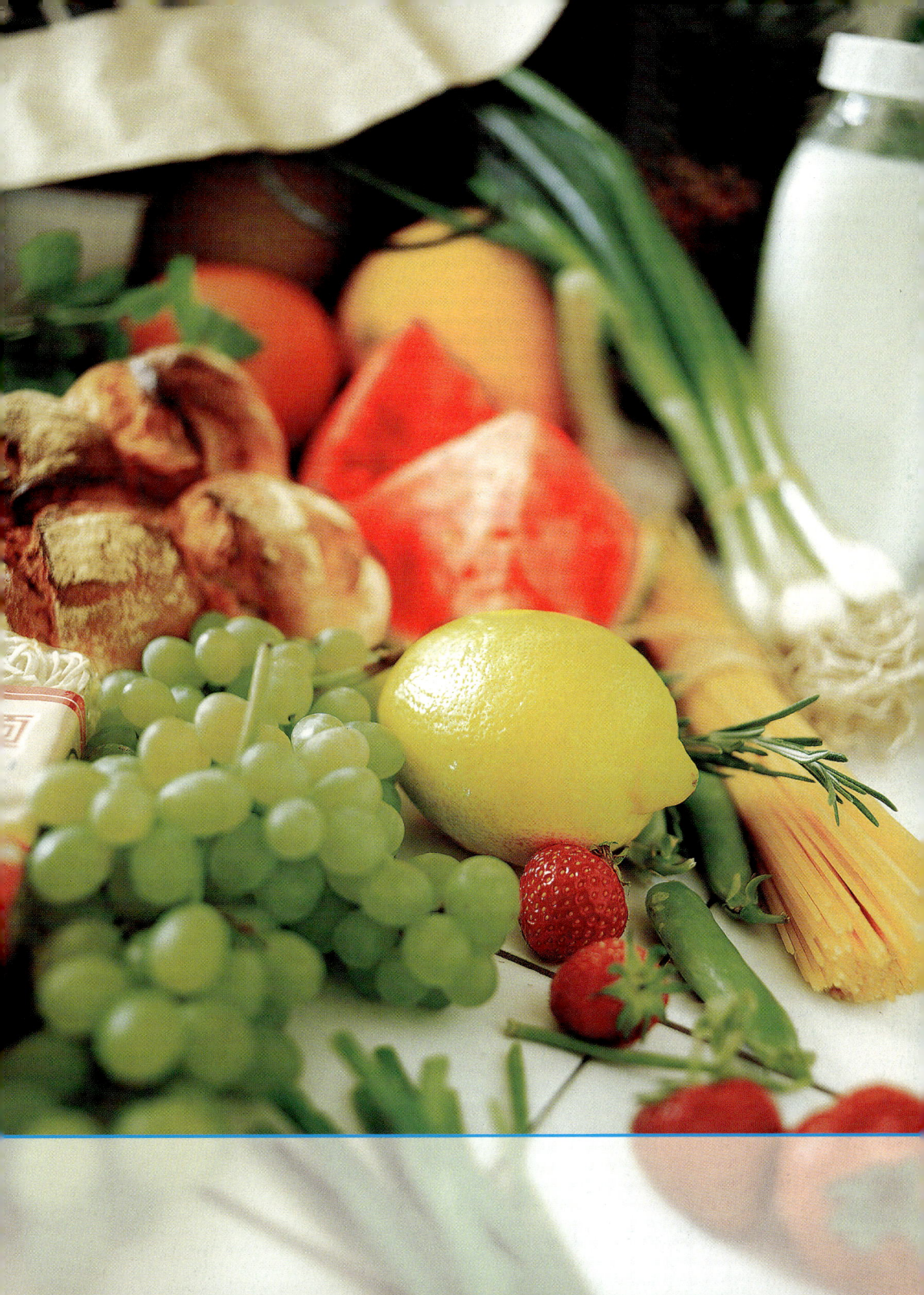

Fitmenüs statt Sportlerdiät

Im nachfolgenden Rezepteteil finden Sie genau die Gerichte, die Sie täglich brauchen, um Ihre ausgepowerten Energiereservoirs wieder aufzufüllen. Vom Frühstück über warme Hauptgerichte bis zu knackigen Salaten ist alles dabei. Sie müssen nur Ihre Favoriten auswählen. Alle Gerichte enthalten reichlich komplexe Kohlenhydrate, hochwertiges Eiweiß und jede Menge Vitamine und Mineralstoffe, um die Muskeln optimal zu versorgen. Im Klartext heißt das: Sie bekommen viel frisches Obst und Gemüse, Nudeln, Reis und Hülsenfrüchte zu essen. Dazu gibt es fettarme Milch und Milchprodukte sowie mageres Fleisch und Fisch.

Unter jedem Rezept sind selbstverständlich Kilokalorien, Fett-, Eiweiß- und Kohlenhydratgehalt in Gramm pro Portion aufgeführt, dazu die wichtigsten Mineralien und Vitamine. Natürlich sind alle Rezepte in bester FIT FOR FUN-Qualität: Sie sind schnell zubereitet, sehr raffiniert und dabei ganz einfach.

Essen und Trinken machen fit, wenn die Mahlzeiten richtig zusammengestellt und bedarfsgerecht über den Tag verteilt werden. Richtschnur für die Fitmacherrezepte sind:

▸ Kohlenhydratbetonung

▸ Eiweißhochwertigkeit

▸ Nährstoffdichte, also ein günstiges Vitamin-Mineralstoff-Kalorien-Verhältnis

Rezepte mit FIT- und FUN-Faktor

Neben dem FIT-Faktor spielt schließlich auch der FUN-Faktor eine wichtige Rolle. Der Genuss beim Essen ist nicht zu unterschätzen: Er sorgt über die positive Beeinflussung der Verdauungsorgane für optimale Verwertung und Bekömmlichkeit der Nahrung. Nicht zuletzt

Ist die tägliche Ernährung nicht ausgewogen, fehlen Vitamine und Mineralstoffe. Körper, Geist und Seele laufen nicht mehr auf Hochtouren, die Folge sind Schwäche, Unzufriedenheit und unbestimmte Hungergefühle, die einen manchmal sogar dazu verleiten, das Falsche zu essen.

fördert ein schmackhaftes Mahl auch die Regeneration und trägt zur Erholung bei – vorausgesetzt, FIT- und FUN-Elemente halten sich dabei die Balance. Im Gegensatz zu der immer noch weit verbreiteten Erwartungshaltung bei Schlankheitsdiäten, feste Ernährungspläne vorgegeben zu bekommen, gelten im Sport andere Spielregeln. Dennoch müssen bei der Planung der Fitrezepte gewisse Vorgaben zugrunde gelegt werden.

So planen Sie den Speisezettel

Es wird von einem Tagesplan mit ca. 3000 Kilokalorien Energieumsatz, verteilt auf fünf Mahlzeiten, ausgegangen. Erstes und zweites Frühstück machen zusammen 800 bis 1000 Kilokalorien aus, jeweils 700 bis 800 Kilokalorien entfallen auf das Mittag- und das Abendessen. Die restlichen 400 bis 800 Kilokalorien können mit Getränken und einer weiteren Zwischenmahlzeit aufgenommen werden.
Wer mehr Energie braucht, profitiert von einer zusätzlichen Extraportion Kohlenhydrate. Das bedeutet mehr Brot und Obst oder ein Nachschlag bei Kartoffeln, Reis und Nudeln. Empfehlenswert ist auch eine zusätzliche Zwischenmahlzeit auf der Basis fettarmer Milchprodukte, wie z. B. Joghurt oder Quark oder ein Sojadessert mit ein paar Vollkornkeksen dazu.

Auch die Art, wie Mahlzeiten eingenommen werden, spielt bei einer Ernährungsumstellung auf Fitnesskost eine Rolle: Hastig und nebenher verschlungene Mahlzeiten machen keinen Spaß und bewirken ein Unzufriedenheitsgefühl. Also: Nehmen Sie sich Zeit zum Kochen und zum Essen, und denken Sie auch über die für Ihren Körper wichtigen Inhaltsstoffe nach, die Sie mit dem Essen gerade aufnehmen.

So viel Energie steckt in den Fitrezepten

- ▸ Frühstücke   450 bis 500 Kilokalorien
- ▸ Zwischenmahlzeiten   300 bis 430 Kilokalorien
- ▸ Hauptgerichte   400 bis 900 Kilokalorien

Die Weichen für eine fitnessbewusste Ernährung werden beim Einkauf und in der Küche gestellt. Deshalb finden Sie hier die wichtigsten Tipps auf einen Blick.

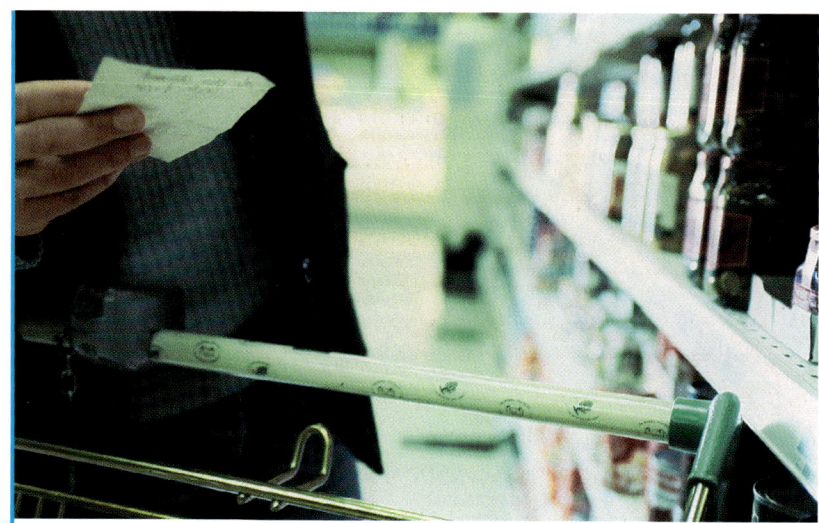

Bei einer vollwertigen Ernährung macht es keine Probleme, auf unerwünschte Zusätze wie synthetische Farbstoffe und Konservierungsmittel zu verzichten: Sie kommen in naturbelassenen Lebensmitteln nicht vor.

Bei den Zwischenmahlzeiten und Hauptgerichten gibt es kalte und warme sowie kohlenhydrat- oder proteinbetonte Varianten. Die Nährwerte sind jeweils pro Portion angegeben, ebenso wie das Fitnessplus der Rezepte in Form des Gehalts der für sportlich Aktive besonders wichtigen Mikronährstoffe Vitamine B1, B2, B6, C und E sowie Mineralstoffe, Magnesium und Zink. Sie spielen eine tragende Rolle im Energiestoffwechsel beim Zusammenwirken von Nerven und Muskeln sowie für gesunde Abwehrkräfte. Die Rezepte sind im Übrigen, wenn nicht anders angegeben, jeweils für eine Person berechnet.

Tipps für den Einkauf und das Kochen

▶ Bevorzugen Sie frisches Obst und Gemüse der Jahreszeit (sonst bietet Tiefkühlware Frische auf Vorrat).

▶ Kaufen Sie frische Produkte wie beispielsweise Brot, Kartoffeln, Gemüse, Obst, Fisch, Eier, Milch und Milchprodukte sowie Fleisch nach Möglichkeit nur im Fachgeschäft und auf dem Wochenmarkt oder direkt beim Erzeuger ein.

▸ Fragen Sie nach der Herkunft der Lebensmittel, und achten Sie auf Qualitätshinweise und Prüfsiegel sowie die Zutatenliste und Nährwertangaben bei verpackten Lebensmitteln.

▸ Seien Sie sorgfältig bei der Lagerung und der Zubereitung der Lebensmittel. Das schützt vor Lebensmittelvergiftungen und erhält die Vitamine und den Geschmack.

▸ Dämpfen, dünsten, grillen oder garen Sie im Tontopf und Wok. Das spart Fett, schont den Geschmack und erhält die Nährwerte.

▸ Würzen Sie mit reichlich frischen oder tiefgefrorenen Kräutern, reduzieren Sie dafür Ihren Salzverbrauch.

▸ Gewinnen Sie den Wettlauf gegen Vitamin- und Mineralstoffverluste in der Küche, indem Sie bei der Zubereitung zügig arbeiten und den Einfluss von Wasser, Licht, Sauerstoff und Hitze auf Ihre Zutaten möglichst gering halten.

Im Wok lassen sich Gemüse, Fleisch und Fisch nährstoffschonend, fettarm und ausgesprochen wohlschmeckend zubereiten. Bei der Zutatenkombination sind der Phantasie außerdem praktisch keine Grenzen gesetzt.

Frühstück – der Start in den Tag

Sanddorn-Grapefruit-Müsli

Zutaten

1 EL Pistazien ohne Schale • 1 Grapefruit • 150 g fettarmer Joghurt
1 EL gesüßter Sanddorn (Reformhaus) • 70 g ungesüßte Müslimischung

Zubereitung

Pistazien in einer Pfanne ohne Fett rösten, herausnehmen und etwas abkühlen lassen. Grapefruit schälen und mit einem scharfen Messer filetieren. Filets in eine Müslischale füllen. Joghurt mit dem Sanddorn verrühren. Über die Grapefruitfilets gießen. Pistazien und die Müslimischung unterrühren.

Die Nährstoffbilanz

- *Kilokalorien:* 460
- *Eiweiß:* 14 Gramm
- *Kohlenhydrate:* 64 Gramm
- *Fett:* 12 Gramm
- *Magnesium:* 136 Milligramm

- *Zink:* 3 Milligramm
- *Vitamine:* B1: 0,5 Milligramm; B2: 0,4 Milligramm; B6: 0,4 Milligramm; C: 88 Milligramm; E: 2 Milligramm

Himbeerquark mit Haferflocken

Zutaten

1 große Banane • 50 g Himbeeren (frisch oder tiefgekühlt)
75 g Magerquark • 2 EL Ahornsirup • 2–3 EL Mineralwasser
70 g kernige Haferflocken

Zubereitung

Banane schälen und in dünne Scheiben schneiden. Frische Himbeeren kurz mit kaltem Wasser abspülen und trockentupfen, tiefgekühlte
Früchte auftauen lassen. Quark mit Ahornsirup und Mineralwasser cremig rühren. Haferflocken unterrühren. Mit den Früchten vorsichtig
mischen und in eine kleine Schüssel füllen.

Die Nährstoffbilanz

- *Kilokalorien:* 470
- *Eiweiß:* 19 Gramm
- *Kohlenhydrate:* 81 Gramm
- *Fett:* 4 Gramm
- *Magnesium:* 123 Milligramm

- *Zink:* 3 Milligramm
- *Vitamine:* B1: 0,3 Milligramm; B2: 0,4 Milligramm; B6: 0,6 Milligramm; C: 25 Milligramm; E: 3 Milligramm

*Himbeeren sind
köstlich und
gesund.*

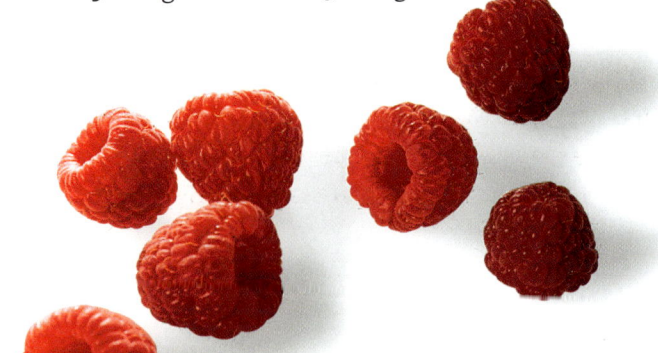

Cornflakes mit Aprikosen

Zutaten

1 Birne • 40 g getrocknete Aprikosen und Apfelringe • 100 g fettarme
Dickmilch • 1 EL Birnendicksaft • 1 TL Zitronensaft • 50 g Cornflakes

Zubereitung

Birne waschen, putzen und vierteln. Kerngehäuse herausschneiden.
Viertel in Würfel schneiden. Trockenobst klein schneiden. Dickmilch
mit Birnendicksaft und Zitronensaft verrühren, das Obst untermischen. Mit Cornflakes bestreut essen.

Die Nährstoffbilanz

- *Kilokalorien:* 470
- *Eiweiß:* 9 Gramm
- *Kohlenhydrate:* 98 Gramm
- *Fett:* 2 Gramm
- *Magnesium:* 50 Milligramm
- *Zink:* 1 Milligramm
- *Vitamine:* B1: 0,2 Milligramm; B2: 0,3 Milligramm; B6: 0,3 Milligramm; C: 14 Milligramm; E: 2 Milligramm

Mango-Honig-Brötchen

Zutaten

1 Mango • 1 Vollkornbrötchen • 50 g körniger Frischkäse • 1 EL Honig
200 ml Orangensaft

Zubereitung

Mango waschen und schälen. Fruchtfleisch vom Kern schneiden. Brötchen halbieren. Beide Hälften mit Frischkäse bestreichen. Mangoscheiben darauf legen (restliches Fruchtfleisch pur essen). Mit Honig
beträufeln. Orangensaft dazu trinken.

Tipp Nur reife Mangos entfalten ihr Aroma vollständig. Meist kommen sie noch relativ unreif bei uns auf den Markt, wobei ihre Farbe
wenig über den Geschmack aussagt. Reife Früchte erkennt man daran,

Fruchtdicksäfte sind schmackhafte Kohlenhydratspender und außerdem reich am Muskelfitmacher Kalium. Sie eignen sich zum Süßen von Joghurt, Quark und Müslis.

dass sie auf leichten Fingerdruck etwas nachgeben. Kleine dunkle Flecken sind kein Qualitätsmangel, sondern zeigen den Zustand der Überreife an.

Die Nährstoffbilanz

- *Kilokalorien:* 450
- *Eiweiß:* 12 Gramm
- *Kohlenhydrate:* 78 Gramm
- *Fett:* 7 Gramm
- *Magnesium:* 103 Milligramm

- *Zink:* 2 Milligramm
- *Vitamine:* B1: 0,3 Milligramm; B2: 0,3 Milligramm; B6: 0,4 Milligramm; C: 58 Milligramm; E: 2 Milligramm

Roggenbrot mit Parmaschinken

Zutaten

je 1/2 Bund Schnittlauch und Petersilie • 100 g Magerquark
1 EL Mineralwasser • Jodsalz • Pfeffer • 2 Scheiben Roggenbrot
4 Scheiben Parmaschinken • 200 ml Möhrensaft

Zubereitung

Schnittlauch und Petersilie waschen und trockenschütteln. Petersilienblättchen vom Stiel zupfen und klein hacken. Schnittlauch in Röllchen schneiden. Magerquark mit dem Mineralwasser cremig rühren. Kräuter unterrühren. Mit Salz und Pfeffer würzen. Roggenbrotscheiben mit dem Quark bestreichen. Parmaschinken darauf legen. Möhrensaft dazu trinken.

Die Nährstoffbilanz

- *Kilokalorien:* 460
- *Eiweiß:* 29 Gramm
- *Kohlenhydrate:* 47 Gramm
- *Fett:* 13 Gramm
- *Magnesium:* 103 Milligramm

- *Zink:* 2 Milligramm
- *Vitamine:* B1: 0,3 Milligramm; B2: 0,3 Milligramm; B6: 0,4 Milligramm; C: 58 Milligramm; E: 2 Milligramm

Für den Hunger zwischendurch

Gemüse mit Dip

Zutaten

100 g Staudensellerie · 2 Möhren · 1 Paprikaschote
100 g Magerquark · 1 TL Zitronensaft · 1–2 EL Mineralwasser
Jodsalz · Pfeffer · gemahlener Koriander · 1 Sesambrötchen

Zubereitung

Gemüse waschen, putzen und in mundgerechte Stifte schneiden. Quark mit Zitronensaft, Mineralwasser, Salz, Pfeffer und Koriander cremig rühren und abschmecken. Brötchen dazu essen.

Die Nährstoffbilanz

- *Kilokalorien:* 430
- *Eiweiß:* 24 Gramm
- *Kohlenhydrate:* 64 Gramm
- *Fett:* 4 Gramm
- *Magnesium:* 73 Milligramm

- *Zink:* 2 Milligramm
- *Vitamine:* B1: 0,3 Milligramm;
B2: 0,6 Milligramm;
B6: 0,5 Milligramm; C: 152 Milli-
gramm; E: 2 Milligramm

*Wenn Sie Bundmöh-
ren kaufen, entfer-
nen Sie gleich das
Grün: Es entzieht
Saft und Nährstoffe.*

Bananenjoghurt

Zutaten

1 EL Sesamsamen · 1 Banane · 1 EL Zitronensaft · 1 TL Ahornsirup
150 g fettarmer Joghurt · 30 g Cornflakes

Zubereitung

Sesamsamen in einer beschichteten Pfanne ohne Fett rösten. Herausnehmen und abkühlen lassen. Banane schälen und in Scheiben
schneiden. Mit Zitronensaft und Ahornsirup beträufeln. Alles mit
dem Joghurt vermischen. Sesam und Cornflakes darüber streuen.

Die Nährstoffbilanz

- *Kilokalorien:* 370
- *Eiweiß:* 12 Gramm
- *Kohlenhydrate:* 51 Gramm
- *Fett:* 10 Gramm
- *Magnesium:* 116 Milligramm

- *Zink:* 2 Milligramm
- *Vitamine:* B1: 0,3 Milligramm; B2: 0,4 Milligramm; B6: 0,6 Milligramm; C: 18 Milligramm; E: 1 Milligramm

Heidelbeer-Soja-Drink

Zutaten

100 g Heidelbeeren (frisch oder tiefgekühlt) · 150 ml Sojadrink (aus dem Reformhaus) · 50 ml Orangensaft · 30 g feine Haferflocken 1 TL Honig

Zubereitung

Frische Heidelbeeren waschen und gut abtropfen lassen, tiefgekühlte Beeren antauen lassen. Mit einem Pürierstab pürieren oder mit einer Gabel sehr fein zerdrücken. Gründlich mit Sojamilch und Orangensaft mischen. Haferflocken unterrühren. Nach Geschmack mit Honig süßen.

Tipp Heidelbeeren sind nicht lange lagerfähig. Man sollte darauf achten, dass die Früchte beim Kauf dunkel gefärbt und nicht zerdrückt sind. Statt frischer Heidelbeeren können Sie übrigens auch Heidelbeersaft (beispielsweise aus dem Reformhaus) in gleicher Menge verwenden.

Heidelbeeren enthalten Anthozyane, d. h. natürliche Farbstoffe, die die roten, blauen und violetten Färbungen von Obst und Gemüse bedingen. Anthozyane gehören zu den Flavonoiden, einer Gruppe von sekundären Pflanzenstoffen mit antioxidativer und abwehrstärkender Wirkung.

Die Nährstoffbilanz

- *Kilokalorien:* 380
- *Eiweiß:* 19 Gramm
- *Kohlenhydrate:* 52 Gramm
- *Fett:* 9 Gramm
- *Magnesium:* 170 Milligramm

- *Zink:* 2 Milligramm
- *Vitamine:* B1: 0,3 Milligramm; B2: 0,2 Milligramm; B6: 0,4 Milligramm; C: 17 Milligramm; E: 4 Milligramm

Buttermilchkaltschale mit Grapefruit

Zutaten

1 EL Mandelstifte • 1 rosa Grapefruit • 150 g kernlose Weintrauben
(blau und grün) • 200 g Buttermilch • 1 EL Orangenblütenhonig
einige Blättchen Zitronenmelisse

Zubereitung

Mandeln in einer beschichteten Pfanne ohne Fett rösten. Herausnehmen, abkühlen lassen. Grapefruit dick schälen und Fruchtfleisch
mit einem scharfen Messer aus den Trennhäuten herausschneiden.
Saft auffangen. Trauben waschen, trockentupfen und halbieren. Buttermilch mit Honig und dem Grapefruitsaft verrühren. In einen tiefen
Teller füllen. Früchte zufügen. Mandeln und Melisse darüber streuen.

Die Nährstoffbilanz

- ▸ *Kilokalorien:* 350
- ▸ *Eiweiß:* 10 Gramm
- ▸ *Kohlenhydrate:* 56 Gramm
- ▸ *Fett:* 7 Gramm
- ▸ *Magnesium:* 73 Milligramm
- ▸ *Zink:* 1 Milligramm
- ▸ *Vitamine:* B1: 0,3 Milligramm; B2: 0,5 Milligramm; B6: 0,2 Milligramm; C: 270 Milligramm; E: 4 Milligramm

Obstsalat mit Frischkäse

Zutaten

1 EL Kokosraspel • 2–3 Blättchen frische Minze
200 g frisches Ananasfruchtfleisch • 1 Feige • 1 EL Zitronensaft
1 TL Ahornsirup • 50 g körniger Frischkäse

Zubereitung

Kokosraspel in einer beschichteten Pfanne ohne Fett goldgelb rösten.
Herausnehmen und abkühlen lassen. Minzeblättchen in feine Streifen schneiden. Ananasfruchtfleisch klein schneiden. Feige waschen,

Buttermilch ist aus-
gesprochen fettarm,
enthält Kalzium,
Eiweiß und vor
allem Milchsäure.
Besonders mit fri-
schem Obst oder
Fruchtsäften kom-
biniert, ist sie ein
erfrischender Durst-
löscher, Fitmacher
sowie Kosmetik von
innen.

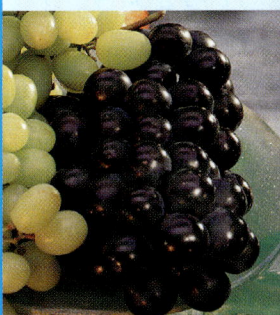

*Buttermilch und
Weintrauben – eine
köstliche Kombi-
nation. Gute Trauben
sind prall, gleich-
mäßig gefärbt und
sitzen fest an ihren
Stielen.*

Der Obstsalat mit Frischkäse hat »das gewisse Extra« und ist eine herrliche Erfrischung.

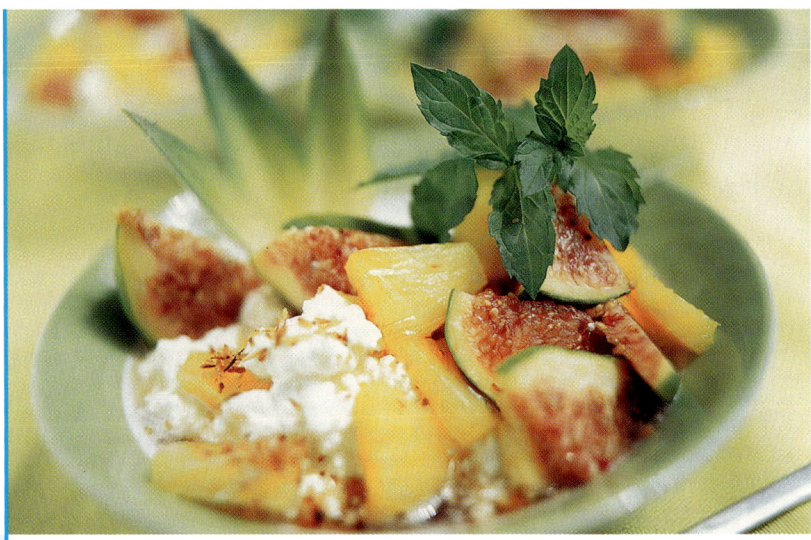

Die ätherischen Öle der Radieschen stimulieren die Atemwege und aktivieren den gesamten Stoffwechsel. Radieschen sind auch ein schmackhafter Brotbelag, z. B. auf herzhaftem Roggenvollkornbrot.

trockentupfen und in Scheiben schneiden. Mit der Ananas mischen. Zitronensaft und Ahornsirup unterrühren. Minze unterheben. Den Frischkäse in eine kleine Schüssel geben, die Obstmischung vorsichtig unterheben. Mit den gerösteten Kokosraspeln bestreuen.

Die Nährstoffbilanz

- *Kilokalorien:* 400
- *Eiweiß:* 9 Gramm
- *Kohlenhydrate:* 53 Gramm
- *Fett:* 14 Gramm
- *Magnesium:* 64 Milligramm
- *Zink:* 1 Milligramm
- *Vitamine:* B1: 0,2 Milligramm; B2: 0,3 Milligramm; B6: 0,4 Milligramm; C: 32 Milligramm; E: 1 Milligramm

Radieschen mit Dip

Zutaten

150 g Radieschen • 30 g Radieschensprossen • 1 Scheibe gekochter Schinken • 100 g Magerquark • 100 g fettarmer Joghurt • Jodsalz Pfeffer • 1 Scheibe Vollkorntoast

Zubereitung

Radieschen waschen, putzen und trockentupfen. Sprossen kurz abspülen und trockenschütteln. Schinken in sehr feine Würfelchen schneiden. Quark, Joghurt, Schinken und Sprossen gut verrühren. Mit Salz und Pfeffer kräftig würzen. Radieschen und Toast zum Dip essen.

Die Nährstoffbilanz

- ▸ *Kilokalorien:* 400
- ▸ *Eiweiß:* 35 Gramm
- ▸ *Kohlenhydrate:* 39 Gramm
- ▸ *Fett:* 7 Gramm
- ▸ *Magnesium:* 66 Milligramm
- ▸ *Zink:* 3 Milligramm
- ▸ *Vitamine:* B1: 0,8 Milligramm; B2: 0,7 Milligramm; B6: 0,6 Milligramm; C: 45 Milligramm; E: 1 Milligramm

Tomatensalat mit Mozzarella

Zutaten

4 Tomaten • 1 Lauchzwiebel • 1/2 Kugel Mozzarella • 50 g Rauke
2 EL Balsamessig • Jodsalz • Pfeffer • 1/2 TL Honig • 1 EL Olivenöl
2 Scheiben Knäckebrot

Zubereitung

Tomaten waschen, trockentupfen und in Stücke, Lauchzwiebel waschen, putzen und in feine Würfel schneiden. Mozzarella ebenfalls würfeln. Rauke waschen, putzen und in mundgerechte Stücke zupfen. Essig, Salz, Pfeffer, Honig und Öl kräftig verrühren. Den Salat, die Tomaten und die Lauchzwiebel auf einem tiefen Teller anrichten. Die Käsewürfel darüber geben und mit dem Dressing beträufeln. Knäckebrot dazu essen.

Bevorzugen Sie reife, rote Tomaten. In neuen Studien erwies sich das rote Lykopin – das so genannte Tomatenkarotin – als der stärkste Gesundheitsschutzfaktor unter den Karotinoiden. Vor allem Tomatensaft und -mark sind gute Lykopinquellen.

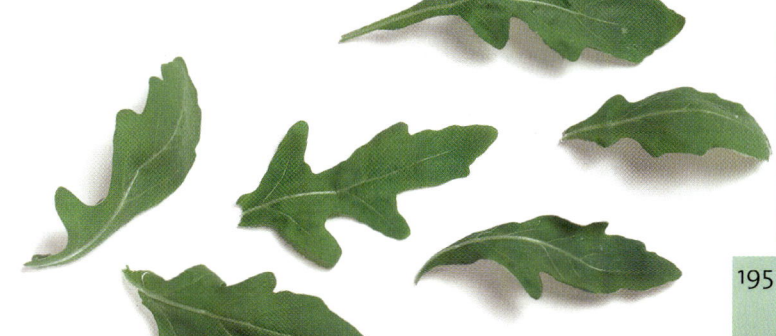

Rauke alias Rucola ist eine vor einigen Jahren wiederentdeckte Köstlichkeit.

Die Nährstoffbilanz

▸ *Kilokalorien:* 410

▸ *Eiweiß:* 26 Gramm

▸ *Kohlenhydrate:* 36 Gramm

▸ *Fett:* 14 Gramm

▸ *Magnesium:* 97 Milligramm

▸ *Zink:* 5 Milligramm

▸ *Vitamine:* B1: 0,3 Milligramm; B2: 0,7 Milligramm; B6: 0,6 Milligramm; C: 73 Milligramm; E: 6 Milligramm

Lachsschnitte

Duftreis nennt man sehr aromatische Reissorten, zu denen auch der köstliche Basmatireis zählt. Er wird bei uns als weißer und als Vollkornreis angeboten.

Zutaten

3 Blätter Römersalat • 1 EL saure Sahne • 1 TL geriebener Meerrettich
Jodsalz • Pfeffer • 2 Scheiben Kürbiskernbrot • 60 g Räucherlachs

Zubereitung

Salatblätter waschen und trockenschütteln. Saure Sahne mit Meerrettich verrühren. Mit Salz und Pfeffer pikant würzen. Brote mit der Mischung bestreichen. Salatblätter darauf legen und mit den Lachsscheiben garnieren.

Die Nährstoffbilanz

▸ *Kilokalorien:* 420

▸ *Eiweiß:* 23 Gramm

▸ *Kohlenhydrate:* 40 Gramm

▸ *Fett:* 15 Gramm

▸ *Magnesium:* 126 Milligramm

▸ *Zink:* 3 Milligramm

▸ *Vitamine:* B1: 0,3 Milligramm; B2: 0,2 Milligramm; B6: 0,7 Milligramm; C: 1 Milligramm; E: 1 Milligramm

Tomatensuppe mit Basmatireis

Zutaten

30 g Basmatireis • Jodsalz • 500 g Tomaten • 1 Stiel Basilikum
1 Schalotte • 1 TL Olivenöl • 400 ml Instantgemüsebrühe • Pfeffer aus der Mühle • Chilipulver • 1 EL Balsamicoessig • 1 Prise Zucke • 1 Vollkornbaguettebrötchen

Zubereitung

Reis in Salzwasser gar kochen und in einem Sieb abtropfen lassen. Tomaten waschen, mit einem Messer am Blütenansatz kreuzweise einschneiden. Mit kochendem Wasser überbrühen. Tomaten häuten und klein schneiden. Basilikum von den Stielen zupfen und in Streifen schneiden. Schalotte abziehen und fein würfeln. Öl erhitzen. Schalotte darin glasig dünsten. Tomaten zufügen und ca. 5 Minuten lang schmoren lassen. Mit Gemüsebrühe ablöschen und für weitere 10 Minuten garen. Mit Salz, Pfeffer, Chilipulver, Balsamicoessig und Zucker würzen. Reis zugeben, abschmecken. Mit Basilikumblättchen bestreuen. Baguettebrötchen dazu essen.

Die Nährstoffbilanz

- *Kilokalorien:* 420
- *Eiweiß:* 12 Gramm
- *Kohlenhydrate:* 71 Gramm
- *Fett:* 7 Gramm
- *Magnesium:* 96 Milligramm
- *Zink:* 2 Milligramm
- *Vitamine:* B1: 0,3 Milligramm; B2: 0,3 Milligramm; B6: 0,6 Milligramm; C: 107 Milligramm; E: 7 Milligramm

Fruchtiger Müsliriegel (für ca. 6 bis 8 Stück)

Zutaten

30 g Butter • 120 g Honig • 1 TL Zitronensaft • 150 g kernige Haferflocken • 30 g gehackte Haselnüsse • 20 g gehackte Kürbiskerne 10 g Sonnenblumenkerne • je 30 g getrocknete Apfelringe, Birnen, Aprikosen und Rosinen

Zubereitung

Butter und Honig in einem Topf schmelzen lassen. Zitronensaft, Haferflocken, Haselnüsse, Kürbis- und Sonnenblumenkerne zufügen. Unter Rühren goldbraun rösten. Das Trockenobst fein würfeln. Unter die Masse rühren. Auf ein mit Backpapier ausgelegtes Blech streichen.

Die Schalotte ist die kleine Schwester der Zwiebel. Wegen ihrer milden Schärfe ist sie auch roh gut genießbar. In hauchfeine Scheiben geschnitten oder klein gehackt, passt sie zu gemischten Salaten oder einfach als Würze auf ein Käsebrot.

Auf der mittleren Schiene im Backofen bei 150 °C (Umluft 130 °C, Gas Stufe 1) backen. Noch warm in Riegel schneiden. Die abgekühlten Riegel einzeln in Pergamentpapier wickeln und luftdicht in einer Blechdose aufbewahren.

Die Nährstoffbilanz

- *Kilokalorien:* 300
- *Eiweiß:* 6 Gramm
- *Kohlenhydrate:* 44 Gramm
- *Fett:* 10 Gramm
- *Magnesium:* 71 Milligramm
- *Zink:* 2 Milligramm
- *Vitamine:* B1: 0,2 Milligramm; B2: 0,1 Milligramm; B6: 0,1 Milligramm; C: 2 Milligramm; E: 2 Milligramm

Warme Hauptgerichte

Feines mit Fisch

Gebackenes Lachsfilet in Pergament (für 2 Personen)

Zutaten

160 g Wildreismischung • Jodsalz • 2 Schalotten • 1 Knoblauchzehe
2 Möhren • 1/2 Stange Porree • 1/2 Bund frischer Koriander
2 Wildlachsfilets (à 150 g) • Saft von 1/2 Zitrone • Pfeffer
2 Stücke festes Pergamentpapier • 2 TL Sesamöl

Zubereitung

Reis in Salzwasser ca. 20 Minuten lang garen. Schalotten und Knoblauch abziehen und fein würfeln. Möhren und Porree waschen und schälen bzw. putzen. Gemüse in feine Streifen schneiden. Korianderblättchen von den Stielen zupfen. Lachs waschen, trockentupfen und mit Zitronensaft beträufeln. Salzen und pfeffern. Je 1 Filet auf ein Stück Pergament legen. Gemüse und die Hälfte vom Koriander darum verteilen. Mit Sesamöl beträufeln. Papier fest zusammendrehen. Fisch

Fisch macht fit und sollte ca. zweimal wöchentlich auf den Tisch. Besonders Kaltwasserfische wie Hering, Makrele, Lachs oder Thunfisch und Sardinen sind reich an herzgesunden Omega-3-Fettsäuren sowie den lebensnotwendigen Spurenelementen Jod, Zink und Selen.

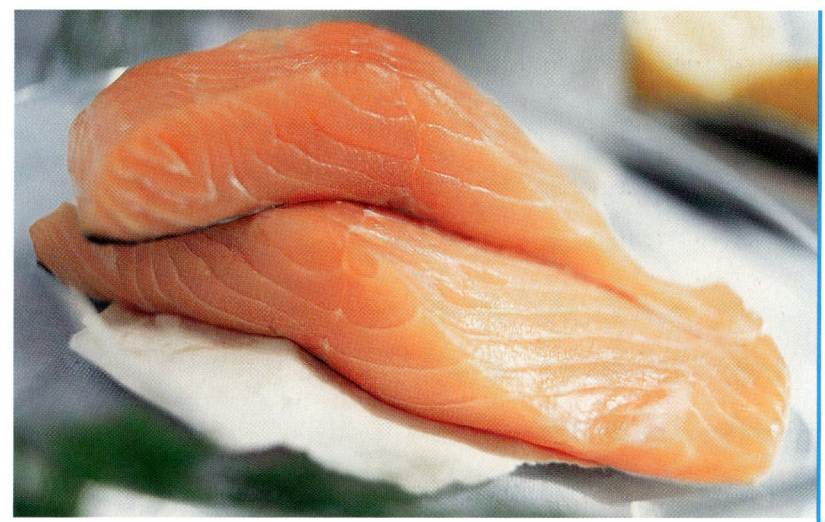

Statt Lachs können Sie auch andere Fischarten wie Seelachs, Scholle oder Kabeljau in Pergament packen. Diese Kochmethode sorgt für besonders nährstoffschonendes Garen.

auf ein Backblech setzen und bei 200 °C im Ofen (Umluft 180 °C, Gas Stufe 3–4) für ca. 15 Minuten backen. Fisch mit Reis auf Tellern anrichten. Restlichen Koriander darüber streuen.

Die Nährstoffbilanz

- *Kilokalorien:* 760
- *Eiweiß:* 39 Gramm
- *Kohlenhydrate:* 73 Gramm
- *Fett:* 29 Gramm
- *Magnesium:* 185 Milligramm

- *Zink:* 4 Milligramm
- *Vitamine:* B1: 0,7 Milligramm; B2: 0,4 Milligramm; B6: 2,1 Milligramm; C: 31 Milligramm; E: 4 Milligramm

Garnelen im Kokosmantel mit Mangold (für 2 Personen)

Zutaten

200 g Basmatireis • Jodsalz • 600 g Mangold (ersatzweise Blattspinat) Saft von 1/2 Limette • 1 EL Sojasauce • 1 EL Sesamöl • weißer Pfeffer aus der Mühle • 1/2 TL Vollrohrzucker • 300 g Garnelenschwänze ohne Schale • 2 TL Sojaöl • 1 Knoblauchzehe • 1 EL Kokosraspel

Je nach Land gibt es verschiedene Bezeichnungen für Hummerkrabben: In Italien heißen große Garnelen Gambas, in den USA Shrimps, in England Prawns und in Deutschland Tiefseegarnelen. Die kleinen Exemplare sind bei uns als Shrimps erhältlich.

Zubereitung

Reis in Salzwasser gar kochen. Mangold waschen, abtropfen lassen und klein schneiden. Limettensaft, Sojasauce und Sesamöl verrühren. Mit Salz, Pfeffer und Zucker würzen. Garnelen kalt abspülen und trockentupfen. 1 Esslöffel Sojaöl in einer Pfanne erhitzen. Mangold darin kräftig anbraten, herausnehmen und mit der Limettenmarinade beträufeln. Warm stellen. Garnelen im restlichen Sojaöl für 5 bis 8 Minuten braten. Knoblauch abziehen und anpressen. Garnelen mit Salz und Pfeffer würzen. Kokosraspel zufügen und kurz mitbraten. Garnelen mit Mangold auf Tellern anrichten. Basmatireis dazu essen.

Die Nährstoffbilanz

- *Kilokalorien:* 670
- *Eiweiß:* 40 Gramm
- *Kohlenhydrate:* 88 Gramm
- *Fett:* 13 Gramm
- *Magnesium:* 322 Milligramm

- *Zink:* 5 Milligramm
- *Vitamine:* B1: 0,4 Milligramm; B2: 0,5 Milligramm; B6: 0,6 Milligramm; C: 89 Milligramm; E: 13 Milligramm

Gebratener Seesaibling mit Kapern (für 2 Personen)

Zutaten

700 g Kartoffeln · Jodsalz · 2 Saiblinge (à 175 g) · Saft von 1/2 Zitrone
Pfeffer · 2 EL Mehl · 3 TL Olivenöl · 80–100 ml fettarme Milch
gemahlene Muskatnuss · 1 Bund Sauerampfer · 1 TL Walnussöl
2 TL feine Kapern · Frühlingskräuter zum Garnieren

Zubereitung

Kartoffeln schälen, waschen und grob zerkleinern. In leicht gesalzenem Wasser ca. 15 Minuten lang garen. Fische abspülen, mit Küchenkrepp trockentupfen und von innen mit Zitronensaft beträufeln. Mit Salz und Pfeffer würzen. In Mehl wenden, überschüssiges Mehl abklopfen. Olivenöl erhitzen. Saiblinge darin unter Wenden ca. 15 Minuten

Olivenbauern halten ihr Öl für das gesündeste der Welt. Tatsächlich hat es ebenso wie Rapsöl wegen seines hohen Anteils an einfach ungesättigten Fettsäuren cholesterinsenkende Eigenschaften und beugt hohem Blutdruck, Herz- und Kreislauferkrankungen sowie Arteriosklerose wirksam vor.

lang braten. Kartoffeln abgießen und zerstampfen. Nach und nach
so viel Milch zugießen, dass ein cremiges Püree entsteht. Mit Salz,
Pfeffer und Muskat würzen. Sauerampfer waschen, trockentupfen
und hacken. Sauerampfer und Walnussöl unter das Püree ziehen.
Kapern kurz im Bratfett schwenken und über die Fische geben. Alles
auf großen Tellern oder speziellen Fischtellern anrichten. Mit frischen
Kräutern bestreuen, sofort servieren.

Die Nährstoffbilanz

- *Kilokalorien:* 640
- *Eiweiß:* 44 Gramm
- *Kohlenhydrate:* 69 Gramm
- *Fett:* 15 Gramm
- *Magnesium:* 158 Milligramm
- *Zink:* 3 Milligramm
- *Vitamine:* B1: 0,4 Milligramm; B2: 0,4 Milligramm; B6: 3 Milligramm; C: 72 Milligramm; E: 5 Milligramm

Thunfisch mit chinesischen Nudeln (für 2 Personen)

Zutaten

2 Thunfischsteaks (à 150 g) • 1 Knoblauchzehe • Saft von 1/2 Zitrone
3 Möhren • 300 g weißer Spargel • 2 Frühlingszwiebeln • 50 g Zuckerschoten • 1 EL Sesamsamen • Jodsalz • Pfeffer • 200 g chinesische Eiernudeln • 1 TL Sesamöl • 1 EL Sojaöl • 1 TL Sojasauce • etwas Brunnenkresse

Zubereitung

Thunfisch abspülen und trockentupfen. Knoblauchzehe abziehen
und hacken, mit frisch gepresstem Zitronensaft verrühren. Fisch damit
beträufeln. Möhren und Spargel waschen und schälen. Frühlingszwiebeln und Zuckerschoten waschen und putzen. Gemüse klein
schneiden. Sesam ohne Fett anrösten, herausnehmen. Fisch auf dem
Grill oder in einer beschichteten Pfanne ohne Fett ca. 8 Minuten lang
grillen bzw. braten. Mit Salz und Pfeffer würzen. Nudeln mit kochendem Wasser überbrühen und quellen lassen. Öle erhitzen, Gemüse

Sojasauce gilt als
älteste Würzsauce
der Welt. Je nach
Herkunft schmeckt
sie sehr unter-
schiedlich: Chinesi-
sche Sojasauce ist
salzig und dick-
flüssig, japanische
dünn und würzig,
indonesische dünn
und eher süß.

Gegrillter Thunfisch mit Chinanudeln – nicht nur für Liebhaber der Asiaküche ein Gedicht.

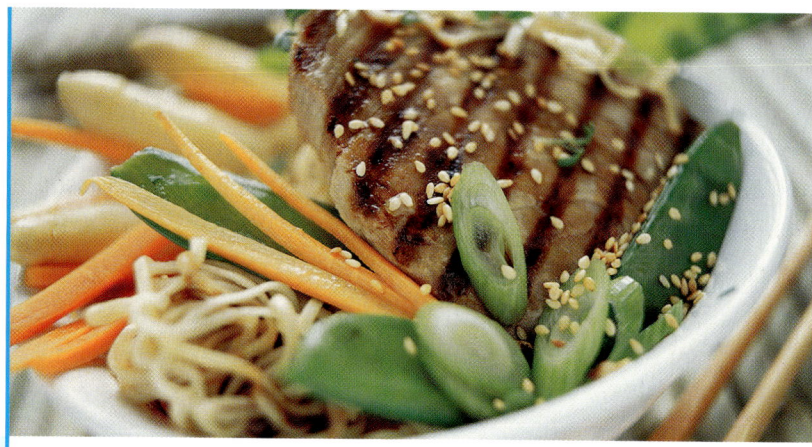

Getrocknete chinesische Eiernudeln sind nahezu unbegrenzt haltbar, wenn man sie an einem kühlen, trockenen und dunklen Ort aufbewahrt. Durch das Braten werden sie schön knusprig.

ca. 5 Minuten braten. Mit Sojasauce, Salz und Pfeffer würzen. Abgetropfte Nudeln zugeben und kurz mitbraten. Mit Kresse und Sesam anrichten.

Die Nährstoffbilanz

- *Kilokalorien:* 830
- *Eiweiß:* 51 Gramm
- *Kohlenhydrate:* 80 Gramm
- *Fett:* 28 Gramm
- *Magnesium:* 167 Milligramm

- *Zink:* 6 Milligramm
- *Vitamine:* B1: 0,7 Milligramm; B2: 0,5 Milligramm; B6: 1,3 Milligramm; C: 50 Milligramm; E: 9 Milligramm

Fleischgenüsse – deftig oder exotisch

Steckrübeneintopf mit Majoran (für 2 Personen)

Zutaten

400 g mageres Lammfleisch aus der Keule • 1 rote Zwiebel
1 EL Sonnenblumenöl • Jodsalz • schwarzer Pfeffer • 1 TL Tomatenmark • 1 Lorbeerblatt • 400 g Steckrübe • 600 g Kartoffeln
400 ml Gemüsefond • frischer Majoran • 2 Scheiben Bauernbrot

Zubereitung

Fleisch trockentupfen und in grobe Würfel schneiden. Zwiebel abziehen und in Spalten schneiden. Fleisch im heißen Öl rundum kräftig anbraten. Mit Salz und Pfeffer würzen. Tomatenmark, Lorbeerblatt und Zwiebelspalten zufügen. So viel Wasser angießen, dass das Fleisch knapp mit Flüssigkeit bedeckt ist. Ca. 40 Minuten lang schmoren. Steckrübe und Kartoffeln waschen und schälen. In gleich große Würfel schneiden. 25 Minuten vor Ende der Garzeit zum Fleisch geben, Fond angießen und weiter schmoren. Mit Salz, Pfeffer und Majoran abschmecken. Brot dazu essen.

Die Nährstoffbilanz

- *Kilokalorien:* 740
- *Eiweiß:* 52 Gramm
- *Kohlenhydrate:* 76 Gramm
- *Fett:* 19 Gramm
- *Magnesium:* 170 Milligramm
- *Zink:* 9 Milligramm
- *Vitamine:* B1: 0,8 Milligramm; B2: 0,8 Milligramm; B6: 2 Milligramm; C: 111 Milligramm; E: 3 Milligramm

Tandoorihähnchen mit Joghurtdip (für 2 Personen)

Zutaten

3 EL Tandooripaste · 300 g fettarmer Joghurt · 2 Hähnchenbrustfilets 150 g Langkornreis · 1 TL Öl · Jodsalz · gemahlener Safran 200 ml Wasser · 2 Fenchelknollen · 1 TL Sesamöl · 1/4 TL Sambal oelek 1 Knoblauchzehe · 4 Borretschblätter · Pfeffer

Zubereitung

Tandooripaste mit 3 Esslöffeln Joghurt verrühren. Hähnchen kalt abspülen und trockentupfen. In eine Auflaufform legen, mit Tandooripaste bestreichen und ca. 2 Stunden lang im Kühlschrank marinieren. Im Ofen bei 180 °C (Umluft 160 °C, Gas Stufe 2–3) für ca. 25 Minuten garen. Reis im Öl andünsten, mit Salz und Safran würzen. Wasser

Joghurt lässt sich ganz einfach selbst zubereiten. Allerdings benötigen Sie dazu einen im Handel erhältlichen Joghurtbereiter. Geben Sie etwa 2 Esslöffel Joghurt Ihrer Wahl hinein, gießen 1 Liter H-Milch dazu und rühren um. Nach etwa 12 Stunden Gärungszeit bei rund 45 °C ist der neue Joghurt fertig.

angießen und bei schwacher Hitze ca. 20 Minuten lang gar quellen lassen. Fenchel waschen, putzen und in Scheiben schneiden. Im heißen Sesamöl mit Sambal oelek für ca. 10 Minuten braten. Knoblauch abziehen, Borretsch waschen und trocknen. Beides hacken. Mit dem übrigen Joghurt verrühren. Salzen und pfeffern. Joghurtdip mit Hähnchen, Reis und Fenchel anrichten.

Die Nährstoffbilanz

- *Kilokalorien:* 650
- *Eiweiß:* 48 Gramm
- *Kohlenhydrate:* 67 Gramm
- *Fett:* 15 Gramm
- *Magnesium:* 136 Milligramm
- *Zink:* 2,5 Milligramm
- *Vitamine:* B1: 0,5 Milligramm; B2: 0,6 Milligramm; B6: 1,1 Milligramm; C: 142 Milligramm; E: 11 Milligramm

Geschmortes Zitronenhähnchen (für 2 Personen)

Zutaten

140 g Basmatireis • Jodsalz • 1 Hähnchenbrust auf Knochen
2 Hähnchenkeulen • weißer Pfeffer aus der Mühle
etwas frischer Thymian • 1 1/2 unbehandelte Zitronen
2 Zwiebeln • 2 Knoblauchzehen • 1 Messerspitze Sambal oelek
1 EL flüssiger Honig • 1 TL Öl • 1/2 Bund glatte Petersilie

Zubereitung

Reis in Salzwasser gar kochen. Gewaschene und trockengetupfte Hähnchenbrust in 4 Teile zerlegen, Keulen eventuell halbieren. Nochmals kalt abspülen und trockentupfen. Mit Salz, Pfeffer und Thymian einreiben. Zitronen waschen, trockenreiben und vierteln. Zwiebeln und Knoblauch abziehen und grob zerkleinern. Hähnchenteile in eine Auflaufform legen. Vorbereitete Zutaten darum verteilen. Im Ofen bei 200 °C (Umluft 180 °C, Gas Stufe 3–4) ca. 45 Minuten lang schmoren. Sambal oelek, Honig und Öl verrühren. Hähnchen nach ca. 30 Minu-

Knoblauch gehört zu den Zwiebelgewächsen und erfreut sich nicht nur in der Küche der Mittelmeerländer großer Beliebtheit. Er verbessert die Fließeigenschaften des Bluts und wirkt sich – zusammen mit Ausdaueraktivitäten – positiv auf die Blutfettwerte aus.

ten Garzeit mehrmals mit der Mischung bestreichen und weiterga-
ren. Petersilie waschen, trocknen und grob hacken. Vor dem Servieren
über das Gericht streuen.

Die Nährstoffbilanz

- *Kilokalorien:* 660
- *Eiweiß:* 53 Gramm
- *Kohlenhydrate:* 68 Gramm
- *Fett:* 14 Gramm
- *Magnesium:* 111 Milligramm

- *Zink:* 5 Milligramm
- *Vitamine:* B1: 0,3 Milligramm;
B2: 0,7 Milligramm; B6: 0,9 Milli-
gramm; C: 41 Milligramm;
E: 2 Milligramm

Gebratene Hähnchenbrust mit Erbsengemüse (für 2 Personen)

Zutaten

2 Hähnchenbrustfilets • 1 EL Sonnenblumenöl • Jodsalz • Pfeffer aus
der Mühle • 300 g Erbsen in Schoten • 1 Lauchzwiebel • 1 EL Butter
etwas abgeriebene Schale von 1 unbehandelten Zitrone • 2 El Zitronensaft • 150 g grüne Bandnudeln • frische Minze

Zubereitung

Filets kalt abspülen und trockentupfen. Öl erhitzen. Filets darin unter
Wenden 10 bis 15 Minuten lang braten. Dabei mit Salz und Pfeffer
würzen. Für die Nudeln reichlich Wasser aufkochen lassen, salzen.
Erbsen aus den Schoten nehmen. Lauchzwiebel waschen, putzen, in
Stücke schneiden. Butter in einem Topf erhitzen. Erbsen, Lauchzwiebel und Zitronenschale darin andünsten. Zitronensaft und 3 Esslöffel
Wasser angießen. Mit Salz und Pfeffer würzen. Zugedeckt bei schwacher Hitze für ca. 5 Minuten garen. Nudeln in kochendes Wasser geben
und in ca. 10 Minuten bissfest garen. In einem Sieb abgießen, kalt
abschrecken und abtropfen lassen. Filets in Scheiben schneiden. Mit
Nudeln und Erbsen anrichten. Mit etwas Minze garnieren.

Der Einfachheit hal-
ber können Sie statt
frischer Erbsen auch
Tiefkühlware ver-
wenden, die fast so
viele Vitamine wie
die Frischware ent-
hält. Allerdings soll-
te sie nur kurz
gedünstet und
keinesfalls über
längere Zeit
gekocht werden.

Die Nährstoffbilanz

- *Kilokalorien:* 690
- *Eiweiß:* 52 Gramm
- *Kohlenhydrate:* 76 Gramm
- *Fett:* 15 Gramm
- *Magnesium:* 120 Milligramm

- *Zink:* 5,5 Milligramm
- *Vitamine:* B1: 0,7 Milligramm;
B2: 0,4 Milligramm; B6: 1,1 Milligramm; C: 57 Milligramm;
E: 4 Milligramm

Mit wenig Wasser und im geschlossenen Kochtopf gegart oder als Pellkartoffeln zubereitet, verlieren Kartoffeln am wenigsten Vitamine und Mineralstoffe. Außerdem sind sie dann fettarm – im Gegensatz zu Pommes frites oder gar Kartoffelchips.

Lammcurry mit Sommergemüse (für 2 Personen)

Zutaten

1 Zwiebel • 1 Knoblauchzehe • 1 kleine rote Chilischote
1 EL Sonnenblumenöl • 300 g mageres Lammgulasch aus der Keule
1 Lorbeerblatt • 1 EL scharfe Currygewürzmischung • Jodsalz
schwarzer Pfeffer aus der Mühle • 400 ml Gemüse- oder Lammfond
500 g kleine neue Kartoffeln • 300 g grüne Bohnen • 1 Fleischtomate • 1 kleine Zucchini • etwas frischer Thymian • 1 EL Olivenöl

Zubereitung

Zwiebel und Knoblauch abziehen und klein schneiden. Chili waschen, längs einritzen und entkernen. Chili hacken. Öl erhitzen. Gulasch darin rundum kräftig anbraten. Zwiebel, Knoblauch, Chili und Lorbeerblatt zufügen. Mit Currygewürzmischung, Salz und Pfeffer würzen. Fond angießen. Zugedeckt bei mittlerer Hitze ca. 40 Minuten lang schmoren lassen. Kartoffeln gründlich abbürsten und in Salzwasser ca. 15 Minuten lang garen. Bohnen, Tomate und Zucchini waschen, putzen und klein schneiden. Gemüse 10 Minuten vor Ende der Garzeit zum Curry geben und mitschmoren. Kartoffeln abgießen, abdampfen lassen und eventuell pellen. Nach Belieben halbieren. Kartoffeln und Thymian im heißen Olivenöl unter Wenden kurz braten. Mit Salz und Pfeffer würzen. Lammcurry nochmals mit Salz und Pfeffer abschmecken. Mit den Thymiankartoffeln anrichten.

Die Nährstoffbilanz

- *Kilokalorien:* 600
- *Eiweiß:* 40 Gramm
- *Kohlenhydrate:* 52 Gramm
- *Fett:* 20 Gramm
- *Magnesium:* 140 Milligramm

- *Zink:* 7 Milligramm
- *Vitamine:* B1: 0,6 Milligramm; B2: 0,7 Milligramm; B6: 1,3 Milligramm; C: 71 Milligramm; E: 5 Milligramm

Lammgulasch mit Rosmarin und Bandnudeln (für 2 Personen)

Zutaten

1 Stange Lauch • 2 Möhren • 1 Zwiebel • 1 Knoblauchzehe
1 TL Öl • 200 g mageres Lammgulasch aus der Keule • Jodsalz
Pfeffer • etwas frischer Rosmarin • 50 ml trockener Rotwein
300 ml Gemüsebrühe • 1 Lorbeerblatt • 1 Gewürznelke
200 g Bandnudeln

Zubereitung

Lauch und Möhren waschen, putzen bzw. schälen und klein schneiden. Zwiebel und Knoblauchzehe abziehen und in feine Spalten schneiden. Öl erhitzen. Lammgulasch darin kräftig anbraten. Das vorbereitete Gemüse zugeben und kurz mitanbraten. Mit Salz, Pfeffer und Rosmarin würzen. Rotwein und Gemüsebrühe angießen. Lorbeerblatt und Gewürznelke zugeben. Zugedeckt ca. 40 Minuten lang schmoren. Eventuell noch etwas Wasser angießen. Bandnudeln in reichlich Salzwasser in ca. 10 Minuten bissfest garen. Abgießen und mit kaltem Wasser abschrecken. Gut abtropfen lassen. Das Gulasch abschmecken. Mit den Nudeln anrichten.

Lammfleisch stammt von Tieren, die noch keine zwölf Monate alt sind, und ist magerer und zarter als das Fleisch von älteren Tieren. Beim Kauf sollte es eine frische rote Farbe haben und angenehm riechen.

Tipp: Wenn die Bandnudeln nach dem Abtropfen kleben, geben Sie einige Tropfen Olivenöl dazu.

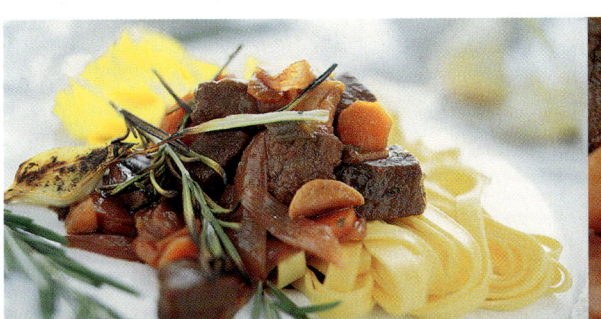
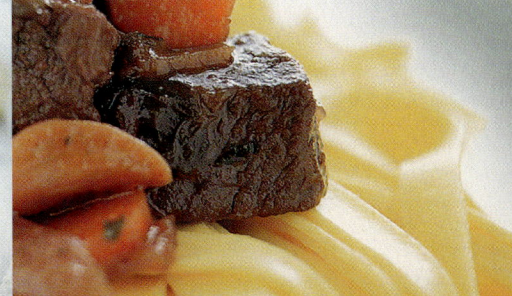

Die Nährstoffbilanz

- *Kilokalorien:* 590
- *Eiweiß:* 33 Gramm
- *Kohlenhydrate:* 74 Gramm
- *Fett:* 12 Gramm
- *Magnesium:* 87 Milligramm

- *Zink:* 7 Milligramm
- *Vitamine:* B1: 0,4 Milligramm; B2: 0,4 Milligramm; B6: 0,6 Milligramm; C: 26 Milligramm; E: 4 Milligramm

Classic-New-York-Steak mit Ofenkartoffeln (für 2 Personen)

Zutaten

600 g mittelgroße neue Kartoffeln • 1 Schalotte • 2 mittelgroße Möhren • 2 kleine Zucchini (eventuell mit Blüten) • je einige Stiele Dill und Schnittlauch • 200 g Magerquark • 3 EL Milch • 2 EL Mineralwasser • Jodsalz • weißer Pfeffer aus der Mühle • 1 EL Olivenöl 1 EL Limettensaft • abgeriebene Muskatnuss • 2 Filetsteaks vom Rind (à ca. 150 g) • 1/2 Bund Sauerampfer

Zubereitung

Kartoffeln gründlich abbürsten und in kochendem Wasser 15 bis 20 Minuten lang garen. Schalotte abziehen und fein hacken. Möhren gründlich abbürsten. Zucchini waschen und putzen. Gemüse in feine Streifen schneiden. Zucchiniblüten nur vorsichtig abspülen. Kräuter waschen, trocknen und hacken. Quark, Milch, Mineralwasser

Sauerampfer enthält wie Spinat ziemlich viel Oxalsäure. Menschen mit Neigung zu Nierensteinen sollten sich daher bei diesen Gemüsen eher zurückhalten. Ein paar Sauerampferblättchen zum Würzen dürften aber kaum schaden.

Bei Rezepten à la FIT FOR FUN kommt auch der Spaß am Genuss keinesfalls zu kurz.

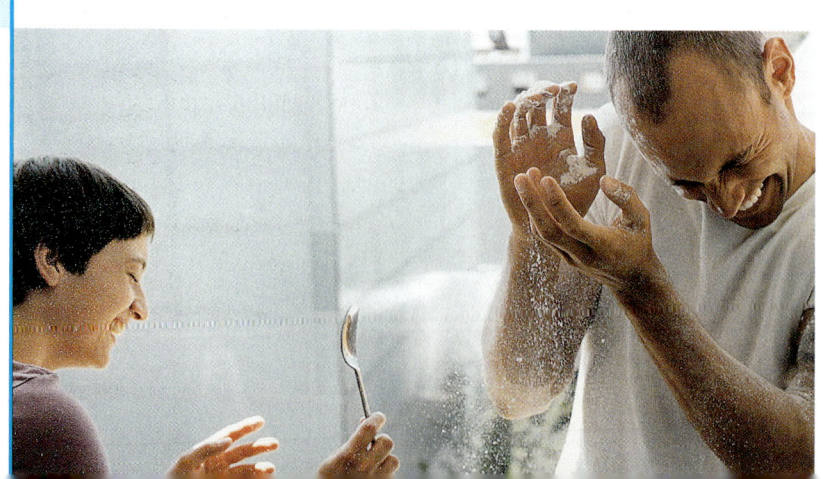

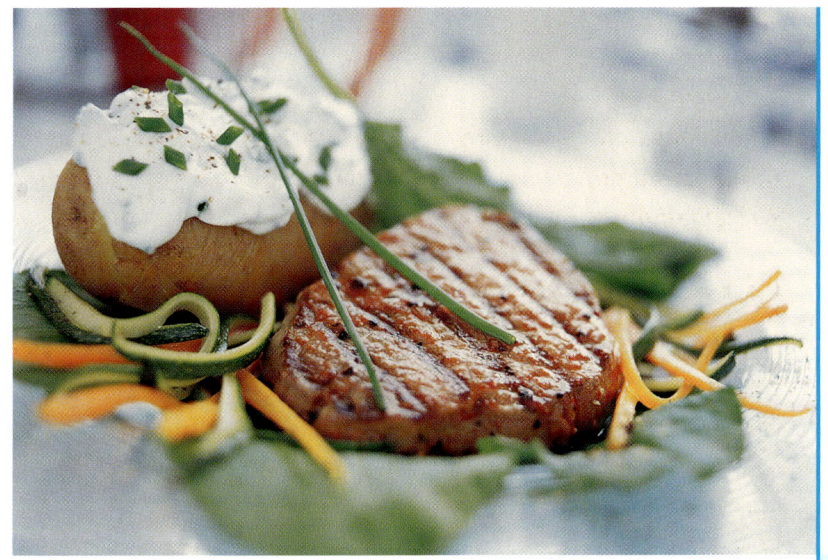

*Ofenkartoffeln sind
köstlich und gesund.
Die Knollen sollten
beim Kauf fest sein,
nicht keimen, keine
grünen Stellen
haben und am
besten aus ökolo-
gischem Anbau
stammen.*

und Kräuter verrühren. Mit Salz und Pfeffer würzen. Öl erhitzen. Schalotte, Möhren- und Zucchinistreifen darin bei mittlerer Hitze für ca.
3 Minuten dünsten. Zucchiniblüten ca. 1 Minute lang mitbraten. Mit
Limettensaft, Salz, Pfeffer und Muskat würzen. Steaks trockentupfen
und in einer Grillpfanne oder einer beschichteten Pfanne je nach
Dicke pro Seite für ca. 3 Minuten braten. Mit Salz und Pfeffer würzen.
Kartoffeln abgießen, etwas abdampfen lassen und der Länge nach
einschneiden. Mit Quark, je 1 Steak, Gemüse und in feine Streifen
geschnittenem oder gehacktem Sauerampfer auf Tellern anrichten.

Die Nährstoffbilanz

▸ *Kilokalorien:* 640

▸ *Eiweiß:* 55 Gramm

▸ *Kohlenhydrate:* 61 Gramm

▸ *Fett:* 13 Gramm

▸ *Magnesium:* 133 Milligramm

▸ *Zink:* 8 Milligramm

▸ *Vitamine:* B1: 0,7 Milligramm;
B2: 0,8 Milligramm; B6: 1,3 Milli-
gramm; C: 58 Milligramm;
E: 2 Milligramm

Wer wegen der
nach wie vor unkla-
ren Lage bezüglich
der BSE-Gefahr
(Bovine Spongiofor-
me Enzephalopa-
thie) auf Rindfleisch
lieber verzichten
möchte, kann für
dieses Gericht auch
Halsgratsteaks
vom Schwein ver-
wenden.

Frisch und knackig – Gemüse pur

Eintopf mit Zitronengras und Kokosmilch
(für 2 Personen)

Zutaten

Zitronengras ist ein schilfartiges Gewächs mit starkem Zitronenduft und ebensolchem Geschmack. Am besten erhält man es das ganze Jahr über – frisch oder getrocknet – im Asialaden.

1/2 Bund junge Möhren · 1 Kohlrabi · 600 g kleine neue Kartoffeln
1 Stück frischer Ingwer · 1 Schalotte · 1 EL Öl · Jodsalz · weißer Pfeffer · 1 Stiel Zitronengras · 450 ml Kokosmilch · 400 ml Gemüsefond
1 kleine Zucchini · 2 Vollkornbrötchen

Zubereitung

Möhren gründlich abbürsten und in Scheiben schneiden. Kohlrabi schälen, frisches Grün beiseite legen. Kohlrabi würfeln. Kartoffeln gründlich abbürsten, eventuell halbieren. Ingwer schälen, Schalotte abziehen und beides fein hacken. Öl in einem großen Topf erhitzen, Ingwer und Schalotte darin braun anbraten. Vorbereitetes Gemüse zum Ingwer geben und unter Rühren kurz andünsten. Mit Salz und Pfeffer würzen. Zitronengras in Stücke schneiden, zugeben. Kokosmilch und Gemüsefond angießen. Gemüse bei mittlerer Hitze ca. 20 Minuten lang garen.
Zucchini waschen, putzen und in Scheiben schneiden. Nach ca. 10 Minuten Garzeit zugeben und mitgaren. Eintopf mit Salz und Pfeffer abschmecken. Kohlrabigrün fein hacken und darüber streuen. Vollkornbrötchen dazu essen.

Die Nährstoffbilanz

▶ *Kilokalorien:* 640
▶ *Eiweiß:* 15 Gramm
▶ *Kohlenhydrate:* 82 Gramm
▶ *Fett:* 24 Gramm
▶ *Magnesium:* 193 Milligramm

▶ *Zink:* 3 Milligramm
▶ *Vitamine:* B1: 0,6 Milligramm; B2: 0,3 Milligramm; B6: 1 Milligramm; C: 106 Milligramm; E: 4 Milligramm

Cremige Erbsensuppe mit Croûtons (für 2 Personen)

Zutaten

250 g Erbsen in Schoten • 200 g Kartoffeln • 1 kleine Zwiebel
2 EL Olivenöl • 150 ml Gemüsefond • Jodsalz • weißer Pfeffer
abgeriebene Muskatnuss • 60 g Zuckerschoten
2 Scheiben Baguette • 1 Knoblauchzehe • 3 EL fettarmer Joghurt

Zubereitung

Erbsen aus den Schoten nehmen. Kartoffeln schälen und fein würfeln. Zwiebel abziehen und fein hacken. Erbsen, Kartoffeln und Zwiebel in 1 Esslöffel heißem Öl kurz andünsten. Fond angießen. Mit Salz,
Pfeffer und Muskat würzen. Bei schwacher Hitze ca. 10 Minuten lang
garen. Zuckerschoten waschen und putzen. Baguette in kleine Würfel schneiden. Knoblauch abziehen und fein hacken. Restliches Öl
erhitzen, Knoblauch und Baguettewürfel darin goldbraun rösten. Salzen und herausnehmen. Beiseite stellen. Zuckerschoten im Bratfett für
3 bis 5 Minuten dünsten. Erbsen und Kartoffeln im Fond mit dem
Pürierstab fein pürieren. Joghurt unterrühren. Suppe eventuell nachwürzen. Zuckerschoten zufügen und kurz miterhitzen. Croûtons kurz
vor dem Servieren über die Suppe streuen.

Tipp Croûtons müssen Sie nicht unbedingt aus Baguettewürfeln
machen. Probieren Sie auch einmal gewürfeltes Vollkornbrot. Auch in
der Pfanne (ohne Öl) geröstete Kürbis- oder Sonnenblumenkerne sind
sehr schmackhaft.

Die Nährstoffbilanz

- *Kilokalorien:* 660
- *Eiweiß:* 13 Gramm
- *Kohlenhydrate:* 88 Gramm
- *Fett:* 11 Gramm
- *Magnesium:* 98 Milligramm
- *Zink:* 2 Milligramm
- *Vitamine:* B1: 0,4 Milligramm;
B2: 0,2 Milligramm; B6: 0,5 Milli-
gramm; C: 31 Milligramm;
E: 2 Milligramm

Während frische Erbsen einen deut-lichen Kaliumüber-schuss haben, enthalten Erbsen-konserven durch das Einlegen in Kochsalz mehr Natrium als Kalium. Achten Sie aber auch bei frisch zubereitetem Gemüse auf den Salzzusatz!

Sommer-Bohneneintopf mit Ingwer (für 2 Personen)

Zutaten

1 Stück frischer Ingwer • 1 Knoblauchzehe • 1 kleine rote Chilischote
2 Möhren • 1 Stange Lauch • 1/2 Knollensellerie • 300 g junge, grüne
Bohnen • 1 Zwiebel • 1 EL Sonnenblumenöl • 1 EL weiße Pfefferkörner • 400 ml Gemüsefond • Jodsalz • 2 EL Sojasauc • etwas frischer
Oregano • weißer Pfeffer aus der Mühle • 2 Vollkornbrötchen
2 Scheiben Vollkornbrot

Zubereitung

Ingwer schälen, Knoblauch abziehen und beides fein hacken. Chilischote entkernen und in feine Ringe schneiden. Möhren, Lauch, Sellerie und Bohnen waschen und putzen bzw. schälen. Möhren, Lauch
und Sellerie klein schneiden, Bohnen eventuell in Stücke brechen.
Zwiebel abziehen und in Spalten schneiden.
Öl in einem Topf erhitzen. Knoblauch und Ingwer darin andünsten.
Chili, Suppengemüse, Bohnen, Zwiebel und Pfefferkörner zugeben.
Alles unter Wenden kurz andünsten. Fond und 150 Milliliter Wasser
angießen. Mit Salz, Sojasauce und Oregano würzen. Zugedeckt bei
mittlerer Hitze ca. 20 Minuten lang garen. Suppe eventuell mit Pfeffer nachwürzen. Brötchen und Brot dazu essen.

Die Nährstoffbilanz

- *Kilokalorien:* 400
- *Eiweiß:* 16 Gramm
- *Kohlenhydrate:* 60 Gramm
- *Fett:* 9 Gramm
- *Magnesium:* 171 Milligramm

- *Zink:* 4 Milligramm
- *Vitamine:* B1: 0,5 Milligramm;
B2: 0,4 Milligramm;
B6: 0,8 Milligramm; C: 43 Milli-
gramm; E: 6 Milligramm

Die vornehmlich in der asiatischen Küche verwendete frische Ingwer-
wurzel ist vom Geschmack her sehr intensiv. Nehmen Sie für ein Gericht
daher maximal die Menge eines gehäuften Teelöf-
fels, und würzen Sie gegebenenfalls noch nach.

*Frische Bohnen soll-
ten fest und knackig
sein und eine inten-
sive Farbe haben.*

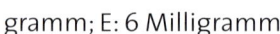

Pfirsichpesto mit Tagliatelle (für 2 Personen)

Pesto heißt die würzige Sauce aus Basilikum, Knoblauch, Pinienkernen und Pecorino, die beim Italiener so köstlich zu Spaghetti schmeckt. Diese fruchtig-scharfe Variante hat dagegen eher einen Hauch aus der asiatischen Küche.

Zutaten

350 g Bandnudeln (Tagliatelle) • Jodsalz • 2 kleine Pfirsiche
1 Knoblauchzehe • 1/2 Chilischote • 1/2 Bund Koriander
1/2 Bund Petersilie • 1/2 Bund Dill • 1/2 Bund Schnittlauch
30 ml Olivenöl • Pfeffer • 1 TL Honig • 2 TL Mandelblättchen

Zubereitung

Tagliatelle ca. 10 Minuten lang in Salzwasser bissfest garen. Pfirsiche heiß überbrühen und häuten. Anschließend halbieren, entkernen und in Spalten schneiden. 4 Spalten beiseite legen. Restliche Pfirsichspalten pürieren. Knoblauch abziehen, Chili längs einritzen und entkernen. Knoblauch und Chili hacken. Kräuter waschen, trocknen und pürieren. Öl währenddessen nach und nach unterrühren. Pfirsichpüree, Knoblauch und Chili ebenfalls zufügen. Mit Salz, Pfeffer und Honig würzig-pikant abschmecken. Mandelblättchen in einer Pfanne ohne Fett goldgelb rösten. Tagliatelle in einem Sieb abgießen und gut abtropfen lassen. Heiß mit dem Pfirsichpesto mischen. Mit Pfirsichspalten und Mandelblättchen auf Tellern anrichten.

Frischer Koriander wird am besten ganz kurz vor dem Gebrauch in kaltem Wasser geschwenkt, weil er sonst sehr schnell sein Aroma verliert.

Die Nährstoffbilanz

- *Kilokalorien:* 900
- *Eiweiß:* 23 Gramm
- *Kohlenhydrate:* 128 Gramm
- *Fett:* 20 Gramm
- *Magnesium:* 139 Milligramm
- *Zink:* 8 Milligramm
- *Vitamine:* B1: 0,3 Milligramm; B2: 0,4 Milligramm; B6: 0,35 Milligramm; C: 29 Milligramm; E: 7 Milligramm

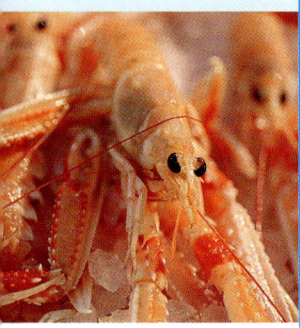

*Garnelen müssen
unbedingt frisch
sein, da Meeres-
früchte sehr schnell
verderben.*

Kalte Hauptgerichte

Die Energiespender – eiweißbetonte Salate

Reissalat mit Chili und Garnelen (für 2 Personen)

Zutaten

150 g Basmatireis • Jodsalz • 8 Garnelen in der Schale • 1 Knob-
lauchzehe • 1 Stück Ingwer • 1 kleine Chilischote • 1 EL Sojaöl
Pfeffer • 1 TL Honig • 4 EL Orangensaft • 1/2 Salatgurke • 1 kleiner
Kopfsalat • etwas frischer Koriander

Zubereitung

Reis 12 bis 15 Minuten lang in Salzwasser garen. In einem Sieb abtropfen lassen. Garnelen bis auf das Schwanzendstück aus der Schale
lösen. Entdarmen, waschen und trockentupfen. Knoblauch und Ingwer abziehen bzw. schälen und hacken. Chili waschen, längs einritzen
und entkernen. Chili in Ringe schneiden. Öl erhitzen. Garnelen darin
ca. 7 Minuten lang braten. Mit Salz und Pfeffer würzen. Herausnehmen
und warm stellen. Knoblauch, Chili und Ingwer im Bratfett andünsten. Mit Honig und Orangensaft ablöschen. Mit Salz und Pfeffer würzen. Gurke in Würfel schneiden. Kopfsalat waschen, trocknen und in
mundgerechte Stücke zupfen. Mit dem Reis vermengen. Chilidres-
sing darüber träufeln, abschmecken. Mit Garnelen und abgezupften
Korianderblättchen auf Tellern anrichten.

Die Nährstoffbilanz

▶ *Kilokalorien:* 536

▶ *Eiweiß:* 30 Gramm

▶ *Kohlenhydrate:* 75 Gramm

▶ *Fett:* 9 Gramm

▶ *Magnesium:* 147 Milligramm

▶ *Zink:* 4 Milligramm

▶ *Vitamine:* B1: 0,24 Milligramm; B2: 0,2 Milligramm;
B6: 0,44 Milligramm; C: 58 Milligramm; E: 7 Milligramm

Junge Kartoffeln mit Lachs (für 2 Personen)

Zutaten

600 g neue Kartoffeln · 200 g Lachsfilet · 1 1/2 EL Zitronensaft · Jodsalz · Pfeffer · 1 EL Olivenöl · 125 ml Instantgemüsebrühe
2 EL Weißweinessig · 1/4 Salatgurke · 1 rote Zwiebel · einige Blätter Römersalat · 2 Stiele Borretsch · 1/2 Bund Schnittlauch

Zubereitung

Kartoffeln gründlich waschen und mit der Schale in wenig Wasser weich kochen. Pellen und in Scheiben schneiden. Lachs waschen, trockentupfen und in Stücke schneiden. Mit Zitronensaft beträufeln, salzen und pfeffern. Öl erhitzen. Lachs darin anbraten. Brühe zugeben und ca. 10 Minuten lang dünsten. Lachs herausnehmen, warm stellen. Essig zur Brühe geben, mit den Kartoffelscheiben mischen. Gurke waschen, trockentupfen und in Stifte schneiden. Zwiebel abziehen und in Ringe schneiden. Salat waschen, trocknen und klein schneiden. Alles unter die Kartoffeln heben. Borretsch und Schnittlauch waschen, trocknen und hacken. Kartoffelsalat mit den Lachsstücken anrichten. Kräuter darüber streuen.

Die Nährstoffbilanz

- *Kilokalorien:* 540
- *Eiweiß:* 27 Gramm
- *Kohlenhydrate:* 53 Gramm
- *Fett:* 19 Gramm
- *Magnesium:* 112 Milligramm

- *Zink:* 2 Milligramm
- *Vitamine:* B1: 0,5 Milligramm; B2: 0,3 Milligramm; B6: 1,6 Milligramm; C: 61 Milligramm; E: 4 Milligramm

Speisekartoffeln entwickeln, wenn sie dem Licht ausgesetzt werden, in den ergrünten Teilen gesundheitsschädliche Substanzen. Lagern Sie die Knollen daher immer an kühlen und dunklen Plätzen, wie z. B. im Keller.

Kartoffeln – gesunde Satt- und Fitmacher.

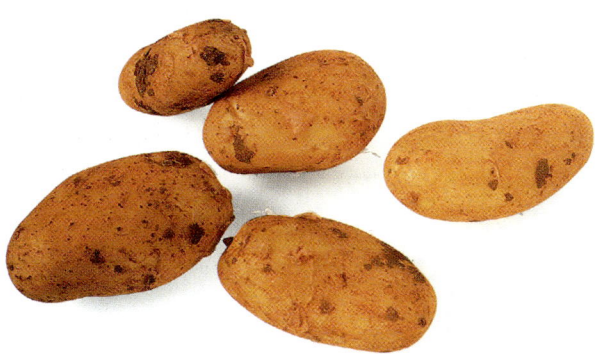

Aus den meisten Samen lassen sich auf der Fensterbank in kleinen Gewächsschalen Sprossen ganz einfach selbst ziehen. Besonders geeignet sind Sonnenblumensamen, Sesam, Kresse, Alfalfa, Senf, aber auch alle Hülsenfrüchte und Getreidearten.

Bunter Salat mit Sesam und Thunfisch (für 2 Personen)

Zutaten

200 g Thunfisch (naturell aus der Dose) • 1/2 Kopf Lollo Rosso
1 große Möhre • 2 Lauchzwiebeln • 1 rote Paprikaschote
1 Fenchelknolle • 30 g Alfalfasprossen • 1 EL Sesamsamen
1 TL Honig • 1 TL Sesamöl • 1 TL Sonnenblumenöl • 3 EL Sherryessig
Jodsalz • Pfeffer • 6 Scheiben Bauernbrot

Zubereitung

Thunfisch abtropfen lassen. Salat waschen, trocknen und in mundgerechte Stücke zupfen. Möhre schälen und längs in dünne Scheiben hobeln. Lauchzwiebeln, Paprika und Fenchel waschen und putzen. Lauchzwiebeln in Stücke, Paprika und Fenchel in dünne Ringe schneiden. Sprossen abspülen und abtropfen lassen. Sesam ohne Fett goldgelb rösten. Honig, die beiden Öle und Essig verrühren. Mit Salz und Pfeffer würzen. Gemüse, Sprossen und Fisch mit Dressing mischen, ziehen lassen. Mit Sesam bestreuen, Brot dazu essen.

Die Nährstoffbilanz

- *Kilokalorien:* 690
- *Eiweiß:* 35 Gramm
- *Kohlenhydrate:* 65 Gramm
- *Fett:* 26 Gramm
- *Magnesium:* 181 Milligramm
- *Zink:* 5 Milligramm
- *Vitamine:* B1: 0,7 Milligramm; B2: 0,6 Milligramm; B6: 1,3 Milligramm; C: 180 Milligramm; E: 13 Milligramm

Feiner Meeresfrüchtesalat (für 2 Personen)

Zutaten

1/2 kleine Ananas • 2 EL Olivenöl • 1 Knoblauchzehe • 100 g kleine Tintenfische (frisch oder tiefgekühlt) • 100 g Krebsfleisch • Pfeffer
1 kleine Avocado • 1/2 Radicchio • 1/2 Limette • Jodsalz • 1/2 TL Vollrohrzucker • etwas frischer Koriander • 2 Baguettebrötchen

Zubereitung

Ananas schälen, halbieren und den harten Strunk herausschneiden. Fruchtfleisch in Stücke schneiden. 1 Esslöffel Öl erhitzen. Ananas kurz darin anbraten, herausnehmen. Knoblauch abziehen und fein hacken. Im Bratfett andünsten. Tintenfische und Krebsfleisch zufügen und alles kurz anbraten. Mit Pfeffer würzen. Avocado halbieren, Stein entfernen. Avocadohälften schälen, Fruchtfleisch in Spalten schneiden. Radicchio waschen, trocknen und zerpflücken. Vorbereitete Zutaten auf Tellern anrichten. Limette auspressen. Saft und restliches Öl verrühren. Mit Salz, Pfeffer und Zucker würzen. Dressing über den Salat träufeln. Mit Korianderblättchen bestreuen. Brötchen dazu essen.

Die Nährstoffbilanz

- ▸ *Kilokalorien:* 750
- ▸ *Eiweiß:* 25 Gramm
- ▸ *Kohlenhydrate:* 70 Gramm
- ▸ *Fett:* 37 Gramm
- ▸ *Magnesium:* 117 Milligramm

- ▸ *Zink:* 3 Milligramm
- ▸ *Vitamine:* B1: 0,4 Milligramm; B2: 0,4 Milligramm; B6: 1,9 Milligramm; C: 50 Milligramm; E: 6 Milligramm

Der Tintenfisch für den Meeresfrüchtesalat kann frisch oder tiefgefroren sein. Frischware sollte feuchtes, festes Fleisch haben, das nur wenig nach Fisch riecht.

Fruchtiger Salat mit gegrillter Putenbrust (für 2 Personen)

Zutaten

300 g Putenbrust • 1 Knoblauchzehe • 2 EL Zitronensaft • 2 EL Sojasauce • 1/2 Charentaismelone • 1 Birne • 100 g Rote Johannisbeeren 50 g Himbeeren • 1 EL Honig • 1/2 TL Senf • 1 EL Sonnenblumenöl Jodsalz • Pfeffer • 1 TL Sonnenblumenkerne • 1 Fenchelknolle 150 g gemischte Blattsalate • 2 Vollkornbaguettes

Zubereitung

Putenbrust abspülen, trockentupfen und in Streifen schneiden. Knoblauch abziehen und hacken. Mit 1 Esslöffel Zitronensaft und Sojasauce verrühren. Putenbrust darin 30 Minuten lang marinieren. Melo-

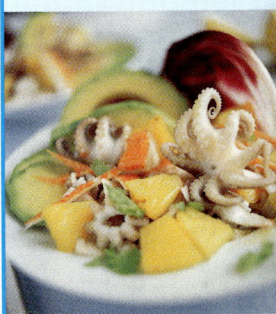

Köstlich und erfrischend, auch wenn es heiß hergeht: der feine Meeresfrüchtesalat.

nenhälfte entkernen und aus der Schale lösen. Fruchtfleisch in Scheiben schneiden. Birne waschen, vierteln und entkernen. Fruchtfleisch in Spalten schneiden. Johannis- und Himbeeren verlesen und waschen. Die Hälfte der Johannisbeeren zerdrücken. Mit dem übrigen Zitronensaft, Honig, Senf und Öl verrühren. Mit Salz und Pfeffer würzen. Sonnenblumenkerne ohne Fett rösten, herausnehmen. Putenbrust aus der Marinade nehmen und in einer beschichteten Pfanne ohne Fett für ca. 3 Minuten braten. Salzen und pfeffern. Fenchel und Salate waschen, putzen und klein schneiden. Alles auf 2 Tellern anrichten. Mit Kernen bestreuen. Baguettes dazu essen.

Honig ist ein schmackhaftes Süßungsmittel, hat aber wie Zucker eine sehr geringe Nährstoffdichte. Deshalb sollte er ebenfalls sparsam verwendet werden. Die »gesündeste« Süße steckt in reifen Früchten, die gleichzeitig viele Vitamine, Mineralien, Spurenelemente und bioaktive Stoffe enthalten.

Die Nährstoffbilanz

- *Kilokalorien:* 635
- *Eiweiß:* 30 Gramm
- *Kohlenhydrate:* 90 Gramm
- *Fett:* 12 Gramm
- *Magnesium:* 129 Milligramm

- *Zink:* 4 Milligramm
- *Vitamine:* B1: 0,5 Milligramm; B2: 0,4 Milligramm; B6: 0,7 Milligramm; C: 152 Milligramm; E: 8 Milligramm

Weißer Bohnensalat auf Rauke (für 2 Personen)

Zutaten

1 kleine Dose (425 ml) weiße Bohnen • 2 Möhren • 1/2 Stange Lauch 1 Schalotte • 1 Knoblauchzehe • 2 EL Olivenöl • etwas frischer Thymian • 175 ml Gemüsebrühe • 4 EL Weißweinessig • Jodsalz • Pfeffer aus der Mühle • 2 Kartoffeln • 2 EL Zitronensaft • 1/2 Bund Rauke

Zubereitung

Bohnen abspülen und abtropfen lassen. Möhren schälen und fein würfeln. Lauch waschen, putzen und in Ringe schneiden. Schalotte und Knoblauch abziehen und hacken. 1 Esslöffel Öl erhitzen. Schalotte, Knoblauch, Thymian und Möhren darin anbraten. Mit 4 Esslöffeln Brühe und Essig ablöschen. Bohnen und Lauch zugeben. Mit Salz und

Pfeffer würzen, abkühlen lassen. Kartoffeln schälen, waschen und würfeln. In restlicher Brühe in ca. 10 Minuten weich kochen, pürieren. Mit Salz, Pfeffer, Zitronensaft und Öl abschmecken. Rauke verlesen, waschen und trockentupfen. Mit den Bohnen anrichten. Kartoffelvinaigrette darüber träufeln.

Die Nährstoffbilanz

- *Kilokalorien:* 610
- *Eiweiß:* 32 Gramm
- *Kohlenhydrate:* 83 Gramm
- *Fett:* 13 Gramm
- *Magnesium:* 225 Milligramm
- *Zink:* 5 Milligramm
- *Vitamine:* B1: 0,4 Milligramm; B2: 0,4 Milligramm; B6: 1 Milligramm; C: 38 Milligramm; E: 9 Milligramm

Zuckerschotensalat mit Honig (für 2 Personen)

Zutaten

100 g Zuckerschoten • 500 g Erbsen in Schoten (oder 300 g tiefgefrorene Erbsen) • 2 TL Weizenkeimöl • Jodsalz • weißer Pfeffer aus der Mühle • 1 Limette • 1 TL Honig • 1 kleine rote Zwiebel • 1/2 kleiner Römersalat • 50 g Brunnenkresse • 2 Scheiben Vollkornbrot

Rauke oder Rucola war ursprünglich ein Wildkraut und gelangte über Italien und Frankreich in deutsche Küchen. Der löwenzahnähnliche und sehr geschmackvolle Salat wird inzwischen auch in Deutschland angebaut.

Zuckerschoten oder -erbsen sollten mittelgroß und knackig sein und makellose grüne Schalen haben. Nicht kaufen sollte man schrumpelige, gelbe oder fleckige Schoten.

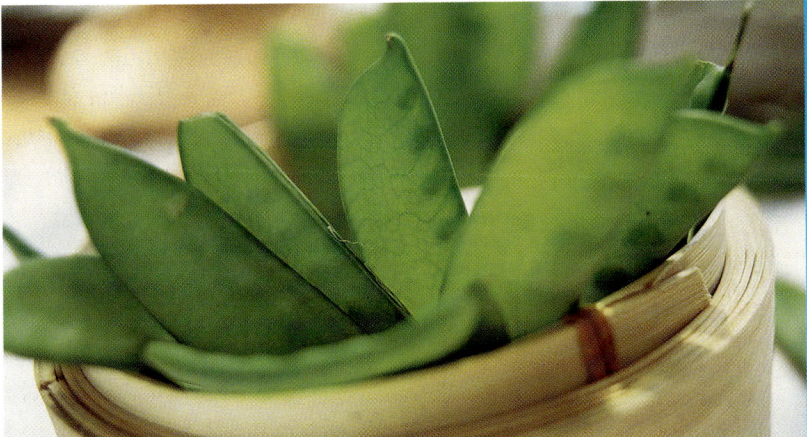

Zubereitung

Zuckerschoten waschen und putzen. Erbsen aus den Schoten palen. Mit 1 Teelöffel Öl bei schwacher Hitze andünsten. Mit 4 Esslöffeln Wasser ablöschen. Salzen und pfeffern. Zugedeckt ca. 5 Minuten lang dünsten. Etwas abkühlen lassen. Limette auspressen. Saft, Honig, restliches Öl, Salz und Pfeffer verrühren. Zwiebel abziehen und in feine Ringe schneiden. Salat und Brunnenkresse waschen und trocknen. In mundgerechte Stücke zupfen. Mit Erbsen und Zuckerschoten auf Tellern anrichten. Zwiebelringe darauf verteilen. Dressing darüber träufeln. Brot dazu essen.

Die Nährstoffbilanz

- *Kilokalorien:* 420
- *Eiweiß:* 22 Gramm
- *Kohlenhydrate:* 60 Gramm
- *Fett:* 7 Gramm
- *Magnesium:* 134 Milligramm
- *Zink:* 4 Milligramm
- *Vitamine:* B1: 1 Milligramm; B2:0,5 Milligramm; B6:0,6 Milligramm; C: 86 Milligramm; E: 13 Milligramm

Thymian ist ein äußerst beliebtes Küchengewürz. Wegen seiner starken Würzkraft sollte man damit aber sparsam umgehen. Besonders zu Kartoffeln jeder Art eignet er sich hervorragend, und von den Mexikanern stammt die Tradition, Thymian in Bohneneintöpfen mitzukochen.

Fitmacher mit vielen Kohlenhydraten

Bohnensalat mit neuen Kartoffeln (für 2 Personen)

Zutaten

600 g kleine, neue Kartoffeln • 2 Scheiben Frühstücksspeck 1 Knoblauchzehe • 200 ml Instantgemüsebrühe • Jodsalz • schwarzer Pfeffer aus der Mühle • frischer Thymian • 300 g junge, grüne Bohnen 2 EL Weißweinessig • 1/2 TL Senf • einige Kapernäpfel

Zubereitung

Kartoffeln gründlich abbürsten und eventuell halbieren. Speck in einer beschichteten Pfanne knusprig auslassen, herausnehmen und auf Küchenpapier abtropfen lassen. Knoblauch abziehen und in Scheiben schneiden. Im heißen Speckfett anbraten. Kartoffeln zugeben und bei mittlerer Hitze rundherum anbraten. Brühe angießen. Mit Salz, Pfeffer und Thymian würzen. Zugedeckt bei schwacher Hitze ca. 5 Minuten lang garen. Bohnen waschen, putzen und eventuell in Stücke brechen. Zu den Kartoffeln geben und weitere 10 Minuten lang zugedeckt garen. Essig, Senf, Salz und Pfeffer verrühren. Mischung über die Kartoffeln und Bohnen geben, alles abkühlen lassen. Mit Speck und Kapernäpfeln anrichten.

Die Nährstoffbilanz

- *Kilokalorien:* 540
- *Eiweiß:* 16 Gramm
- *Kohlenhydrate:* 81 Gramm
- *Fett:* 13 Gramm
- *Magnesium:* 175 Milligramm

- *Zink:* 3 Milligramm
- *Vitamine:* B1: 0,5 Milligramm; B2: 0,4 Milligramm; B6: 1,1 Milligramm; C: 69 Milligramm; E: 1,3 Milligramm

Geschmorter Fenchel mit Balsamicoessig (für 2 Personen)

Zutaten

1 Knoblauchzehe • 2 Fenchelknollen • 200 g Kartoffeln • 1 EL Olivenöl etwas frischer Thymian • Jodsalz • Pfeffer • 1/2 unbehandelte Zitrone 2 EL Balsamicoessig • 4 schwarze Oliven • 4 Scheiben Roggenbrot

Zubereitung

Knoblauchzehe abziehen und in dünne Scheibchen schneiden. Fenchel waschen, putzen und in Spalten schneiden. Kartoffeln schälen und in Spalten schneiden. Öl in einer Pfanne erhitzen. Knoblauch, Fenchel und Kartoffeln darin anbraten. Mit Thymian, Salz und Pfeffer würzen. Bei schwacher Hitze ca. 5 Minuten lang schmoren. Zitrone gründlich heiß abspülen und in Spalten schneiden. Zum Fenchel geben, für ca. 3 Minuten mitgaren. Mit Balsamicoessig ablöschen. Oliven zugeben und kurz miterhitzen. Roggenbrot dazu essen.

Der dickflüssige und dunkle Balsamicoessig (Aceto balsamico) ist ein Weißweinessig aus Modena. Durch jahrelanges Reifen in Holzfässern aus Kastanie oder Esche erhält er ein besonders intensives Aroma.

Die Nährstoffbilanz

- *Kilokalorien:* 630
- *Eiweiß:* 16 Gramm
- *Kohlenhydrate:* 97 Gramm
- *Fett:* 15 Gramm
- *Magnesium:* 151 Milligramm

- *Zink:* 2 Milligramm
- *Vitamine:* B1: 0,7 Milligramm; B2: 0,3 Milligramm; B6: 0,6 Milligramm; C: 168 Milligramm; E: 12 Milligramm

Dinkelnudeln mit Erbsen und Chilidressing (für 2 Personen)

Zutaten

400 g Erbsen in Schoten • 1 TL Butter • Jodsalz • weißer Pfeffer
200 g Salatgurke • 1/2 Bund Lauchzwiebeln • 1 kleines Stück frischer Ingwer oder Galgant (Asienladen) • 1/2 kleine rote Chilischote
2 EL Sojasauce • 1 EL Weißwein- oder Reisessig • 1 EL Sesamöl
1 EL Distelöl • 200 g Dinkelweizennudeln (Reformhaus)

Zubereitung

Erbsen aus den Schoten nehmen. Butter in einem Topf erhitzen. Erbsen darin bei schwacher Hitze andünsten. Mit 4 Esslöffeln Wasser ablöschen. Mit Salz und Pfeffer würzen. Zugedeckt bei schwacher Hitze für ca. 10 Minuten garen. Gurke schälen, Kerne mit einem Löffel herausschaben. Fruchtfleisch fein würfeln. Lauchzwiebeln waschen, putzen und in feine Ringe schneiden. Ingwer schälen. Chili waschen, längs einritzen und entkernen. Beides fein hacken. Vorbereitete Zutaten mit Sojasauce, Essig und Ölen mischen. Nudeln in Salzwasser ca. 10 Minuten lang bissfest garen, in einem Sieb abgießen, kalt abschrecken und abtropfen lassen. Mit dem Dressing und den abgetropften Erbsen mischen.

Ingwer bleibt im Kühlschrank etwa zehn Tage lang frisch. Er sollte erst direkt vor Gebrauch geschält werden. Wenn man ihn einfriert, wird er bei Bedarf unaufgetaut geschält und geschnitten.

Erbsen enthalten Eisen, Kalium, Kupfer, Eiweiß und B-Vitamine.

Die Nährstoffbilanz

- *Kilokalorien:* 660
- *Eiweiß:* 21 Gramm
- *Kohlenhydrate:* 91 Gramm
- *Fett:* 19 Gramm
- *Magnesium:* 210 Milligramm

- *Zink:* 6 Milligramm
- *Vitamine:* B1: 0,88 Milligramm; B2: 0,33 Milligramm; B6: 0,8 Milligramm; C: 53 Milligramm; E: 4 Milligramm

Penne mit Zucchini und Kresseblüten (für 2 Personen)

Zutaten

250 g Penne · Jodsalz · 1 unbehandelte Orange · 1 mittelgroße Fleischtomate · schwarzer Pfeffer · 1/2 TL körniger Senf
1 EL Sonnenblumenöl · 1 EL Kürbiskernöl · 100 g fettarmer Joghurt
1 kleine Zucchini · 1/2 Bund frische Kapuzinerkresse mit Blüten
(ersatzweise 1/2 Bund Brunnenkresse)

Zubereitung

Penne in kochendem Salzwasser in ca. 10 Minuten bissfest garen. In einem Sieb abgießen, kalt abschrecken und abtropfen lassen. Vollständig abkühlen lassen. Orange heiß abspülen, etwas Schale in feinen Streifen abschälen. Orange auspressen. Tomate waschen, putzen, vierteln und entkernen. Fruchtfleisch in sehr feine Würfel schneiden. Mit Orangensaft und -schale, Salz, Pfeffer und Senf verrühren. Öle und Joghurt unterrühren. Nudeln und Dressing mischen, ca. 10 Minuten lang ziehen lassen. Zucchini waschen, putzen und in

Sowohl Garten- als auch Kapuzinerkresse enthalten große Mengen an antibiotischen Wirkstoffen, dazu viel Vitamin C, Karotinoide, Kalium und Magnesium. Kresse lässt sich auch leicht selbst auf dem Fensterbrett ziehen.

Zucchini sind am aromatischsten, wenn sie eine Länge zwischen 15 und 20 Zentimeter haben.

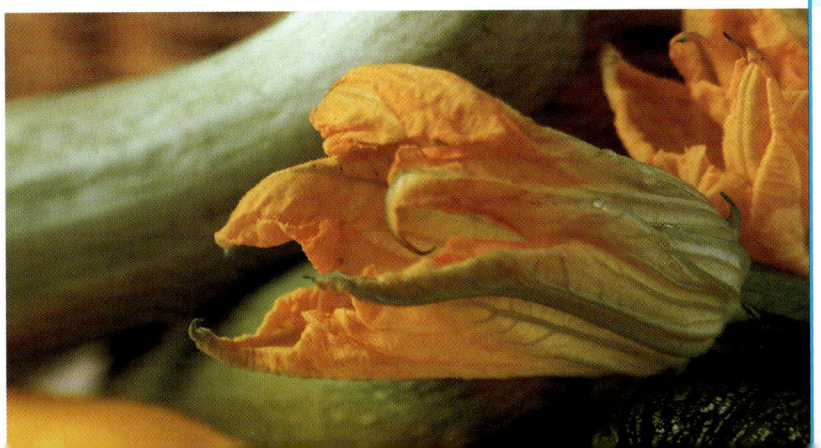

feine Scheiben schneiden. Kresse verlesen, Blätter abspülen. Von den Blüten die Stiele abzupfen. Zucchini und Kresse unter den Nudelsalat heben. Mit den Blüten auf Tellern anrichten.

Die Nährstoffbilanz

- *Kilokalorien:* 650
- *Eiweiß:* 17 Gramm
- *Kohlenhydrate:* 99 Gramm
- *Fett:* 15 Gramm
- *Magnesium:* 85 Milligramm

- *Zink:* 5 Milligramm
- *Vitamine:* B1: 0,3 Milligramm; B2: 0,3 Milligramm; B6: 0,3 Milligramm; C: 59 Milligramm; E: 8 Milligramm

Glasnudelsalat mit Limettenvinaigrette (für 2 Personen)

Zutaten

300 g Spargel (grün und weiß) · Jodsalz · 100 g Glasnudeln
50 g Radieschensprossen · 1/2 Bund Radieschen · 1 Chilischote
2 EL Limettensaft · 1/2 TL Honig · 2 EL Sojasauce · 1 EL Sesamöl
1 Knoblauchzehe · 1 Stück Ingwer · 2 Scheiben Leinsamenbrot

Zubereitung

Holzige Enden vom Spargel abschneiden, weißen Spargel schälen. Spargel klein schneiden und in wenig Salzwasser für ca. 15 Minuten garen. Abgießen und abtropfen lassen. Glasnudeln nach Anleitung mit kochendem Wasser überbrühen, quellen lassen. Sprossen kalt abspülen. Radieschen waschen, putzen und klein schneiden. Chili entkernen, in Ringe schneiden. Limettensaft, Honig, Sojasauce, Öl, 2 Esslöffel Wasser und Salz verrühren. Knoblauch und Ingwer abziehen bzw. schälen, dazupressen. Dressing mit den vorbereiteten Zutaten mischen. Alles auf Tellern anrichten. Brot dazu essen.

Glasnudeln in größeren Packungen lassen sich im ungekochten Zustand nur schwer voneinander trennen. Verwenden Sie eine Schere, um sich die gewünschte Menge einfach aus dem Bündel herauszuschneiden.

Limetten verleihen dem Glasnudelsalat eine exotisch-frische Note.

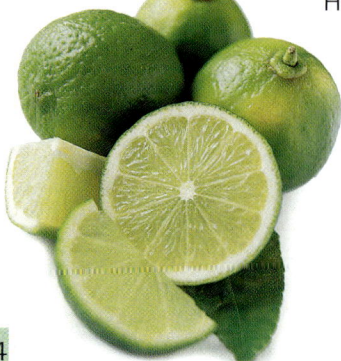

Die Nährstoffbilanz

- *Kilokalorien:* 400
- *Eiweiß:* 13 Gramm
- *Kohlenhydrate:* 70 Gramm
- *Fett:* 6 Gramm
- *Magnesium:* 56 Milligramm

- *Zink:* 3 Milligramm
- *Vitamine:* B1: 0,2 Milligramm; B2: 0,2 Milligramm; B6: 0,2 Milligramm; C: 31 Milligramm; E: 5 Milligramm

Couscous mit Currytofu (für 2 Personen)

Zutaten

400 ml Instantgemüsebrühe • 200 g Couscous • 200 g schnittfester Tofu • 2 EL Sojasauce • 2 TL Curry • 1 Lauchzwiebel • 1 Möhre 6 EL Weißweinessig • Jodsalz • Pfeffer • 1 EL Olivenöl • einige Stiele frischer Koriander • 6 Blätter Römersalat • 1 TL Sojaöl

Zubereitung

Von der Brühe 2 Esslöffel für das Dressing beiseite stellen. Den Rest erhitzen und Couscous damit übergießen, ca. 5 Minuten lang quellen lassen. Tofu in Scheiben schneiden. Sojasauce und Curry mischen. Tofu damit beträufeln. Lauchzwiebel waschen, putzen und in Ringe schneiden. Möhre schälen und in Scheiben hobeln. Essig, Brühe, Salz, Pfeffer und Lauchzwiebel verrühren. Öl unterrühren. Korianderblättchen zugeben. Salat waschen, trocknen und zerzupfen. Tofu im heißen Sojaöl beidseitig für ca. 1 Minute braten. Mit Couscous und Salat anrichten, Marinade darüber geben.

Im Reformhaus oder Naturladen sowie im Supermarkt gibt es inzwischen zahlreiche verschiedene Tofusorten, darunter Kräutertofu, Räuchertofu oder Tofu mit Algen. Probieren Sie diese schmackhaften Sorten doch auch einmal aufs Brot oder in Aufläufen.

Couscous ist ein Mix aus Weizengrieß und -mehl, der mit Salzwasser beträufelt und dann zu kleinen Körnern verarbeitet wird.

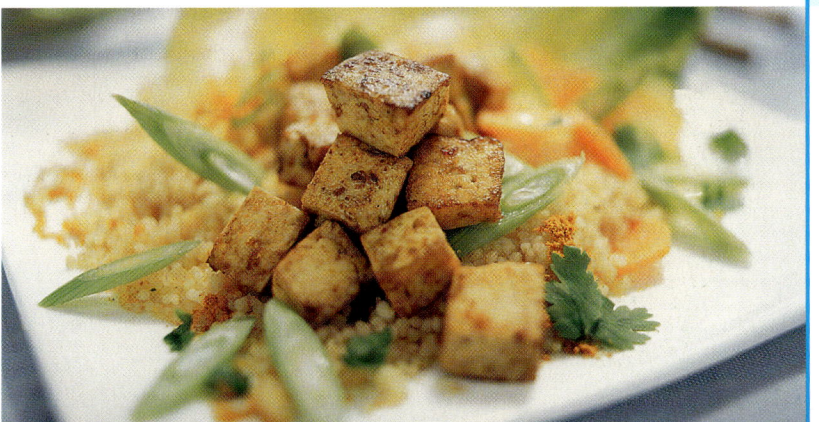

Die Nährstoffbilanz

- *Kilokalorien:* 620
- *Eiweiß:* 25 Gramm
- *Kohlenhydrate:* 91 Gramm
- *Fett:* 14 Gramm
- *Magnesium:* 119 Milligramm

- *Zink:* 4 Milligramm
- *Vitamine:* B1: 0,3 Milligramm; B2: 0,2 Milligramm; B6: 0,4 Milligramm; C: 11 Milligramm; E: 6 Milligramm

Frühlingsgemüse mit Radieschenquark (für 2 Personen)

Zutaten

1 EL Haselnussblättchen • 1 Schalotte • 1/2 Bund Radieschen
1–2 Stiele Zitronenmelisse • 500 g Magerquark • 5 EL fettarme Milch
Saft von 1 Zitrone • Jodsalz • schwarzer Pfeffer aus der Mühle
6 große Möhren • 1 Kohlrabi • 1/2 Staude Bleichsellerie

Zubereitung

Frische Zitronenmelisseblätter sind ein ausgezeichnetes Gewürz für Salate, Gemüse und Suppen. Die in feine Streifen geschnittenen Blättchen sollten allerdings nicht mitgekocht, sondern erst kurz vor Ende der Garzeit zugegeben werden.

Haselnussblättchen in einer Pfanne ohne Fett rösten, herausnehmen. Schalotte abziehen und in sehr feine Würfel schneiden. Radieschen waschen, putzen und in hauchdünne Scheiben schneiden. Zitronenmelisse in feine Streifen schneiden. Quark, Milch und Zitronensaft verrühren. Kräftig salzen und pfeffern. Radieschen, Haselnussblättchen, Schalottenwürfel und Zitronenmelisse unter den Quark rühren. Eventuell nachwürzen. Möhren und Kohlrabi schälen. Mit dem Bleichsellerie waschen. Möhren und Kohlrabi in Scheiben, Sellerie in Stücke schneiden. Alles mit dem Quark auf Tellern anrichten.

Die Nährstoffbilanz

- *Kilokalorien:* 440
- *Eiweiß:* 3 Gramm
- *Kohlenhydrate:* 50 Gramm
- *Fett:* 4 Gramm
- *Magnesium:* 150 Milligramm

- *Zink:* 4 Milligramm
- *Vitamine:* B1: 0,4 Milligramm; B2: 1 Milligramm; B6: 0,6 Milligramm; C: 92 Milligramm; E: 3 Milligramm

Drinks für mehr Power

Fruchtig und frisch

Erdbeermix mit Mandel

Zutaten

3 Aprikosen • 125 g Erdbeeren • 1 TL Mandelmus • 100 ml Molke
(z. B. Diätkurmolke aus dem Reformhaus) • Eiswürfel

Zubereitung

Aprikosen am Stielansatz mit einem scharfen Messer kreuzweise einritzen. Anschließend kurz mit kochendem Wasser überbrühen und häuten. Halbieren und den Kern entfernen. Erdbeeren waschen, trockentupfen und putzen. Eine besonders schöne Erdbeere als Dekoration beiseite legen. Erdbeeren und vorbereitete Aprikosen mit dem Pürierstab pürieren. Mandelmus und Molke gründlich unterrühren. Eiswürfel in ein Glas geben, den Mix darüber gießen. Mit der halbierten Erdbeere dekorieren.

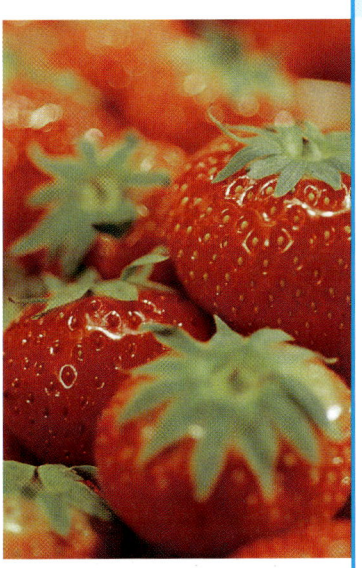

Erdbeeren gibt es in vielen unterschiedlichen Formen, Färbungen und Geschmacksnuancen. Die aromatischsten sind die Walderdbeeren im Frühsommer.

Wer kann einem Cocktail mit frischen Erdbeeren schon widerstehen?

Die Nährstoffbilanz

- *Kilokalorien:* 100
- *Eiweiß:* 2 Gramm
- *Kohlenhydrate:* 14 Gramm
- *Fett:* 3 Gramm
- *Magnesium:* 34 Milligramm

- *Zink:* 0,4 Milligramm
- *Vitamine:* B1: 0,07 Milligramm; B2: 0,2 Milligramm; B6: 0,1 Milligramm; C: 45 Milligramm; E: 1 Milligramm

Cool Melon mit Ingwer – ein Genuss nicht nur an heißen Tagen.

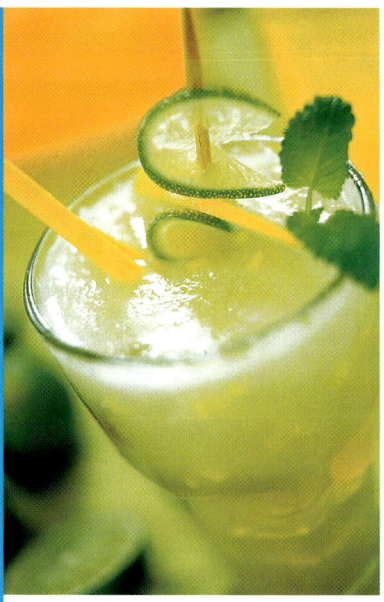

Cool Melon mit Ingwer

Zutaten

1/4 Honigmelone • 1 TL Limettensaft • etwas frischer Ingwer
1–2 TL Honig • 100–150 ml Mineralwasser • zerstoßenes Eis
1 Stiel Zitronenmelisse

Zubereitung

Honigmelonenviertel entkernen
und schälen, das Fruchtfleisch pürieren. Frisch gepressten Limettensaft
unterrühren. Ingwer schälen und
fein hacken. Mit dem Honig unter
das Melonenfruchtfleisch rühren.
Mit Mineralwasser mischen. Das
zerstoßene Eis in ein hohes Glas füllen. Melonendrink darüber gießen. Mit Zitronenmelisse dekorieren.

Aus 2 Kiwis, 2 Oran-gen, 1 Zitrone und 1 Teelöffel Honig können Sie sich ganz schnell einen Vitamin-C-Power-drink mixen. Halbie-ren Sie die Früchte, pressen Sie den Saft aus und verrühren den Honig darin – fertig!

Die Nährstoffbilanz

- ▸ *Kilokalorien:* 100
- ▸ *Eiweiß:* 2 Gramm
- ▸ *Kohlenhydrate:* 21 Gramm
- ▸ *Fett:* 0,4 Gramm
- ▸ *Magnesium:* 26 Milligramm
- ▸ *Zink:* 0,1 Milligramm
- ▸ *Vitamine:* B1: 0,9 Milligramm; B2: 0,04 Milligramm; B6: 0,1 Milli-gramm; C: 51 Milligramm; E: 0,4 Milligramm

Kiwidrink mit Orange

Zutaten

1 Kiwi • 1 Orange • 100 ml Ananassaft • 1 TL Kokoscreme (aus der Dose) • etwas brauner Zucker

Zubereitung

Kiwi schälen und halbieren. 1 Scheibe zum Garnieren beiseite legen. Restliche Kiwi mit dem Pürierstab fein durchmixen. Orange halbieren, ebenfalls 1 Scheibe abschneiden. Frucht auspressen. Orangen- und Ananassaft zur Kiwi geben und gut verrühren. Mit Kokoscreme und mit etwas braunem Zucker verfeinern. In ein hohes Saftglas füllen, mit Kiwi- und Orangenscheiben dekorieren.

Die Nährstoffbilanz

- *Kilokalorien:* 120
- *Eiweiß:* 2 Gramm
- *Kohlenhydrate:* 24 Gramm
- *Fett:* 0,6 Gramm
- *Magnesium:* 41 Milligramm
- *Zink:* 0,6 Milligramm
- *Vitamine:* B1: 0,13 Milligramm; B2: 0,08 Milligramm; B6: 0,10 Milligramm; C: 96 Milligramm; E: 0,5 Milligramm

Lassen Sie Mixgetränke mit frischem Obst oder Gemüse nicht zu lange vor dem Servieren stehen. Nach dem Schälen und Zerkleinern sind die Vitamine und bioaktiven Pflanzenstoffe gegen Licht und Luftsauerstoff empfindlich.

Pikantes mit Pep
Fitnesscocktail mit Apfel

Zutaten

3 Knollen Rote Bete • 2 säuerliche Äpfel (z. B. Boskop)
1 TL frisch gepresster Zitronensaft • Pfeffer aus der Mühle
10 Schnittlauchhalme

Zubereitung

Rote Bete gründlich waschen, schälen und grob zerkleinern. Äpfel waschen, putzen und zunächst halbieren, dabei 1 Scheibe zum Dekorieren abschneiden und beiseite legen. Apfelhälften vierteln und entkernen. Rote Bete und Äpfel im Entsafter entsaften. Mit Zitronensaft und Pfeffer würzen. Schnittlauch waschen und trockentupfen. 2 bis 3 Halme beiseite legen. Restlichen Schnittlauch in Röllchen

Man schält weißen Spargel vom Kopf nach unten. Holzige Stellen gehören entfernt, am Ende der Stange sollten etwa zwei Zentimeter abgeschnitten werden. Grüner Spargel braucht nicht geschält zu werden.

schneiden. Rote-Bete-Apfel-Saft in ein hohes Glas füllen. Schnittlauchröllchen unterrühren. Mit Apfelscheibe und Schnittlauchhalmen garnieren. Den Cocktail sofort servieren.

Die Nährstoffbilanz

- *Kilokalorien:* 120
- *Eiweiß:* 3 Gramm
- *Kohlenhydrate:* 23 Gramm
- *Fett:* 1 Gramm
- *Magnesium:* 38 Milligramm
- *Zink:* 1 Milligramm
- *Vitamine:* B1: 0,1 Milligramm; B2: 0,1 Milligramm; B6: 0,1 Milligramm; C: 28 Milligramm; E: 1 Milligramm

Spargelmix mit Sellerie

Zutaten

je 200 g frischer weißer und grüner Spargel
50–100 ml Selleriesaft (aus dem Reformhaus) · Jodsalz
schwarzer Pfeffer aus der Mühle · 1 kleine Stange Bleichsellerie

Zubereitung

Vom Spargel die holzigen Enden mit einem scharfen Messer großzügig abschneiden. Weißen Spargel schälen, auch den grünen Spargel waschen und in grobe Stücke schneiden. Im Entsafter entsaften. Spargel- und Selleriesaft gründlich verrühren. Kräftig salzen und pfeffern. Saft in ein hohes Glas füllen. Mit dem gewaschenen und geputzten Bleichsellerie dekorieren.

Die Nährstoffbilanz

- *Kilokalorien:* 40
- *Eiweiß:* 4 Gramm
- *Kohlenhydrate:* 5 Gramm
- *Fett:* 0,5 Gramm
- *Magnesium:* 32 Milligramm
- *Zink:* 1 Milligramm
- *Vitamine:* B1: 0,1 Milligramm; B2: 0,2 Milligramm; B6: 0,2 Milligramm; C: 27 Milligramm; E: 3 Milligramm

Scharfer Apfel mit Sellerie

Zutaten

1 Knolle Rote Bete • 3 große Äpfel
3 Stangen Bleichsellerie
1 Messerspitze geriebener Meerrettich (aus dem Glas)

Zubereitung

Rote Bete waschen, putzen und
schälen. In grobe Stücke schneiden.
Äpfel waschen, trockentupfen und
vierteln. Das Kerngehäuse entfernen. Sellerie waschen und putzen.
Von 1 Stange Sellerie den oberen Teil
mit dem Selleriegrün zum Garnie-
ren zurückbehalten. Den restlichen Sellerie in Stücke schneiden. Rote
Bete, Apfel und Sellerie im Entsafter entsaften. Meerrettich gründlich unterrühren. Den Mix in ein Glas füllen und mit der Selleriestange
garnieren.

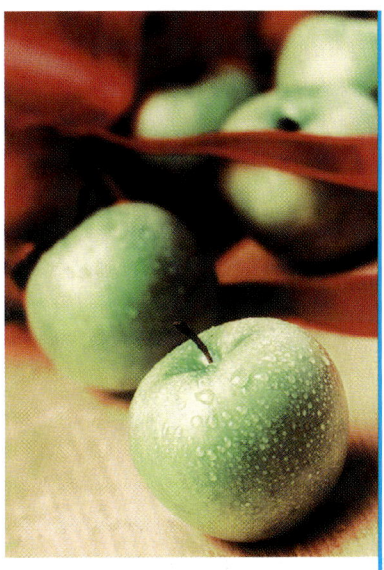

*»Scharfer Apfel mit
Sellerie« kommt
mit wenig Fett Ihrer
Fitness zugute.*

Rote Bete sollten
beim Kauf mög-
lichst fest sein und
eine glatte, tiefrote
Schale haben –
ohne Flecken und
Druckstellen.

Die Nährstoffbilanz

▸ *Kilokalorien:* 270
▸ *Eiweiß:* 7 Gramm
▸ *Kohlenhydrate:* 50 Gramm
▸ *Fett:* 2 Gramm
▸ *Magnesium:* 91 Milli-
gramm
▸ *Zink:* 2 Milligramm
▸ *Vitamine:* B1: 0,3 Milli-
gramm; B2: 0,5 Milli-
gramm; B6: 0,6 Milligramm;
C: 74 Milligramm;
E: 3 Milligramm

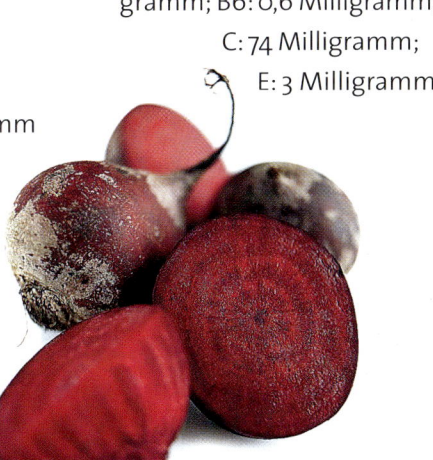

Literatur

Arbeitskreis »Sport und Ernährung« der Deutschen Gesellschaft für Ernährung: Kohlenhydrate in der Ernährung von Breitensportlern. In: Ernährungs-Umschau 43 (1996), 461–463

Baron, D. K.: Optimale Ernährung des Sportlers. perimed Fachbuch. Erlangen 1986

Berg, A./ Pabst, F.: Rund um die Gesundheit. Umschau Verlag. Frankfurt 1998

Brouns, F.: Die Ernährungsbedürfnisse von Sportlern. Springer. Heidelberg 1993

Bredenkamp, A./Hamm, M.: Trainieren im Sportstudio. Fitness Contur. Rödinghausen 1998

Breitenstein, B./Hamm, M.: Bodybuilding. Rowohlt. Reinbek bei Hamburg 1996

Das große Lexikon der Lebensmittel. Gesund essen, bewusst genießen. Südwest Verlag. München 1988

Deutsche Gesellschaft für Ernährung (Hrsg.): D.A.CH. Referenzwerte für die Nährstoffzufuhr. Frankfurt/Main 2000

Donath, R./Schüler, K.-P.: Ernährung der Sportler. Sportverlag. Berlin 1985

Eisinger, M./Leitzmann, C.: Ernährung und Sport – eine Übersicht. In: Deutsche Zeitschrift für Sportmedizin, 43. Jahrgang, Sonderheft 1992, 472–493

Geiß, K.-R. et al.: 9,79 … natürlich möglich?! ISME. Mörfelden 1994

Geiß, K.-R./Hamm, M.: Handbuch Sportlerernährung. Rowohlt. Reinbek bei Hamburg 1998

Geiß, K.-R./Hamm, M.: Handbuch Sportlerernährung. Behr's Verlag. Hamburg 2000

Hamm, M.: Fit und schlank mit dem GLYX. Midena. München 2001

Hamm, M./Weber, M.: Sporternährung praxisnah. Hädecke. Weil der Stadt 1988

Keul, J./Hamm, M.: Die richtige Fitness-Ernährung. Umschau/Braus. Heidelberg 1998

Konopka, P.: Sporternährung. BLV. München 1988

Neumann, G. et al.: Optimiertes Ausdauertraining. Meyer & Meyer. Aachen 1998

Nöcker, J.: Die Ernährung des Sportlers. Hofmann. Schorndorf 1974

Osiecki, H.: Food of the Gods. Bio Concepts. Brisbane 1989

Saris, W. H. M.: Nutrition and Top Sport. In: International Journal of Sports Medicine Supplement 1, 1989, 1–76

Sears; B.: Enter the zone. Harper Colins Publishers. New York 1995

Top-Rezepte aus der Fitness-Küche. Südwest Verlag. München 1997

Williams, M. H.: Nutritional ergogenics in athletics. Journal of Sports Science 13 (1995), 63–74

Zittlau, J./Kriegisch, N.: Praxisbuch der gesunden Ernährung. Südwest Verlag. München 2000

Hinweis

Das vorliegende Buch ist sorgfältig erarbeitet worden. Dennoch erfolgen alle Angaben ohne Gewähr. Weder Autor noch Verlage können für eventuelle Nachteile oder Schäden, die aus den im Buch gegebenen praktischen Hinweisen resultieren, eine Haftung übernehmen.

Bildnachweis

Birkenholz, München: 89; Das Fotoarchiv, Essen: 121 (Chuck Rogers); Image Bank, München: 2, 98 u., 179 re. o. (Marc Romanelli), 11 (Bernhard Lang), 13 (Steve Satushek), 34 (Alan Becker), 41, 47 li., re., 104 (Moritz Steiger), 34 M., 72 (Pete Pacifica), 51 (Chris Cole), 54 li. (D.P. Clark), 54 re. (Sean Justice), 57 (Donata Pizzi), 83 li. (Craig Holmes), 86 (Romilly Lockyer), 98 o. (Lambert Orlam), 118 li. (Kelly Orkt), 125 (Jennifer Cheung), 129 (Isy-Schwart), 130 (Anthony Johnson), 137 (Yuri Dojc), 153 (Terje Rakke), 161 (Carol Kohen), 166 M. (Pete Turner), 166 re. (Ted Kawalerski), 178 li. (Renzo Mancini), 178 re. (Don Klumpp), 186 (Ghislain&Marie David de Lossy); Kellogg (Deutschland) GmbH, Bremen: 69; Mauritius, Mittenwald: 67 (Mallaun), 90 (Zak), 91 (PowerStock), 106 (Sporting Pictures), 114 li., 141 (AGE), 138 li. o. (SST), 166 li. (Albin-ger), 179 re. u. (Outside images); Photonica, Hamburg: 17 (Deborah Raven), 21 (Stuart Haygarth), 25 (Michael Darter), 43 o. u., 114 re. (Johner), 62 (Kaoru Mikami), 78 (Howard Bjornson), 83 re. (Hashimoto), 98 M. (Ron Rovtar), 119 (Rob Kearney), 124 (David H. Wells), 138 li. u. (Burtin Pritzker), 138 re. (Brad Wilson), 162 (Harriet Zucker), 179 li. (Malcolm Dixon); Südwest Verlag, München: 32, 145, 146, 183, 194, 199, 202, 207, 109, 217, 219, 224, 225, 228, 231 (Antje Plewinski), 37, 164 (Ulrich Kerth), 65, 77, 156 (Rolf Seiffe), 70 o., 195, 212 (Rainer Hofmann), 70 u. (Dirk Albrecht), 82, 110 (digital), 133, 139, 188, 193, 215, 222 (Karl Newedel), 191, 214, 227 (Amos Schliack), 202 (Siegfried Sperl), 208 (Peter von Felbert, Anne Eichenberg), 223 (Kai Mewes); Zefa, Düsseldorf: 9 (A. Inden), 118 re. (Virgo), 135 (M. Thomsen), 170 (Möllenberg), 231 (Benelux)

Impressum

Der Südwest Verlag ist ein Unternehmen der Econ Ullstein List Verlag GmbH & Co. KG, München.

© 2001 Econ Ullstein List Verlag GmbH & Co. KG, München, und FIT FOR FUN Verlag GmbH, Hamburg Alle Rechte vorbehalten. Nachdruck – auch auszugsweise – nur mit Genehmigung beider Verlage.

Südwest Verlag
Redaktion und Projektleitung:
Nicola von Otto
Redaktionsleitung:
Dr. med. Christiane Lentz
Bildredaktion:
A. Thomas Birkenholz

Produktion: Manfred Metzger (Ltg.), Annette Aatz, Monika Köhler
Layout: Zero, München
DTP: Wolfgang Lehner, München

FIT FOR FUN Verlag
Chefredakteur:
Andreas Hallaschka
Objektleitung:
Petra Linke
Titelgestaltung:
Kristian Jankovic unter Verwendung eines Fotos von Gettyone Stone, München (Mark Douet)

Printed in Italy

Gedruckt auf chlor- und säurearmem Papier
ISBN 3-517-06431-9

Sachregister

Abkochen 16, 171
Abnehmstrategien, sinnvolle 177, 180f.
Alkohol 123, 175
Aminosäuren 22, 49f., 53ff., 147ff.
Anforderungsprofile 99
Antioxidanzien 58f., 151
Arteriosklerose 43
ATP (Adenosintriphosphat) 92f., 160f.
Ausdauerformel 100, 105f.
Ausdauersport 50f., 102
– Tagesplan 103
Azetylcholin 45

Ballaststoffe 26, 31f., 33, 53, 73, 76ff.
Bananen 110
Bioimpedanzanalyse (BIA) 175
Biotin 57
Blutzucker 23, 31, 104
BMI (Bodymass-Index) 173
Broca-Formel 173
Brot 26, 28f., 38, 49, 143
BW (biologische Wertigkeit) 55f.

Caliper-Messung 175
Cholesterin 37, 53, 144
Cholin 44ff., 154
Chrom 65
CLA (conjugated linoleic acid) 43f., 157
Crashdiäten 171f.

Diäten 129ff., 169ff.
Doping 18, 159
Durchfallerkrankung 139

Eier 20, 55, 80, 112, 127
Einfachzucker (Monosaccharide) 25f.
Eisen 20, 53, 64, 80, 165
Eiweiße → Proteine
Energiebedarf 14, 29, 96f., 109
Energiequellen 92ff.
Enzyme 154f.
Ernährung
– auf Reisen 137, 139
– leistungsgerechte 8, 13, 16, 100
– nach Sportphasen 111f.
Ernährungsfehler 134
Ernährungsprinzipien, sportartenspezifische 101
Ernährungsprotokoll 176f.
Ernährungsregeln, goldene 166
Ernährungsweisen, alternative 126

Fastfood 134f.
Fett 20, 22, 24, 31, 35ff., 75, 95, 102
Fettsäuren 36f., 42, 53, 144, 156
Fisch 20, 36f., 42, 49, 80, 112, 128, 156
Fitmacher 14
Fitnesskurve, günstige 81f.
Fleisch 17, 20, 43, 53, 55, 80, 112, 128
Flüssigkeitsmangel 84f., 118
Flüssigkeitszufuhr 52, 85ff., 120, 170 → Getränke
Folsäure 57, 151
Freie Radikale 58f.
Fruktose (Fruchtzucker) 25ff., 31, 119
Functional Food 87, 156

Gemüse 26f., 31f., 60, 64, 69, 77f., 102, 104, 133
Getränke 69ff., 88f., 119
Getreide 25f., 28, 55, 76f., 102, 122
Gewichtmachen 16, 107, 168
Gewichtskontrolle im Sport 167ff.
Glukose (Traubenzucker) 25, 27, 31, 104
Glykogen 19, 23f., 34ff., 38, 40, 100, 102, 110, 117, 179
Glyzin 147

Herz-Kreislauf-Erkrankungen 37
Hülsenfrüchte 26, 28, 31f., 55, 78, 112, 133
Hungerast 104f.
Hypoglykämiesymptomatik 104f.

Immunsystem 48, 58, 166
Infrarotreflexionsmessung 175

Jod 53, 65, 75, 127, 165
Junkfood 116

Kalium 20, 53, 64, 69, 77, 157f.
Kalzium 53, 58, 62f., 64, 77, 127
Karnitin 146, 152ff.
Kartoffeln 26, 28f., 53, 102, 122, 133, 143
Käse 49
Koenzym Q10 164
Koffein 158f.
Kohlenhydrate 9, 15, 18ff., 22ff., 42, 53, 75, 102, 109f., 115, 120ff., 132f., 161, 178
Körperfettanteil 173ff.
Kraftformel 107

Rezepteregister

FIT FOR FUN-Bücher:

Gesünder ernähren – bewusster genießen – intensiver leben: Hier finden Sie noch mehr Kochbücher und Ratgeber unserer FIT FOR FUN-Experten.

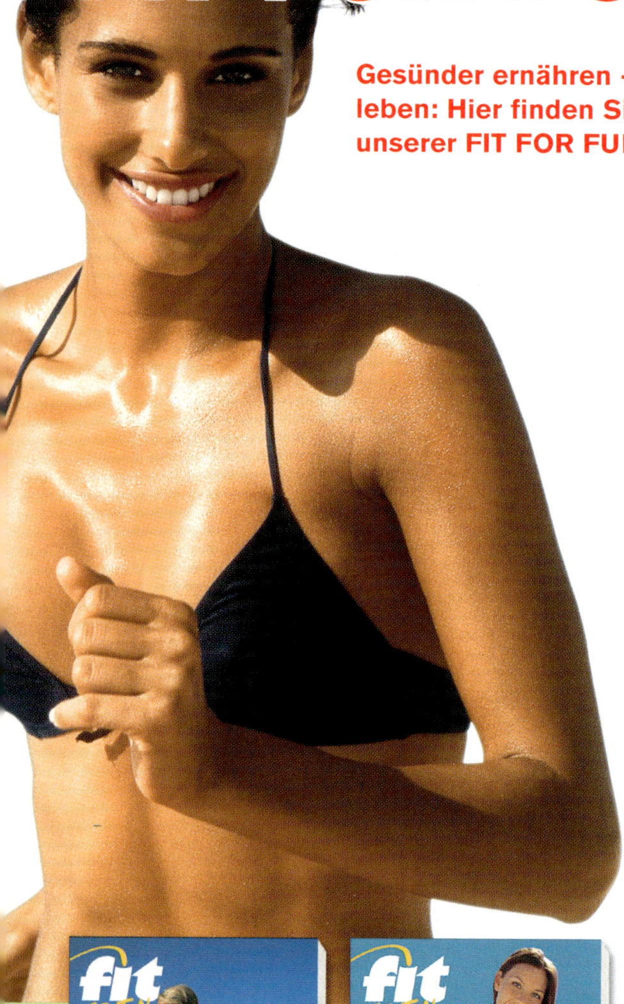

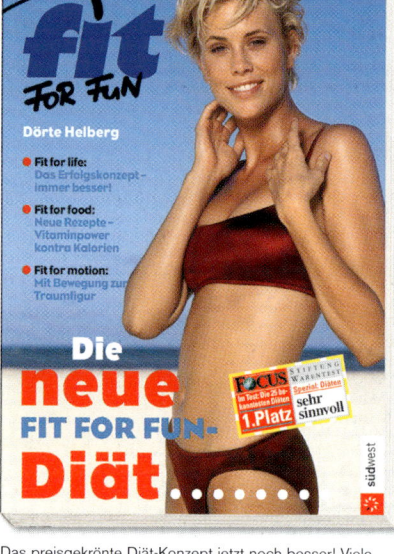

Das preisgekrönte Diät-Konzept jetzt noch besser! Viele neue Rezepte und detaillierte Wochenpläne für gesundes Abnehmen. Dazu die 100 fettärmsten Lebensmittel und die Tricks gegen die größten Figurfallen.
Format 16 x 21 cm, 208 Seiten
Bestell-Nr.: 227 019 F
DM 29,90

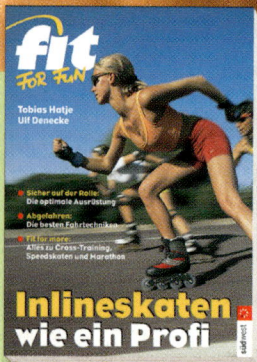

Mit Fahrtechniken für Anfänger und Profis, ausführlichen Trainingsplänen sowie allen wichtigen Infos zum Skate-Kauf.
Format 16 x 21 cm, 164 Seiten
Bestell-Nr.: 227 021 F
DM 32,-

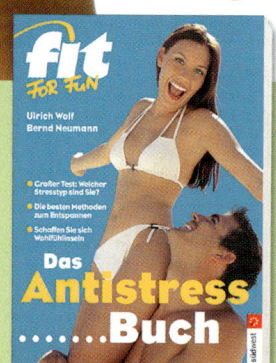

Alle Fakten und Hintergründe zum Stress und seinen Folgen auf den Körper. Plus Test: Welcher Stress-Typ sind Sie?
Format 16 x 21 cm, 184 Seiten
Bestell-Nr.: 227 022 F
DM 32,-

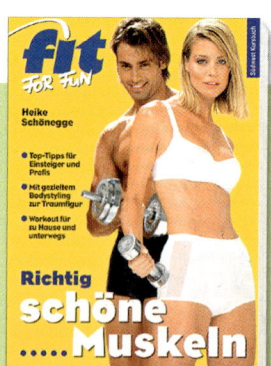

Straffer Körper, definierte Muskeln, weniger Fett: 150 Übungen für gezieltes Bodystyling und Problemzonen-Bekämpfung.
Format 16 x 21 cm, 176 Seiten
Bestell-Nr.: 227 020 F
DM 29,90

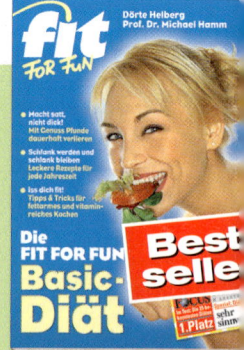

Abnehmen mit Spaß: Ihr individuelles Ernährungsprogramm für eine gute Figur, mehr Vitalität und Fitness.
Format 16 x 21 cm, 196 Seiten
Bestell-Nr.: 227 023 F
DM 31,20

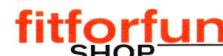
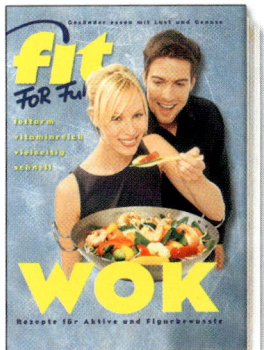
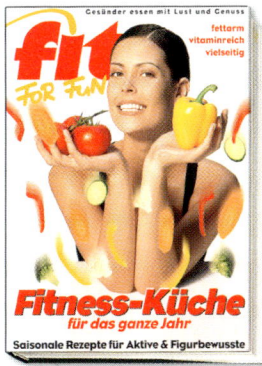
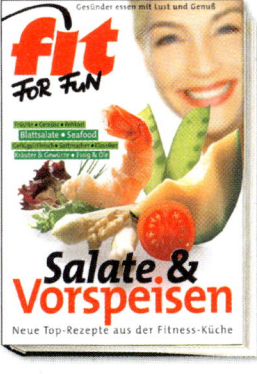
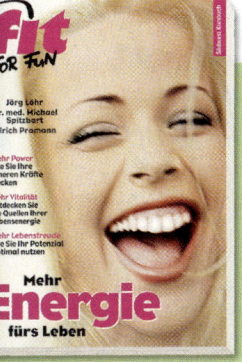
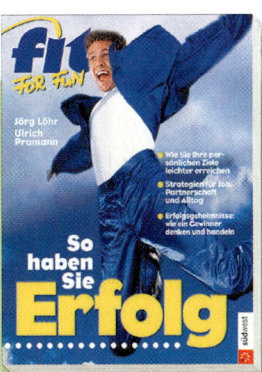
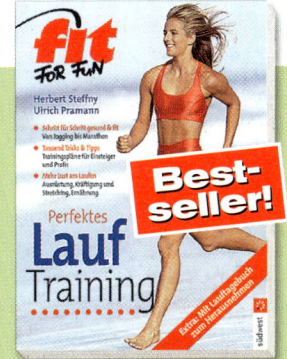
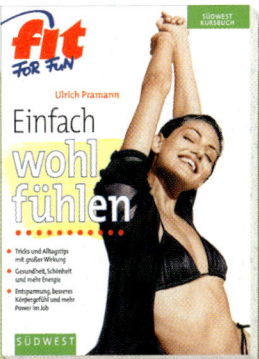

Lieblingstrainer!

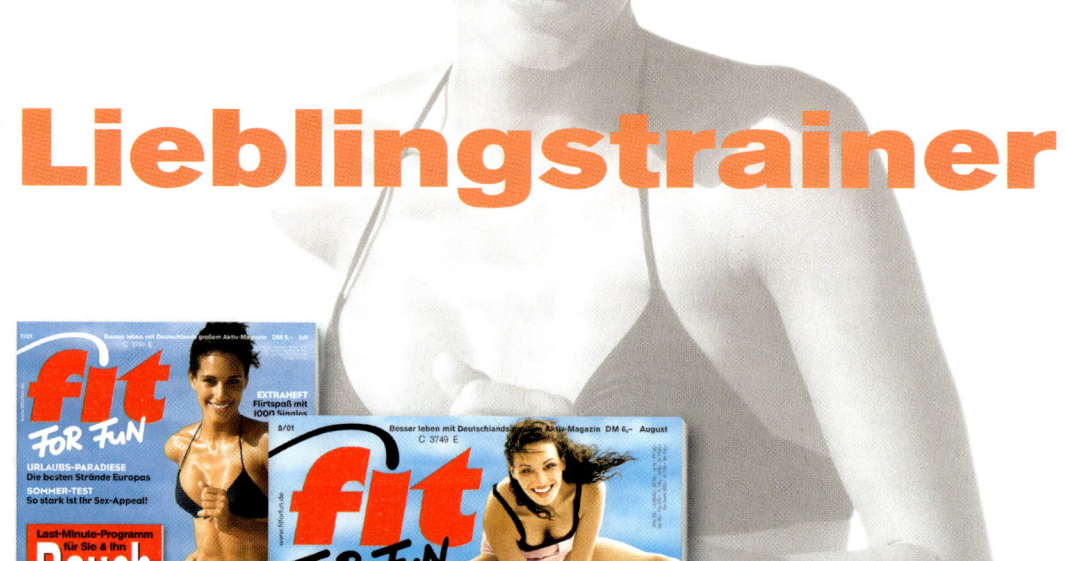

Sport & Fitness | Gesundheit & Wellness | Gesünder Essen | Sex & Soul | Mode & Lifestyle | Reise & Abenteu